智能中医学概论

主编　田贵华　商洪才

人民卫生出版社
·北　京·

图书在版编目（CIP）数据

智能中医学概论 / 田贵华，商洪才主编 . —北京：
人民卫生出版社，2021.12
ISBN 978-7-117-32350-5

Ⅰ. ①智… Ⅱ. ①田… ②商… Ⅲ. ①人工智能 – 应
用 – 中国医药学 – 研究 Ⅳ. ①R2-03

中国版本图书馆 CIP 数据核字（2021）第 226366 号

人卫智网	www.ipmph.com	医学教育、学术、考试、健康，购书智慧智能综合服务平台
人卫官网	www.pmph.com	人卫官方资讯发布平台

智能中医学概论
Zhineng Zhongyixue Gailun

主　　编：田贵华　商洪才
出版发行：人民卫生出版社（中继线 010-59780011）
地　　址：北京市朝阳区潘家园南里 19 号
邮　　编：100021
E - mail：pmph @ pmph.com
购书热线：010-59787592　010-59787584　010-65264830
印　　刷：北京顶佳世纪印刷有限公司
经　　销：新华书店
开　　本：710×1000　1/16　印张：19
字　　数：264 千字
版　　次：2021 年 12 月第 1 版
印　　次：2021 年 12 月第 1 次印刷
标准书号：ISBN 978-7-117-32350-5
定　　价：108.00 元

编委会

主　编　田贵华　商洪才

副主编　于汉超　张勇东　章　毅　郑德智

编　委　(按姓氏笔画排序)

于汉超　万　森　尤良震　田贵华　包红云

乔　晖　关　添　孙睿哲　李心怡　李新龙

杨晓东　杨基举　吴　阳　吴永贵　何　涛

张　帆　张迎伟　张洪来　张勇东　张晓雨

陈智能　郑德智　胡　纯　胡烨胤　胡嘉元

贺　珂　顾心怡　高天雷　唐　政　陶　静

黄　雨　章　毅　商洪才

序 一

近年来,党和国家大力提倡"中西医结合、中西医并重",真正令我们感受到了期盼已久的"中医药的春天"来了。中华人民共和国成立以来,在党和国家中医政策的支持下,广大中医药工作人员披荆斩棘,砥砺前行,我深切地感到师长们与学长们紧紧围绕国家战略和社会需求,开展多学科协同研究的攻坚克难、集成创新,他们取得了许多有益于人民健康和有国际影响力的重大研究成果。

中医在人体健康和疾病本质状态的认识上,形成了较为完整的系统观和方法论,从整体状态把握人体健康或疾病本质,进而实现调理和治疗;中医讲究阴阳五行、辨证论治,本身具有一套严密的逻辑基础和数学模型,如《素问·至真要大论》以太极阴阳符号系统为基础,论述六气胜复与邪气反胜的症状、病证、治法,阐明中医辨证论治的整体动态易变过程,符合大数据、智能化的需求,成为智能中医诞生的先决条件。大数据时代,可以运用"激活数据学"方法和信息守恒规律,由"象—素—候—证"的递进演变,成为具有"内实外虚""多维界面""动态时空"的证候,方证相应多元化、多模式,逐步完善更新中医临床治未病辨证论治的框架体系。

进入到 21 世纪,特别是近十年,新一代信息技术的迅猛发展给人们带来了前所未有的新场景,而万物互联、5G 高速还将继续加快推进人类梦想变成现实的进程。充分开放、紧跟科技文明的新趋向是时代的呼唤,《智能中医学概论》正是在这一大的时代背景下推陈出新的历史产物。

　　本书两位主编有很好的中医院校教育背景，后均在四川大学华西临床医学院——中国循证医学的发祥地研修循证医学，长期致力于中医药学与循证医学的交叉研究，创建"规范产证、精准辨证、高效用证验证"为核心的中医药循证研究"四证"方法学体系并推广应用。在实践过程中，倡导信息化智能化"两化融合"，在行业内营造了"数据筑基、智慧引航"的现代中医创新发展之学术氛围，堪称青年一代中医的佼佼者。编委团队成员大多来自中国科学院、北京航空航天大学、北京理工大学等院校的医工交叉领域，在多学科助力下，我们对中医现代发展充满信心。

　　从传统中医到循证中医，再到智能中医，这是大势；既然是大势，中医人就理应因势利导、乘势而上，抓住机遇，守正创新。我们深知创新路上有艰险，但年轻人应该越是艰险越向前，以家国情怀挺进在路上，向着未来努力。

　　在当今数字化文明新纪元的时代背景下，中医药学科技文明的研究方向应该是高度开放、格物致知，东西方文明互鉴，具有中华民族特色的统一的医药学。故学习践行国学原理，弘扬中华医药的原创思维和优势，构建具有中国特色的统一的医药学，为人类大健康大卫生作出新贡献是当代中医人的职责。

　　书稿已成，值此付梓之际，邀我作序。感谢主编和编纂团队的信任，我虽处于病中康复阶段，但不敢懈怠，谨志数语，乐观厥成。

中央文史研究馆馆员、中国工程院院士　王永炎

2021 年 10 月

序 二

——从系统论和还原论谈智能中医的发展

随着新一轮科技革命和产业变革深入发展,人工智能作为国家战略科技力量,正在深度赋能千行百业,推动我国的科技创新与民生改善。2017年7月,国务院印发《新一代人工智能发展规划》,强调在重点行业领域全面推动人工智能与各行业融合。2019年10月,《中共中央 国务院关于促进中医药传承创新发展的意见》提出要以信息化支撑服务体系建设,促进中医药与人工智能深度融合。中医药学是打开中华文明宝库的钥匙,是中华文化强大生命力和优秀民族智慧的体现,并经过几千年的临床实践,以系统性理论与"治本"疗效传承千年。智能中医的诞生,有利于优化中医药基层健康服务水平,构建中医药智慧传承体系。感谢本书主编田贵华教授和商洪才教授邀请我为《智能中医学概论》作序,借此分享几点对智能中医学的感想。

——现代医学之还原论

现代医学源自解剖,从人体器官、神经系统、骨骼等宏观层次逐步走向微观,医学分科愈加精细,对细胞、基因、蛋白及分子等微观元素的观测、解构和分析,被广泛应用于现代医学的诊疗过程,是还原论的发展思路。利用还原分析法将复杂事物解构为若干孤立部分,分别研究各部分的属性、特征、结构和功能,然后萃取其共同属性。其优势在于可用已知的基本规律解释现代医学,简化实际研究对象的多样性和复杂性,是科学研究中非常重要的方法。还原分析法用于指导临床,精髓在于可明确诊断和精准治疗,比如靶向药物的研发等,提高了现代医学的诊疗能力,并促进了现代医学的繁荣发展,日渐成为医学的主流。

——传统中医之系统论

传统中医则发源于人用经验,侧重于人体的统一性,根据人体系统的性质、关系和结构,将研究对象的各个组成要素有机组织起来构成一个整体,研究整体的功能属性,具有综合性、定量性和准确性,走的是系统论的发展思路。中医将人体当作有机整体,五脏六腑之间相互联系、相辅相成,从而保证了人体正常的功能;此外,人与天地亦是一个整体,人与自然和谐共处,顺应四季更替、节律变化,才能六脉调和、福寿康宁。

当前,医工交叉融合的大趋势愈加明显,生物、信息、智能、材料等学科与现代医学的交叉合作提供了多样化的观测、解构与分析手段,极大推动了医疗诊疗能力的提升。同样,这些学科与中医学的融合促进了中医药现代化的进程,尤其是人工智能技术的快速发展,越来越多的研究者深刻地认识到,有机的生命体绝非仅仅是细胞、分子和器官叠加的线性关系,随着系统生物学、生物信息学等学科的逐步形成和发展,人体是一个"复杂网络"系统的概念逐步被学界认可。

现代医学与传统中医学的结合之路,是现代科学技术快速发展、交叉融合大背景下的必然趋势。正如人体既是一个有机整体,又由若干部分组成;既是一个个实体,又同时兼具各类不同的功能。中医学的发展,既要注重整体功能,又要注重用现代科学原理阐释其作用机制,只有明晰整体与部分、实体与功能的关系,才能有望实现人工智能与中医学的深度融合,促进智能中医学的繁荣与发展。

2019年4月,《人工智能蓝皮书:中国医疗人工智能发展报告》正式发布。人工智能前沿技术正在快速融入医疗。以影像组学、三维可视化、3D打印、虚拟现实、分子荧光成像、多模态图像实时手术导航等为代表的技术,开启了数字智能化诊疗的新时代。从经验性诊断到智能化诊断,从经验手术到多模态融合图像导航手术,数字智能化诊疗技术在疾病的诊断可视化、术前评估、手术规划、手术实时指导、青年医师的训练和培养等方面显示出了强大的生命力,给患者带来的,则是更加微创、精准、安全和高效的诊治方式。

本书作为首部人工智能与中医学结合的专著,对智能中医学科的形成和发展有着极大的推动作用。新书付梓之际,祝愿传统中医学在人工智能的助力下,面向人民生命健康,充分发挥中医药的优势,服务于人民对美好生活的向往,服务于"健康中国"国家战略。

中国工程院院士 戴琼海

2021 年 10 月

序 三

中医药学是中国古代科学的瑰宝,中国的医学史在漫长的历史进程中,始终与中医药学的发展融为一体。当前,我国以人民健康为中心,将优先发展健康事业上升到"健康中国"的国家战略高度,旗帜鲜明地提出了"中西医并重"的指导原则。中医药的发展繁荣亦将助力人类命运共同体的构建。

传统中医学以经验为主,发源于临床实践,将人体看作有机整体,以朴素唯物论为指导,辨证施治,强调阴阳平衡是生命健康的保障。传统中医学主要建立在功能学基础上,逐步形成兼具中国哲学思维的理论体系。现代医学以实证方法为主,发源于解剖等实验数据,将人体分为若干部分,建立在结构学基础上,并逐渐形成现代医学理论体系。现代医学从微观层面,而中医学从宏观层面发挥着共同捍卫人类健康的作用,但由于理论体系的差异,中西医结合之路举步维艰。

现代医学发展以实证方法学为基础,认为结构是决定功能属性的关键。从这个角度,西医更加注重疾病的病位和病因,检查结果直接影响临床决策。随着医学的发展进步,使得愈来愈多的临床医生意识到人体不仅仅是简单结构的线性组成,功能属性构成的复杂网络对结构的变化有着重要影响。与之相反,中医学的发展建立在大量临床实践的基础上,具有因人而异的"辨证论治"高度个体化诊疗特征,将人体看作是有机整体,功能属性决定着结构组成,二者相辅相成。

目前，以大数据、深度学习和计算力为基础的信息和人工智能技术的快速发展，颠覆了传统的医学诊疗模式，推动着医学模式的变革。随着科学技术的进步，现代医学分科愈来愈精细化，循证医学、精准医学和转化医学等概念不断涌现，奠定了当代医学的主流发展模式。

在新时代背景下，人工智能与中医药深入融合已成为必然趋势。《智能中医学概论》一书立足中医药理论方法，结合现代科学前沿，对智能中医学的产生背景、发展应用以及未来远景进行了全面阐述，是一部思想引领、战略导航的智能中医专著。其中，智能中医诊疗的标准化和智能中医诊疗技术及应用章节是全书亮点与传神之处。伴随着智能中医学的东风，中医学与信息科学、工程科学、生命科学、人文科学等学科深度交叉融合，医工交叉高精尖创新平台的搭建，汇聚多学科复合型顶尖人才，并将产生一批重大原创性研究成果，极大地推动中医药现代化和国际化，最终用"中国医学体"服务人类命运共同体。

是故乐而为序！

中国科学院院士　　　　　

2021 年 10 月

前 言

　　庚子年初,新冠肆虐,中华民族经历了多年未遇的浩劫和考验,我国人民同舟共济,守望相助,中西医合力抗疫,成效卓然。中医药迎来了前所未有的发展契机,作为中医药的年轻一辈,在看到巨大希望的同时,深感千钧重负。唏嘘之余,邀几位好友共同研讨,深入交流后便萌生了建立中医药现代化体系的想法,编著智能中医学的信念逐步形成。遂请国内著名高校及科研院所的知名专家,奉严谨求实之专业精神,群策群力,历经两载,终得成稿。

　　恩格斯指出:"没有哪一次巨大的历史灾难不是以历史的进步为补偿的。"中医药在抗疫过程中发挥了举足轻重的作用,越来越多的有志之士投身于推动中医药进步、发展中医药的事业之中。

　　疫情期间,有幸得到房建成院士和戴琼海院士两位老师的点拨,走中医药现代化道路的信念亦进一步根深蒂固,科学测量和评价是将中医说清楚和讲明白的核心要素,而人工智能等新一代信息化技术为现代科学解读中医药学原理提供了技术支撑。

　　随着现代科技的发展与进步,中医药前沿交叉的概念也应运而生。智能中医学作为一门新兴学科,不仅涉及医学类学科,还涉及理工、信息、生命科学、人工智能等多个学科,是一门需要多学科交叉合作、相互补充的前沿交叉学科。智能中医学颠覆了传统的中医诊疗模式,其形成和发展将助力中医进入智能化和信息化融合的新时代。

当前，我国中医学领域在使用深度学习等人工智能技术方面尚处在起步阶段。将卷积神经网络、循环神经网络、生成对抗网络和自编码器等技术全面应用于中医药领域，无疑能够使中医智能化前进一大步，必将强有力地推动中医药的现代化。智能中医未来可期，学科交叉大有可为，智能中医学科的发展需要人工智能、计算机、信息学和中医药等行业的优秀人才矢志不渝，方可使中医药现代化粲然于世。

本书的编写凝聚了中国科学院、清华大学、北京航空航天大学、北京理工大学、四川大学、复旦大学、北京中医药大学东直门医院等众多院校优秀学者的心血，在此致以最诚挚的谢意！由于本书是国内首部人工智能与中医学结合的专著，尽管编撰期间大大小小的统稿、校稿累计数十次，然而经验和水平有限，不足之处在所难免，恳请各位同道批评指正，我们亦将不懈努力，为智能中医学的发展添砖加瓦，共同推动智能中医学科不断发展壮大！

编者

2021 年 8 月

目 录

绪　言

　　中医学是华夏五千年文明的结晶,是中华民族的血脉传承,护佑着世世代代人民的生命健康。中医学从简单的实践经验到朴素唯物论,渐渐融合了各时代的元素,已经由零散经验上升到系统理论并用于指导临床实践。

　　中医学的形成发展与古代朴素唯物主义哲学密不可分,古代医家认识人体和疾病偏重于对生命关系、功能及状态的描述,人文精神与具象思维贯穿于中医学理论与实践的始终。与之相比,现代医学始于解剖等实证医学,其发展伴随着科学技术的进步,蛋白组学、代谢组学和基因组学等技术的广泛应用,在微观层面获得了长足进步,日渐成为当代医学的主流。现代医学与中医学分别从微观与宏观角度论治,共同捍卫着人类的健康,但理论体系的差异,使中西医结合之路道阻且长,也严重阻碍了中医智能化发展的进程。

　　中医学的核心内涵在于辨证论治和整体观,通过"望、闻、问、切"四诊信息,司外揣内,在"整体观"理论的指导下,综合四诊信息,通过辨病论治、辨证论治、审因论治及审机论治,对疾病进行诊断与治疗。由于在诊疗过程中存在临床诊疗思维特殊性、四诊信息欠规范性、中医辨证复杂性和诊疗实践主观性等问题,常导致临床疗效参差不齐。如何实现中医诊疗的标准化和通过科学测量客观呈现中医疗效是中医守正创新过程中面临的瓶颈问题。

当前,伴随着科学技术的进步,我国已进入知识经济社会,学科的交叉融合成为科技创新和发展的核心驱动力。在计算机科学、大数据、认知科学等新技术的驱动下,人工智能(artificial intelligence,AI)技术迅猛发展,颠覆了传统的医学诊疗模式,为中西医学的结合提供了技术支撑。人工智能是研究、开发用于模拟、延伸和扩展人的智能的理论、方法、技术及应用系统的一门新的技术科学。人工智能与医学结合,使医学由经验医学、循证医学向智能医学转变,医学发展步入了快车道,逐步进入精准化和智能化时代。智能医学的形成,得益于现代前沿技术的发展和学科之间的交叉互联,以智能化和信息化为代表的现代科技与医学的融合,推动了医学诊疗模式的变革。中医学在人工智能技术高速发展的时代,迎来了前所未有的挑战和契机,通过人工智能赋能中医药,有望解决中医药守正创新过程中的瓶颈问题。我们要注重用现代科学解读中医药学原理,走中西医结合的道路,做好守正创新、传承发展工作,积极推进中医药科研和创新,为人民群众提供更加优质的健康服务。

智能中医学是以中医理论与诊疗实践为基础,融合人工智能技术,探索人的生命健康和疾病现象的本质及其规律,通过人机协同,推进中医临床防治病证及健康管理精准高效的一门新兴交叉学科。其核心内涵在于将复杂多维的"望、闻、问、切"四诊数据进行信息化和标准化处理,融合人工智能技术构建中医辅助诊断模型和治疗方案,用于防治疾病。引入人工智能技术将有效解决中医辨证论治主观性、个体差异性以及诊疗信息欠规范等问题,为中医的临床疗效提供科学测量的手段和客观评价的方法。目前,中医与人工智能的结合尚处于起步阶段,在智能化过程中面临着诸多挑战,诸如如何提高诊疗数据的标准化、提升临床证据质量、疗效评价客观化等都是亟待解决的问题。

20世纪70年代,已有学者尝试将人工智能和中医相结合,目前,中医临床诊疗信息的采集仍多以医生的主观观察、询问与感触等传统的望诊、闻诊、问诊和切诊方式为主,所获取的信息具有开放性、主观性与模糊性等特点,在数据的客观性、可重复性以及稳定性方面存在诸多问题,难以实现真正意义上的标准化和规范化。如生硬地套入标准化框架会导致中医诊疗思维的僵化，失去其灵活性与思辨性，因此，诊疗标准化也是中医智能化过程中亟待解决的难题。此外，由于对经典古籍和诊疗医案的挖掘能力有限，在一定程度上也限制了中医学的传承创新。

人工智能时代的来临，可以更好地将"望、闻、问、切"相关信息标准化和客观化，解决传统中医临床诊疗过程中过分依赖医师目测、言语描述及主观经验等相关问题，辅助临床决策，实现中医的感知智能。其中，循证医学与中医药的结合，为实现中医感知智能奠定了信息规范化的基础。因此，推动建立有中医特色的循证中医药学体系，逐步建立科学测量的智能中医方法学体系，突破现有精密测量的关键技术瓶颈，从而真正实现中医的智能化，提升中医药服务人民健康的能力，对促进中医药传承创新发展意义重大。

智能中医的发展需要经过感知智能、认知智能和决策智能三个阶段。通过人工智能的技术将"四诊"获得的视觉、听觉、嗅觉、触觉信息保存为图片、视频、音频、文本等信息，即为感知智能阶段，感知智能是实现认知智能的基础；认知智能阶段，即在获得四诊信息的数据基础上，进一步利用人工智能技术和大数据挖掘技术，实现诊疗数据信息与疾病的精准关联映射，构建智能辅助诊断模型，从而实现疾病的精准诊断；决策智能阶段是智能中医的高级阶段，通过机器学习等人工智能方法，实现中医治疗方案的自动化生成与动态调整，最终辅助临床决策。

临床疗效是中医的生命力和核心竞争力，以信息化和智能化技术为手段实现中医疗效的科学测量，是凸显中医疗效优势和诊疗标准化过程中亟待解决的关键。临床数据的质量和诊疗信息的精准性是实现中医智能化的关键，与西医相比，中医临床数据信息更为繁复多维，诊疗信息标准化是实现中医智能化的基础。智能中医的实现依赖于大数据，将循证医学方法和人工智能技术相结合，有望解决中医四诊信息欠规范性的问题。同时，将人工智能与信息技术应用于中医学科，科学测量中医临床疗效，有望解决临床诊疗思维特殊性、中医辨证复杂性和诊疗过程主观性等关键问题，有助于将中医疗效"说清楚,讲明白"。

人工智能技术在中医领域的初步应用标志着智能中医学已初具雏形,尤其是高精度的自然语言处理、目标检测分割、图像识别等人工智能方法在中医学领域的广泛应用,进一步推动了智能中医学的形成和发展。通过人工智能技术手段建立中医诊疗标准化数据库、研发系列智能中医诊疗设备、加速人工智能技术与中医的深度融合,不仅能承担繁杂的中医文献和病历的整理归纳工作,还能辅助临床医师对患者的疾病进行精准诊疗。此外,中医医疗大数据平台的建立,尤其是通用信息化的诊疗平台是实现中医智能化的基础,而智能中医标准化体系的构建是实现智能中医的关键。

本书从中医学基础、人工智能基础、智能中医学的产生与发展、智能中医诊疗的标准化、智能中医诊疗技术及应用、智能中医学的科技布局、智能中医学的未来等七个方面对智能中医学进行阐述,将促进人工智能和中医学深度融合、人工智能技术在中医守正创新过程中多点开花、智能中医学科的形成和发展、复合型中医人才的培养、提供高质量医疗及健康管理服务,使人们在日常生活中享受高质量的中医养生保健和医疗服务,守护生命健康,提高生活质量。

## 第一章

中医学基础

第一节　中医学发展简史

中医学是以中医药理论与实践经验为主体,研究人类生命活动中健康与疾病转化规律及其预防、诊断、治疗、康复和保健的综合性科学。经过几千年传承,中医学逐步发展为具有原创性的系统理论体系。

中医学发展概况见图1-1。

一、萌芽与发展

(一) 萌芽阶段

中医起源于远古时期,在人类与大自然长期斗争的实践经验中逐步形成,这一阶段的实践经验呈现碎片化和个体化等特点,尚未形成体系。

1. 药物　远古时期,受限于当时的自然条件和知识水平,人们在狩猎采集过程中因误食有毒植物而引起不适,甚至死亡;同时,也因服食一些植物而减轻不适,甚至消除病痛;此外,人们发现在食用同一种植物时,因服用量的差异而会产生中毒或减轻病痛的不同效果。通过反复实践,人们逐渐认识了这些植物或者矿物质的性能,可以选择性食用以减轻痛苦,在不断积累中形成了最初的中医药知识。"神农尝百草"的神话传说便是这一时期医学的集中体现。

2. 经络与针灸　同一时期,恶劣的生存环境往往使人们经常受到创

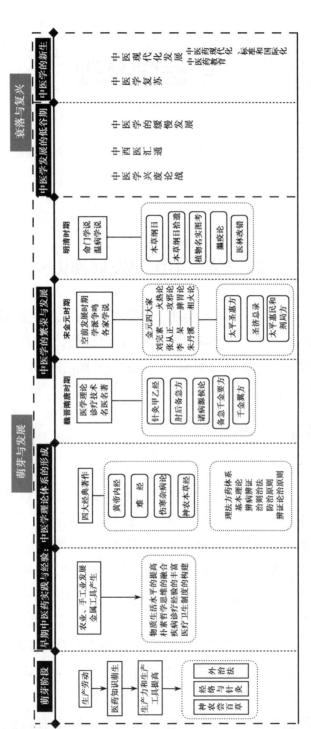

图 1-1 中医学发展简史

伤或感染的困扰,多发痈、疽、疔、疖等疾患。在疼痛难忍时,人们下意识地用随手可得的石块等器物去敲打、撞击甚至刺破这些部位,竟会出现显著缓解疼痛等意想不到的效果,人们遂将这些经验总结记录下来。这便是经络穴位的起源。新石器时代,人们掌握了磨制等技术,制作出比较精致的适用于刺病的石器——砭石,即中医针具的原形。人们在使用火时,可能会被迸出的火星烧灼烫伤,有时局部的烧灼会减轻某些疾病的症状,这使人们有意识地选用一些干枯的植物茎叶做燃料,用于烧灼体表的某些部位,灸法便由此产生。

3. 外治法 人们在寻找食物及与野兽的搏斗中经常会受伤,当出现体表创伤出血时,人们很可能用一些身边的物品诸如泥土、灰烬、树叶、草茎、苔藓、树皮等敷伤口,从而发现有些东西可以快速达到止痛、止血的效果,由此逐渐积累了一些适用于敷治外伤的方药。当出现伤痛时,人们会不自觉地用手去抚摩患处,这些简单的动作有时却能起到散瘀、消肿、止痛的作用,便形成了原始的按摩疗法,并逐渐发展为后世的推拿术。

(二)早期的中医药实践与经验

春秋时期,随着生产力的不断提高,中医药进入知识积累与提高阶段,呈现出新的特点:①随着物质生活水平的不断提高,人们在生活环境、饮食卫生等方面取得明显进步;②早期朴素的哲学思想融入医学的理论和实践中,对中医学理论的形成产生了潜移默化的影响;③人们对疾病的认识、诊疗经验及药物知识积累不断丰富,尤其在病因认识和疾病预防方面,对后世理论体系的形成影响深远;④随着生活水平的提高,在宫廷和民间出现了专职医生,逐渐形成了明确的医疗卫生制度,在一定程度上彰显了这一时期医药水平的发展。此阶段,中医药实践经验逐渐丰富,为中医理论体系的建立奠定了基础。

(三)中医理论体系形成

战国时期,天文学、地理学、气象学、历算学、物候学、生物学、矿物学、植物学、农学、酿酒技术、冶炼技术等诸多创新,为中医学理论体系的形成奠定了技术基础,如天文学的宇宙观促进了天、地、人相关的整体医学模式的建立；农业生产的进步促进了中药学的形成和发展；气象学、地理学相关知识的融入，不断深化中医学对生命活动、疾病认识的理论和实践，使中医学逐步形成了较为系统、完整的理论体系。

这一时期，随着大量专业医生的出现，"四诊"方法基本形成，《史记·扁鹊仓公列传》记载扁鹊诊病已能"切脉、望色、听声、写形，言病之所在"。在治疗方面，除药物、针灸、导引等方法外，人们也逐渐认识到情志变化对疾病恢复的重要影响，进一步形成了通过调畅情志治疗疾病的方法。同时，中医学分科进一步细化，在长沙马王堆汉墓出土的《五十二病方》中记载了103个病名，涉及内、外、妇、儿、五官等范围，并记载247个药名、283个药方，表明这一时期医疗水平大幅提高。

古代医家在医学实践和解剖成就的基础上，结合古代哲学的精气、阴阳、五行学说，创立了藏象、经络、精气血津液神等学说，并在探讨人与自然关系的过程中创立了病因病机学说，以阐释人体的生理病理，指导疾病的诊断与防治，为中医学理论体系的形成奠定了基础。随着医药学知识的大量积累，系统性的医学专著逐渐问世，其中以中医四大经典著作为代表。

1.《黄帝内经》　构建了中医学理论体系的基本框架，分为《素问》和《灵枢》两部分，是对先秦至西汉期间医学成就的整理和总结。书中详细阐述精气、阴阳、五行学说等哲学思想对生命与疾病的影响，以及养生的原则和方法；初步探讨了气的概念、天人关系、形神关系等问题，同时对人体的结构、生理、病因病机以及疾病的诊断、治疗与康复等问题都做了详细的阐述，并首次提出了"治未病"的观点；初步建立了整体观念、藏象理论和经络理论。这部中医学巨著对后世中医学理论与实践的发展有着举足轻重的地位。

2.《难经》　原名《黄帝八十一难经》，以答疑形式编撰而成。所述以基础理论为主，涉及生理病理、诊断、病证、治疗等各个方面。对于脉学，特别是"寸口诊脉"有详细而系统的论述。此外，在《黄帝内经》的基础上，进一步对经络学说以及藏象学说中命门、三焦的理论进行论述，丰富并发展了中医学理论体系。

3.《伤寒杂病论》 是中医学第一部辨证论治的专著,分为《伤寒论》和《金匮要略》两部分。《伤寒杂病论》创造性地提出了"六经辨证"理论,对外感热病的发病因素、临床表现、诊断治疗及预后康复等进行了系统而全面的分析论述;《金匮要略》以脏腑论内伤杂病,对内科兼妇科、外科等四十多种疾病的病因、病机、诊断、处方、用药等都有详细记载。《伤寒杂病论》总结了东汉以前的医学成就,将中医学的基本理论与临床实践密切结合,创立了外感、内伤疾病的辨证纲领和治疗方剂,奠定了中医学理、法、方、药的基础,故世代医家多尊之为"医方之祖",对后世临床医学的发展影响深远。

4.《神农本草经》 是我国现存最早的中药学专著,总结了秦汉时期众多医家的药学经验。全书载药365种,根据养生、治病和药物毒性分为上、中、下三品,上品之药无毒,主益气;中品之药有毒或无毒,主治病、补虚;下品之药有毒,主除病邪、破积聚。根据功效分为寒、热、温、凉四气,以及酸、苦、甘、辛、咸五味,为中药学"四气五味"的药性理论奠定了基础。书中明确"治寒以热药,治热以寒药"的用药原则,将中药药理学与病机学密切结合,进一步丰富了中医学理论体系。同时,该书提出单行、相须、相使、相畏、相恶、相反、相杀等"七情和合"的药物配伍理论,为中药组方提供了重要的理论依据。

中医学的基本理论、诊断方法、辨证原则、治疗法则、中药理论、组方理论、治未病思想,在"四大经典"中都有明确而具体的论述,尤其《伤寒杂病论》将中医学的理、法、方、药运用到临证实践中。中医"四大经典"的成书,标志着中医学理论体系的形成。

(四)中医学的繁荣发展

1. 魏晋隋唐时期 魏晋南北朝、隋唐至五代,是中国医学史上承前启后的重要时期。随着中医学科分化的日趋成熟,中医学理论与诊疗技术随着经济文化的发展进一步丰富和提升;这一时期,涌现了众多的中医名医名著,推动了中医学的繁荣发展。具体体现在:第一部脉学专著《脉经》确立了"寸口脉诊法",归纳了24种常见脉象;第一部针灸学专著《针灸甲乙经》系统阐述了藏象、经络、腧穴、标本、九针、刺法、诊法、病证、治法等内容,还对针灸用针之形状制作、针灸之禁忌、针灸经络、孔穴部位、针灸的临床适应证与操作方法,以及临床经验等进行了详尽的论述;第一部临床急救手册《肘后备急方》涉及急救、传染病,涵盖内、外、妇、儿、骨伤等各科,所载简易有效之法,方便医者查询;第一部病因病机证候学专著《诸病源候论》总结分析了秦汉以来内、外、妇、儿、五官、杂病等各类疾病病因及临床证候;同时,中医学最早的百科全书《备急千金要方》与《千金翼方》也成书于这个时期,两书载方共 6 500 余首,分科列证,对证列方,使很多验方得以流传后世,为方剂学的发展做出了巨大贡献。

2. 宋金元时期　宋金元时期是中医学发展迅速、流派纷呈、建树颇多的时期,对后世中医学的发展壮大影响深远。这一时期,随着中药学、方剂学、针灸学等发展迅速,中医药学著作大量刊行,从国家层面开始设立专门的机构并组织编纂刊行中医药学著作,对处方组成、制剂方法、经络腧穴等进一步规范。

此外,宋朝时设立"校正医书局",召集一批著名的学者和医家,对历代重要医籍进行收集、考证和校勘,同时组织专业人员多次编校、刊行本草相关的医著,为医籍在后世的传播作出了重要贡献。宋元时期的医著以《太平圣惠方》《圣济总录》《太平惠民和剂局方》等为主要代表,传承和发展了中医药理论。自此以后,大批医著发行出版,中医学进入了空前的发展阶段,中医理论体系逐渐趋于完善,出现了学派争鸣和各家学说,成为中医学发展的重要里程碑。

3. 明清时期　明清时期是中医理论汇通发展的重要阶段。命门学说和温病学说等各家学说的出现,进一步丰富和发展了中医学理论体系,同时,在一些领域出现了革新的趋势。这一时期,药物学著作《本草纲目》《本草纲目拾遗》《植物名实图考》在生物分类学、生物进化论及植物学方面,提出了创新性的思想认识,处于世界领先水平。同时期在传染病方面,"戾气学说"率先提出了传染病的主要传播途径是从"口鼻而入",并发明了人痘接种法以预防天花。此外,在解剖生理学方面也有一定的发展,《医林改错》纠正了很多古医籍中人体解剖方面的错误,提出"灵机记性,不在心在脑"的观点,发展了瘀血理论,使中医学理论进一步融会贯通,创新发展。

二、衰落与复兴

鸦片战争以来,西方医学传入我国,以开办医院、学校、出版书刊等形式迅速传播,对我国卫生保健事业发挥了重要促进作用。然而,由于理论体系的差异性,从晚清政府到北洋军阀再到国民党政府,都极力推崇西方医学,而对中医实施排斥、歧视和消灭政策,使中医学的发展面临着空前绝后的挑战。然而,中医人在此时期顽强拼搏,不断探索正确的发展道路,为中医药的传承和复兴做出了巨大努力和贡献。

中华人民共和国成立以来,党和国家高度重视并支持中医药事业的发展,中医学迎来新生。

(一)中医学发展的低谷期

1. 中医学兴废论战　近代西方医学的传入与发展,给中医学带来了极大冲击。社会上掀起了盲目否定中医学的思潮,加之排斥、歧视、消灭中医学政策的实施,导致了中西医学复杂的对立局面。不少著名中医学者、西医学者、社会知名人士、海外学者等对中医的存在价值与未来发展众说纷纭,在医学界展开了关乎中医学兴废问题的大讨论。许多中医学家不断积累临床经验,著书立说,阐述和发展中医学理论,为中医学的传承与发展做出了杰出贡献。

2. 中西医汇通　随着西方医学的传入,有中医学者发现西医的解剖学、生理学等理论与中医学理论某种程度上存在相通之处,尝试印证部分西医理论。相较于完全拒绝西医和全盘否认中医的极端主义者,有一定的进步性。其中,张锡纯《医学衷中参西录》融合了中西医学理论和医疗实践,尝试中西医结合、中西药并用,对后人影响颇深。

3. 中医学的缓慢发展　在近代,中医学的发展受到严重阻碍。中医领域诸多著名医家,在极端困苦的环境中,创建中医专科院校,成立中医学术团体,创办中医期刊,但多因师资匮乏、设备简陋等问题,举步维艰,进入缓慢发展的阶段。但这时期仍有不少学者坚持从事古籍的校勘、目录、注释、考证、辨伪、辑佚等文献研究工作。目前,已出版了多部关于《黄帝内经》《难经》,以及温病学说的校注著作;此外,对《伤寒杂病论》这类古籍的研究亦不断深入,在一定程度上推动了中医学的进步。

（二）中医学的新生

1. 中医学复苏　中华人民共和国成立后,为复兴中医药,在党的指导下,国家制定了一系列关于促进中医药发展的相关政策与方针,并批准成立了高等中医药院校、中医药学研究机构、中医药报刊机构及各级中医药学术团体。在此时期,中医学者初步尝试使用针刺麻醉技术,并研制了以中药洋金花为主药的中西医结合复合麻醉剂;创新了夹板固定法治疗骨折的中西医结合新方法;成功提取青蒿素用于治疗疟疾,此项成就获得了2015年诺贝尔生理学或医学奖。此外,还制定了中医临床专家共识,如采用中西医结合的诊疗策略治疗急性阑尾炎、溃疡病急性穿孔、急性肠梗阻、急性胰腺炎等具备外科手术指征的疾病,疗效显著。这一时期,随着中医药在临床的广泛应用,国民对中医的信心逐渐恢复,中医学得到了复苏与发展。

2. 中医现代化发展

（1）中医药教育:中华人民共和国成立以来,中医药高等教育规模不断扩大,形成了以中医药为主体、相关学科共同协调发展的办学格局,完善了高等职业教育、大学本科、研究生等多层次、多学科、多元化的人才培养方案。中医药专业人才充实到了中医医疗、保健、科研、教育、产业、文化及对外交流与合作各个领域,促进了中医药事业的长足发展,积极服务国家的"走出去"和"一带一路"倡议,为传播中医药文化做出了重要贡献。

（2）中医药现代化、标准化和国际化:实现中医药现代化是国家重要发展战略,而标准化建设则是实现中医药现代化和国际化的必由之路。2009年9月,国际标准化组织（International Organization for Standardization,ISO）成立了中医药技术委员会（ISO/TC249）,并发布了系列中医药国际标准。2019年5月25日,第72届世界卫生大会审议通过了《国际疾病分类第十一次修订本》(11th Revision of the International Classification of Diseases, ICD-11),首次将传统医学(包含中医学)纳入章节之中。21世纪,中医药已成为中国与世界各国开展人文交流、促进东西方文明、互学互鉴的重要渠道,传播到全球183个国家和地区,在维护世界和平、保障人类健康、建设人类命运共同体等方面发挥了重要作用。

(3)中医药科技创新:中华人民共和国成立70多年来,中医药领域的科技创新实现了飞跃式发展,构建了中医药传统知识保护数据库、实施重大新药创制科技重大专项、建立了中医药防治传染病临床科研体系、建成了一批高水平中医药研究平台。中医药的自主创新能力和核心竞争力不断增强。

随着现代科技的发展,中医药现代化取得了显著成效,但仍面临诸多挑战。随着人工智能、大数据等新兴技术的涌现,通过前沿学科交叉,促进智能中医学科形成与发展,以期真正实现中医药现代化。

第二节　中医学特点

一、中医学的理论基础

中医学在精气学说、阴阳五行学说的指导下,动态、整体地研究人体生理、病理及其与自然、社会环境的关系,逐步形成了关于诊疗、养生康复等中医理论,建立了涵盖理、法、方、药的独特理论体系。

（一）阴阳学说

阴阳学说是研究阴阳的基本内涵,以及阴阳之间运动变化规律,并用以解释宇宙万物发生、发展和变化的理论。

1. 阴阳的概念　阴阳的朴素含义是向日为阳、背日为阴,后逐渐抽象为古代哲学概念,用以概括具有内在联系的天地万物之间的对立属性及其运动变化规律。古代哲学认为阴阳的相互作用是推动宇宙万物产生和变化的根本动力。

2. 阴阳的特性　阴阳是对自然界相互关联的某些事物或现象对立双方属性的概括,具有相关性、普遍性、相对性和规定性四个特点。

(1) 相关性:也称关联性,是指阴阳所分析的对象,应当是同一范畴、同一层面的事物或现象。相关联的事物或同一事物内部的两个方面,才可用阴阳来归属和分析。如在方位上,上属于阳,下属于阴;在温度上,热属于阳,冷属于阴。

(2) 普遍性:也称广泛性。《黄帝内经》:"阴阳者,天地之道也。"《易经》:"一阴一阳之谓道。"阴阳可用来揭示宇宙万物形成之奥秘,其对立统一是宇宙的根本规律。如阴阳可用于概括天地、男女、上下、左右、水火、药物的四性五味等。

(3) 相对性:指各种事物或现象,以及事物内部对立双方的阴阳属性。阴阳的相对性主要体现在两方面,包括可分性和转化性。阴阳的可分性是指阴阳双方中的任何一方都蕴含另一方。如昼属阳,夜属阴。白昼之上午属阳中之阳,下午属阳中之阴;夜晚之上半夜属阴中之阴,下半夜属阴中之阳。阴阳的转化性是指在一定条件下,阴阳之间可以相互转化。重阴必阳,重阳必阴;寒极生热,热极生寒。

(4) 规定性:《黄帝内经》"水火者,阴阳之征兆也",即用水和火的属性来反映阴阳的基本特性。水具有寒冷的属性,运动趋向有向下的属性;火具有温暖的属性,运动趋向有向上的属性。中医学将人体内具有温煦、推动、兴奋作用的物质及功能规定为阳;将滋润、凝聚、抑制作用的物质及功能规定为阴。阴阳属性示意图见图 1-2。

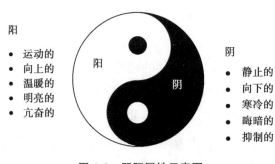

图 1-2　阴阳属性示意图

3. 阴阳学说的基本内容 主要包括互藏交感、对立制约、互根互用、消长平衡和相互转化五个方面。

（1）阴阳的互藏交感：是指在一个整体中，阴阳双方相互包含、相互感应。阴阳互藏，又称"阴阳互寓""阴阳互合"，具体表现为阴中有阳、阳中有阴。如张介宾《类经·运气类》："天本阳也，然阳中有阴；地本阴也，然阴中有阳。此阴阳互藏之道也。"阴阳交感，是指阴阳之间相互吸引、感应、交融和影响。阴阳的交感运动是自然界事物和现象化生和变化的根本条件。在自然界，阴阳之间的交感运动永不停息。如《素问·阴阳应象大论》："故清阳为天，浊阴为地。地气上为云，天气下为雨。"在自然界万事万物中，阴阳互藏与阴阳交感是同时发生、并存的，从而共同维持事物的整体性。

（2）阴阳的对立制约：是指属性相反的阴阳双方在一个统一体内的相互斗争、相互制约和相互排斥。对立是指统一体中阴阳两个方面的属性相反，制约是指阴阳双方在一定限度内相互牵制，互为胜负。在哲学上，对立和统一是并存的，而阴阳统一的结果就是阴阳相互制约。

天地合气，万物自生。气本为一，分阴分阳。阴阳的相互斗争、制约和排斥，推动了事物的发生发展变化。人生有形，不离阴阳。生命是阴阳对立运动的结果，即因为阴阳对立制约而存在人体之生、长、壮、老、已的发生发展变化。人体阴阳之间的动态平衡，是阴阳双方对立制约的结果，即《素问·生气通天论》"阴平阳秘，精神乃至"。

（3）阴阳的互根互用：阴阳互根，指的是阴阳具有相互依存、互为根本的关系。阴、阳任何一方都不能脱离另一方而单独存在，每一方都以另一方的存在作为自身存在的前提和条件。这种相互依存关系，称之为"互根"：阳根于阴，阴根于阳；阴以吸阳，阳以煦阴；无阳则阴无以生，无阴则阳无以化。阴阳互用，指阴阳双方具有相互资生、促进和助长的情况。气属阳、血属阴，气为血之帅、血为气之母，体现了二者的互根互用关系。"阴在内，阳之守也；阳在外，阴之使也"，阴阳之间相互依存的统一关系是阴阳相互转化的内在根本。

（4）阴阳的消长平衡：指的是阴阳之间不是静止的、不变的，而是在一定时间、范围内,处于彼此不断的相互消长中,以保持动态平衡,包括了阴阳的相互消长和协调平衡两个方面。

阴阳的消长取决于阴阳的对立制约和互根互用。阴阳的对立制约导致此长彼消、此消彼长,阴阳的互根互用导致此消彼消、此长彼长。阴阳双方的消长稳定在一定限度内的和谐、匀平状态,即为阴阳的协调平衡。阴阳的消长变化是不间断、无休止、绝对的,但总体上呈现相对稳定的平衡协调状态,体现了一切事物相对静止、绝对运动的属性,亦可以理解为消长是绝对的,而平衡则是相对的。就机体的生命活动而言,白昼属阳,机体的活动是亢奋的、高涨的;黑夜属阴,机体的活动是抑制的、低沉的。过于亢奋或过于抑制都属于病态,故机体阴阳的消长平衡保证了正常的生命活动。

(5) 阴阳的相互转化:是指在一定条件下,阴阳彼此可以向与其相反的方向转化,是阴阳消长运动发展到一定阶段,事物内部双方的本质属性发生了改变。若阴阳消长是阴阳动态变化的量变,相互转化则是在量变基础上的质变过程。

阴阳相互转化是阴阳运动变化的又一过程,且必须具备特定的条件。所谓"重阴必阳,重阳必阴""寒极生热,热极生寒",即阴阳转化的内在因素和必要条件。阴阳转化的形式分为渐变和突变。阴阳消长过程中缓慢发生的阴阳转化,为渐变;阴阳消长到一定限度或某种条件的诱导,阴阳双方迅速发生的质变,为突变。如一年四季的正常交替属渐变,盛夏热极时气温骤冷出现冰雹属突变。

综上所述,阴阳的对立制约和互根互用是最基本内容,即为阴阳的矛盾统一。阴阳对立制约强调阴阳的一分为二,即矛盾性;阴阳互根互用强调阴阳之间的不可分离性,即统一性。在阴阳对立制约、互根互用的运动状态下,发生量变的过程,即为阴阳消长平衡;发生质变的过程,即为阴阳相互转化。

4. 阴阳学说在中医学中的应用　中医学运用阴阳学说,说明人体的组织结构,解释人体的生理活动、病理变化,指导疾病的诊断、防治,归纳药物的性能。

(二) 五行学说

五行学说认为,自然界的一切事物都是由木、火、土、金、水五种基本物质及其相互运动、变化所形成的,是中国古代朴素的唯物论和辩证法。

五行的常识性概念是指与人们的生活密不可分的五种物质元素、基本材料——木、火、土、金、水;哲学概念是指五行是构成天地万物的五种最基本物质,说明了世界万物的起源和多样性的统一。所谓阴变阳合,化生五行。

1. 五行的属性 属性是指事物本身固有的性质,是指事物的性质和事物之间的关系。五行的属性,就是木、火、土、金、水五种物质所具有的特有属性的统称。

(1) 木的属性:"木曰曲直",引申为具有生长、升发、条达、舒畅性质或作用的事物,性属木。

(2) 火的属性:"火曰炎上",引申为具有温热、上升、光明特性或作用的事物,性属火。

(3) 土的属性:"土爰稼穑",引申为具有生化、承载、受纳的特性或作用的事物,性属土。

(4) 金的属性:"金曰从革",引申为具有沉降、肃杀、收敛等特性或作用的事物,性属金。

(5) 水的属性:"水曰润下",引申为具有滋润、下行、寒凉、闭藏等特性或作用的事物,性属水。

2. 事物的五行属性与归类 以五行的属性为基础,应用取类比象和推演的方法,将不同事物的属性归类为木、火、土、金、水。五行属性与归类可应用于自然界的各种事物和现象,如日出东方,与木的升发特性相类似,故以东方属性为木;南方炎热,与火性炎上的特性相类,故南方属火。五行属性与归类见表1-1。

3. 五行学说的基本内容 五行学说并非静止、机械地将事物或现象归属于五行,而是通过五行之间生克乘侮的联系解释事物间的关系,即相

表 1-1　五行属性与归类简表

	五行属性				
	木	火	土	金	水
五季	春	夏	长夏	秋	冬
五方	东	南	中	西	北
五气	风	暑	湿	燥	寒
五化	生	长	化	收	藏
五色	青	赤	黄	白	黑
五味	酸	苦	甘	辛	咸
五音	角	徵	宫	商	羽
五脏	肝	心	脾	肺	肾
五腑	胆	小肠	胃	大肠	膀胱
五官	目	舌	口	鼻	耳
五体	筋	脉	肉	皮毛	骨
五志	怒	喜	思	悲	恐
五声	呼	笑	歌	哭	呻

互协调与动态平衡的统一性与整体性及其影响。

（1）五行相生：指木、火、土、金、水之间互相资生和促进，依次资生，循环不已。五行相生的次序为：木生火，火生土，土生金，金生水，水生木。按照相生次序，任何一行都存在着"生我""我生"两个方面的关系。《难经》将其比喻为"母"和"子"的关系。"生我"者为我"母"，"我生"者为我"子"。以木、火、土为例，木能生火，木对火而言为之母，火相对木而言为之子。火对土而言，火能生土，火为土之母，土为火之子。

（2）五行相克：指五行之间相互制约的关系。五行相克的次序为：木克土，土克水，水克火，火克金，金克木。五行相克关系中，任何一行都存在着"克我""我克"两个方面的关系，《黄帝内经》中称其为"所不胜"与"所胜"关系。"克我"者，为我"所不胜"；"我克"者，为我"所胜"。以火为例，火克金，"我克"者为金，金为我"所胜"；水克火，"克我"者为水，水为我"所不胜"。

（3）五行制化：指五行之间生中有克，克中有生，生克结合。五行生克是两行之间的关系;五行制化是三行之间的关系,包括了生和克,互相促进和互相制约。木能克土,土能生金,金能克木。木、土、金,三者间有生有克,才能保持五行木、土、金之间的动态平衡。

(4) 五行乘侮:相克太过谓之相乘,五行之间反克谓之相侮。五行相乘的次序与五行相克的次序相同,即木乘土,土乘水,水乘火,火乘金,金乘木。五行相侮的次序与五行相克的次序是相反的,即木侮金,金侮火,火侮水,水侮土,土侮木。

在病理状态下,五行相克太过或反克则出现乘侮。一旦出现,则必然是乘侮同时出现。《素问·五运行大论》:"气有余,则制己所胜而侮所不胜;其不及,则己所不胜,侮而乘之,己所胜,轻而侮之。"当木太过,气有余,则木乘土侮金;当木不及,金克木太过,则金乘木侮火。五行生克制化示意图见图 1-3。

五行学说确立了中医学的方法论,包括中医学朴素的系统思维方式和五

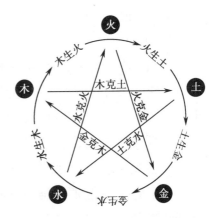

图 1-3 五行生克制化示意图

行分类方法等。在中医学五行学说确立的科学观和方法论指导下,运用五行属性与五行之间生克制化乘侮的理论分析、研究机体的生理功能、病理变化,指导疾病的诊断,说明疾病的传变规律及判定预后、指导养生防治。

综上所述,阴阳学说和五行学说都属于唯物辩证观的哲学,促进了中医药学理论体系的形成和发展,贯穿于中医药学理论体系的各个方面,成为了中医药学理论体系的重要组成部分。两种学说是中医学认识机体、认识疾病及诊断、治疗疾病的基本观点和方法,进一步指导形成了中医药学"整体观念""辨证论治"的核心理论。

(三) 藏象学说

"藏象"二字首载于《素问·六节藏象论》。"藏"是指藏于体内的脏腑,"象"是指脏腑功能表现于外的生理、病理现象。藏象学说是研究人体脏腑

生理功能、病理变化及其相互关系的学说。

中医学对脏腑的分类主要按功能分，包括五脏、六腑和奇恒之腑。五脏包括心、肝、脾、肺、肾，共同生理功能是化生和贮藏精气，具有"藏而不泻，满而不实"的特点。六腑包括胆、胃、小肠、大肠、三焦、膀胱，共同生理特点是受盛和传化水谷，具有"泻而不藏，实而不满"的特点。奇恒之腑包括脑、髓、骨、脉、胆、女子胞，功能类脏，形态似腑。五脏、六腑、奇恒之腑相互配合、制约，共同实现人体生命活动的平衡协调。

藏象学说，具有"以五脏为中心"的系统观和整体观的特点。

1. 五脏

（1）心：心为君主之官，位于胸中，两肺之间，膈膜之上，有心包卫护于外；其形态尖圆，如倒垂未开之莲蕊，色红，中有孔窍；与小肠相表里，手少阴心经与手太阳小肠经相络属；在体合脉，其华在面，在窍为舌，在液为汗，在志为喜，在时为夏，五行属火，为阳中之阳。

1）主要生理功能：心的主要生理功能为心主血脉和藏神。

心主血脉，是指心气推动血液运行于脉中，流注全身，循环不休，发挥营养和濡润作用，包括主血和主脉。心主血，包括心生血和心行血两方面。心生血，是指脾胃运化吸收的水谷精微等物质，经心阳（火）的温煦作用，变化为赤成血。心行血，是指心脏搏动产生动力，推动血液在脉中运行。临床上，可主要通过观察面色、舌象、脉象及心胸感觉4个方面来反映心主血脉的功能是否正常。当心主血脉功能正常，可见面色红润有光泽，舌淡红荣润，脉和缓有力，无心慌、胸闷等心胸感觉异常表现。反之，可见面色无华、舌淡白、脉细弱等心血不足或面色晦暗、舌青紫、脉细涩等血行不畅之表现。

神是指人体生命活动的外在表现，如眼神、形体、言语和对外界反应等。其中，将人的精神意识思维活动独立出来，称为狭义之神。因此，神有广义与狭义之分。心藏神，也称心主神明，是指心具有主宰五脏六腑、形体官窍等一切生理活动的功能，即主宰一切生命活动。其中，对应"狭义之神"的概念，以及在"心之官则思"的观点指导下，将心主宰精神意识思维活动独立出来。因此,在临床中,若精神振奋、意识清楚、思维敏捷、反应迅速,提示心藏神功能正常;若轻者神志不宁、失眠多梦,甚者谵语、狂乱,或精神委顿、反应迟钝、昏迷等,则提示心藏神功能失常。

中医认为,血液是精神意识思维活动的物质基础,而心主血液的生成与运行,故心为神明之主。心血不足的患者,常出现心悸、失眠、健忘等症;反之,心神异常,如精神紧张、焦虑等变化,常可导致面色、脉象改变及心胸部感觉异常等。

2) 生理特性:心在五行属火,且为阳中之阳脏,故而恶火热。因此,火热之邪,易伤心扰神。心,内含清窍,且主行血,故心以通为要,如若不通,易致血脉瘀滞。

附:心包络

心包络,简称心包,又称膻中,是心脏外面的包膜,具有保护心脏的作用。

藏象学说中,心包络乃心之外围,当外邪侵犯心脏首先使心包络受病。

经络学说中,手厥阴心包经和手少阳三焦经相为表里,故心包络也属于脏。

温病学说中,将外感热病中出现的神昏、谵语等症,称为"热入心包证"或"蒙蔽心包证"。

(2) 肺:肺为相傅之官,位于胸腔,在心之上,左右各一;肺通过气道与喉、鼻相连通;肺与大肠相表里,手太阴肺经与手阳明大肠经络属;在体合皮,其华在毛,在窍为鼻,在液为涕,在志为悲,在时为秋,五行属金,为阳中之阴。

1) 主要生理功能:肺主宣发肃降,主气,主通调水道,肺朝百脉,主治节。

肺主宣发,是指肺气具有向上向外升宣和布散的作用;肺主肃降,是指肺气具有向内向下清肃和通降的作用。肺主宣发肃降的功能主要体现在:一是参与到人体的呼吸功能,使呼出代谢后产生的浊气,吸入自然界之清气下纳于肾;二是参与脾运化所得精微物质的输布过程;三是宣发卫气于皮毛肌腠,以温煦肌肉,充养皮肤,调节汗孔开阖,控制汗液排泄,维持体温的恒定;四是肃清肺和呼吸道内的异物,以保持呼吸道的洁净和通畅。

　　肺主气,是对肺主一身之气和司呼吸的概括。肺主一身之气,是指肺有司一身之气的生成和调节气机的作用。其中,肺将吸入的自然界清气和脾胃运化所得并上输至肺的水谷精微相合,生成宗气。宗气积于胸中,既参与到呼吸功能,也贯注进心脉,参与心主血脉的功能。肺司呼吸,肺具有主管呼吸运动的功能。肺是体内外气体交换的场所,通过肺的呼吸运动,吸入清气,呼出浊气,实现体内外清浊之气的交换,从而保证新陈代谢的正常进行,维持生命活动。肺主呼吸的功能正常,则呼吸均匀、气息平和。肺主呼吸的功能失常,则出现胸闷、气短、咳嗽、喘促等呼吸异常的表现。肺主一身之气的作用,主要取决于肺的呼吸功能。肺的呼吸调匀是气的生成和调节的根本条件。

　　肺主通调水道,又称“肺主行水”,是指通过肺气的宣降,对体内津液的输布进行调节,即参与体内津液代谢过程,且位置最高,故有“肺为水之上源”之说。津液输布于全身各脏腑与皮毛肌腠,以及津液代谢产物的排泄(如呼出气体时带走的水分、汗液尿液的排泄等),均依赖于肺气的宣降作用。若肺的宣发肃降失常,影响通调水道功能时,可导致津液输布排泄障碍而出现痰饮、水肿等表现。因此,临床上常用宣肺化痰、宣肺利水消肿等治法治疗痰饮、水肿等病证。其中,运用宣肺利水消肿法治疗水肿被形象地喻为“提壶揭盖法”。

　　肺朝百脉,是指肺气助心行血的生理功能,全身的血液都要通过经脉而会聚于肺,经肺的呼吸进行气体交换,而后输布于全身。若肺气虚弱或壅塞,宣降失司,不能助心行血,则可导致心血运行不畅,甚至瘀滞,出现心悸胸闷、唇青舌紫等症;反之,心主血脉功能下降,心血运行不畅,当影响到肺的宣降时可出现咳嗽、气喘等症。

　　肺主治节,是指维持肺的宣降功能正常,从而保证主气、主通调水道、主朝百脉的功能正常。因此,肺主治节是对肺生理功能的总体概括。

　　2)生理特性:肺为“华盖”,是指肺在五脏六腑中位置最高,覆盖诸脏。肺为“娇脏”,是指肺叶清虚而娇嫩;上通鼻窍,外合皮毛,与自然界大气息息相通;易为外邪所侵,不耐寒热燥湿诸邪。

（3）脾：脾为谏议之官，位于中焦，腹部偏左；与胃相表里，足太阴脾经与足阳明胃经相互络属；在体合肉，其华在唇，开窍为口，在液为涎，在志为思，在时为长夏。五行属土，为阴中之至阴。

长夏为阴历六月，雨水较多，湿气较盛，万物化实，五行属土。脾主运化，化生气血，为至阴湿土，故与长夏相应。

1）主要生理功能：脾的主要生理功能是主运化和主统血。

脾主运化，是指脾具有将饮食水谷化为精微物质，并将其输布至全身的生理功能，包括运化水谷和运化水液两方面。

运化水谷，是指脾具有消化食物，生成并吸收部分水谷精微，将其余水谷精微上输至心肺乃至布散全身的生理功能。脾主运化水谷，化生精微物质充养全身，是维持人体生命活动正常进行的物质源泉。因此，称脾为"气血生化之源""后天之本"。

运化水液，是指脾对津液的吸收和输布作用。水谷中的津液经脾的运化后，一部分津液由脾气上输至肺，其余经脾气的运输布散到全身各处，从而使津液上行下达，维持津液代谢的平衡。若脾失健运，运化水液的功能减退，导致水液在体内停聚，可见痰饮、水肿等病变。

脾主统血，是指脾有统摄血液在脉中运行而不溢出脉外的功能。脾统血的作用取决于气的固摄作用。若脾不统血，则常见肌衄、便血等症。

2）生理特性：脾具有喜燥恶湿的特性。脾属土，运化水液，但易被水湿痰饮所困，故有"诸湿肿满，皆属于脾"之说。

脾气主升，包括脾主升清和升举内脏两方面。脾主升清，是指脾气具有运输水谷精微清气，上输心肺头目，外达四肢末节的能力。升举内脏，是指脾气具有升举内脏，以维持内脏位置的相对恒定，防止其下垂的作用。当脾不升清，水谷精微等营养物质输布失常，气血化生及输布均可出现障碍而见乏力、食少纳呆、腹胀等症。脾气升举无力，可导致内脏下垂，如胃下垂、子宫脱垂等。

综上所述，脾气充足，则脾运化水谷和水液功能正常，精微物质充足，津液的生成及输布有序，血液循行于脉内。

(4) 肝:肝为将军之官,肝为刚脏;位于腹腔,横膈之下,右胁之内,肝外应两胁。与胆相表里,足厥阴肝经与足少阳胆经相互络属;在体合筋,其华在爪,开窍为目,在液为泪,在志为怒,在时为春。五行属木,为阴中之阳。

1) 主要生理功能:肝的主要功能有主疏泄和主藏血。

肝主疏泄,是指肝具有疏通畅达全身气机,进而促进气血津液的运行输布、脾胃之气的升降、胆汁的分泌排泄、情志的调畅以及对生殖功能的调节的作用。肝的疏泄功能正常,气机调畅,则血行、津布,脾升胃降有序,胆汁分泌排泄正常,情志活动稳定,女子排卵、月经来潮、男子排精正常。否则,可出现血瘀、津停、黄疸、易怒、月经不调、阳强等症。

肝主藏血,是指肝有贮藏血液、调节血量和防止出血的作用。肝能贮藏血液,故称"肝为血海"。在主疏泄和贮藏血液的作用下,肝具有根据人体各部分血液需求而调节血量分布(人静则血归于肝脏、人动则血运于诸经)和固摄血液而不致溢出脉外的作用。若肝不藏血,则经筋、目失所养,可见双目干涩,肢体麻木,女性月经量少,甚则经闭;或肝之阴血不足,至肝气升动、亢逆于上,可见头目眩晕、五心烦热等症。

2) 生理特性:肝气主升、主动,性喜条达而恶抑郁。肝藏血,血属阴,其体阴柔;而肝气疏泄,气属阳,其用主升主动,故谓"肝体阴用阳"。

病理上,肝阴、肝血常不足,肝气、肝阳常有余。

(5) 肾:肾为作强之官;位于腰部,脊柱两侧,左右各一,"腰为肾之府";与膀胱相表里,足少阴肾经与足太阳膀胱经相互络属;在体合骨、其华在发,开窍为耳及二阴,在液为唾,在志为恐,在时为冬;五行属水,为阴中之阴。

1) 主要生理功能:肾的主要生理功能有藏精、主水和主纳气。

肾藏精,是指肾具有闭藏精气,防止妄泄的生理功能,有"肾乃先天之本"一说。

精,又称"精气",人体一切有形的精微物质,包括气、血、津液和水谷精微等,称为"广义之精";而生殖之精,称为狭义之精。按照来源分,精包括禀受于父母、与生俱来的"先天之精"和水谷精微、五脏六腑之精充养而成的"后天之精"。其中,先天之精是构成胚胎的原始物质,且与后天之精相互补充,密切结合组成肾中之精。

肾中之精具有促进生长发育及主生殖的作用。人的生、长、壮、老、已的生长发育乃至生命过程,取决于肾中之精的盛衰。临床上,可通过观察头发、牙齿、骨骼等外候判断肾中之精的功能状况。若肾中之精的生长发育功能减退,则表现为小儿生长发育不良、五迟(立迟、语迟、行迟、发迟、齿迟)及五软(头软、项软、手足软、肌肉软、口软)、成人早衰。当肾中之精充盛到一定阶段,会生成一种具有促进生殖功能成熟并继续维持其功能的精微物质(天癸)。中医认为,女子二七(14 岁),天癸产生,则发生初潮,并按期来潮;男子二八(16 岁),天癸产生,则出现遗精,具备了生殖能力。进入老年期,肾中之精出现生理性衰退,天癸生成逐渐减少直至耗竭,生殖能力随之下降乃至丧失。

肾主水,是指肾有主司和调节全身津液代谢的功能。津液代谢过程中,肺通过肃降作用,将津液经三焦水道下输于肾,通过肾的蒸腾气化作用,升清降浊,津液之清者上升,重新通过三焦水道上达于肺,继续参与津液代谢;津液之浊者下行,在肾与膀胱的气化作用下生成尿液并排出体外。肾主水功能失职,则可见小便清长或尿少、水肿等症。

肾主纳气,是指肾通过摄纳肺所吸入的清气,参与呼吸功能。要维持人体呼吸功能的正常,必须依赖于肾的摄纳功能,故称"肺为气之主,肾为气之根"。若肾摄纳无权,则可见呼多吸少、动辄气喘等肾不纳气之候。

2) 生理特性:肾主蛰藏,为"封藏之本",体现在具体功能上为:肾精宜藏而不宜妄泄;调和冲任、固护胎元;摄纳自然界之清气维持呼吸等。故治肾多用补法,或以补为泻。

肾乃一身元阴元阳之根。以阴阳学说理论为指导,肾精化肾气,肾气分阴阳。相对于肾精,肾气指肾的生理功能。其中,肾气中具有滋养、濡润、宁静作用的部分,归属为肾阴,又称"元阴、真阴、真水";具有推动、温煦、激发作用的部分,归属为肾阳,又称"元阳、真阳、真火"。肾阴虚可出现腰膝酸软、手足心热、潮热盗汗、舌红而少津等;肾阳虚可出现腰膝冷痛、形寒肢冷、小便清长或失禁、水肿等。肾阴虚或肾阳虚,可导致其他脏腑阴阳失调;反之,其他脏腑阴阳失调,"久病及肾",亦可导致肾阴虚或肾阳虚。

2. 六腑 主司食物的消化、吸收和糟粕的传导、排泄;以降为和,以通为用;具有通降下行的特性。因此,六腑的内容物不可久藏,否则易致停滞或积聚,故而腑病多实证。中医认为,食物自进入人体至排出体外,要通过七道关隘,称之为"七冲门"。唇为飞门,齿为户门,会厌为吸门,胃为贲门,太仓下口为幽门,大肠小肠会为阑门,下极为魄门。

(1) 胆:又属奇恒之腑。胆与肝相连,附于肝之短叶间,为中空的囊状器官。

胆的功能有贮藏、排泄胆汁和主决断。

胆汁具有清净作用,故又有胆为"中精之腑""中清之腑""清净之腑"之称。胆汁由肝气凝聚而成,由肝分泌后贮藏进胆,再经肝的疏泄作用排泄至小肠,参与食物的消化吸收。肝的疏泄功能减退,导致胆汁的生成障碍时,可见食欲减退甚至厌食、腹胀等消化不良症状;肝的疏泄功能失职,气机阻滞,导致胆汁外溢时,可见黄疸(目黄、身黄、小便黄)等症状;肝的疏泄功能太过,肝气肝阳亢逆于上,导致胆汁上逆时,可见口苦、呕吐黄绿苦水等症。

胆主决断,是指胆具有判断事物、做出决定的能力。胆主决断,对于防御和消除某些精神刺激的不良影响起重要作用。胆气足则人善断、言行准确、勇敢;胆气虚则人寡断、言行失误、胆小。

(2) 胃:又称胃脘,位于膈下,上接食管,下通小肠。胃与脾同居中焦,"以膜相连"。

胃的主要生理功能是受纳和腐熟水谷。受纳水谷,是指胃具有接受、容纳饮食水谷的作用,故有胃为"太仓""水谷之海"之称。机体气血津液的化生,都需要依赖饮食物的营养,故又称胃为"水谷气血之海"。腐熟水谷,是指食物入胃后,经过胃的初步消化,形成食糜的过程。若胃纳腐无力,可见纳差、胃脘胀痛、食入不化等症;若胃纳腐亢进,可见多食易饥、胃中嘈杂等症。

胃具有喜润恶燥和主通降的生理特性。喜润恶燥,是指胃应当保持充足的津液以利食物的受纳和腐熟。主通降,是指胃气宜保持通畅下降的运动趋势,有"胃气贵于通降,以降为和"之说。胃失通降,可致纳呆、胃脘胀痛、大便秘结等胃失和降之症;甚至上冲而见恶心、呕吐、嗳气、呃逆等胃气上逆之症。

此外,胃的受纳、腐熟与脾的运化功能综合,称为"胃气"。中医学强调"人以胃气为本""有胃气则生,无胃气则死"。

(3) 小肠:位于腹中,上口与胃在幽门相接,下口与大肠在阑门相连,呈迂曲回环叠积之状,为中空的管状器官。

小肠主要有受盛化物和泌别清浊的生理功能。

受盛化物,是指小肠受纳由胃腑下传的食糜,并将其化生为水谷精微和糟粕。泌别清浊,是指小肠将受盛化物作用下所得分成水谷精微和食物残渣,并进一步吸收水谷精微后经脾的运化转输布散全身及传送食物残渣至大肠;水谷精微中的大量水液经小肠吸收后渗入到膀胱而为尿。因此,小肠泌别清浊的功能与津液代谢有关。故有"小肠主液"之说。若小肠受盛化物功能失常,可见腹痛、肠鸣等症;泌别清浊功能失常,则清浊不分可见大便不成形及大便次数增加之便溏、泄泻等症。

(4) 大肠:位于腹中,上接小肠,下连魄门,呈回环叠积状。

大肠的主要生理功能是传化糟粕。大肠接受由小肠下移的食物残渣,吸收水分,使之形成粪便,经肛门排出体外。该功能实为对小肠泌别清浊功能的承接。糟粕的传导通利,一方面依赖于大肠本身功能正常,另外又和胃的降浊、肺气肃降及肾的气化功能有关。大肠传化糟粕功能失常,常见大便秘结或泄泻等症。

大肠承接小肠泌别清浊功能,参与粪便成形过程中水液的重吸收,即大肠参与了津液代谢,故有"大肠主津"之说。

(5) 膀胱:位于小腹正中,居肾之下,大肠之前,为囊性器官,充盈时为卵圆形,排空似锥形。

膀胱的主要生理功能是贮尿和排尿。津液代谢产物下输至膀胱,被气化成尿液。当尿液贮存在膀胱中达一定量时,通过气化排出体外。当气化功能失常,可见小便不利、尿少,甚则癃闭;膀胱失约,可见尿频、尿量多,甚则尿失禁。

(6) 三焦:为分布于胸腹腔的一个大腑,即脏腑之间和脏腑内部间隙互相沟通所形成的通道,又称"大府""孤府"。

按人体躯干内三个部位来划分,上焦是指膈以上的部位,包括心、肺二脏及头面部;中焦指膈以下至脐以上的部位,包括脾、胃、肝、胆;下焦指脐以下的部位,包括肾、膀胱、大肠、小肠及男女生殖器官等。其各自的生理特点为:上焦如雾、中焦如沤、下焦如渎。上焦如雾,是指心肺输布气血,像雾露一样均匀敷布全身。中焦如沤,是指脾胃消化饮食,吸收精液,蒸化津液的作用。下焦如渎,是指对肾、膀胱、大肠、小肠渗泄水液,泌别清浊,排泄二便作用的概括。

三焦的总体功能是通行元气和运行津液。元气根于肾,通过三焦而运行于全身。三焦对水液代谢的协调作用,称为"三焦气化"。

3. 奇恒之腑 是脑、髓、骨、脉、胆、女子胞的总称。其中除胆为六腑之外,余者皆无表里配合,也无五行配属,但与奇经八脉有关。胆为六腑之一,前已论述,故此不再赘述。

(1) 脑:居于颅内,由髓汇聚而成,是精髓和神明汇集发出之处,又称为元神之府。脑具有主宰生命活动、精神意识和感觉运动的功能。脑由精髓汇集而成,与脊髓相通,精由肾藏,因此脑与肾关系密切;肾精的先天之精,需后天之精充养,因此脑髓充盈与五脏六腑之精有关。

(2) 髓:即精髓,是一种膏样物质。髓有骨髓(藏于骨者)、脊髓(藏于脊柱内)和脑髓(脊髓经后骨孔,上通于脑,汇聚于脑)之分。髓以先天之精为物质基础,并得到后天之精的不断补充。髓的生理功能主要为充养脑海、滋养骨骼和化生血液。

(3) 骨:指全身骨骼。肾藏精,精生髓,髓充养骨。骨的生长发育,与肾中精气的盛衰有密切关系。骨的生理功能主要是支持形体、保护内脏,司运动,贮藏骨髓。

(4) 脉:即血脉,是气血运行的通道。脉遍布周身,且与心在结构上直接相连,构成一个密闭系统。脉的生理功能主要是作为运行气血的通道及反映全身脏腑功能。

(5) 女子胞:又称胞宫、子宫、子脏、胞脏、子处、血脏,位于小腹正中,在膀胱之后、直肠之前,下口(即胞门,又称子门)与阴道相连,呈倒置的梨形。女子胞,是女性的内生殖器官,有主持月经和孕育胎儿的作用。

4. 脏腑之间的关系 五脏之间的关系,主要表现在彼此间生理活动和病理变化存在着必然的内在联系。以脏腑的生理特性和功能为依据,心与肾之间的关系主要体现在心肾相交和精神互用两个方面;心与脾之间的关系主要体现在血液生成和血液运行两个方面;心与肺的关系主要是气与血的互根互用关系;心与肝的关系主要表现在血的运行和精神情志两个方面;肾与脾之间的关系主要表现在先后天相互资生和调节水液代谢两个方面;肾与肺的关系主要表现在呼吸运动、水液代谢和阴液相互资生三个方面;肝与肾的关系极为密切,有"肝肾同源"之说,主要体现在精与血、疏泄与闭藏及阴液互养的关系;脾与肺的密切关系主要表现在气的生成和水液代谢两个方面;脾与肝的关系主要体现在肝疏泄与脾运化协同作用完成消化功能、肝藏血与脾统血共同协调血的生成和运行两个方面;肺与肝的关系主要表现在人体气机的升降协调和血液运行两个方面。

六腑之间的关系,主要体现在对食物的消化、吸收和排泄过程中的相互联系及密切配合等方面。

脏与腑的关系比较复杂,存在一个脏与多个腑、一个腑与多个脏均有联系的复杂性。从脏腑的属性来看,脏属阴,腑属阳;脏为里,腑为表;一脏一腑,一阴一阳,一里一表,相互配合,并通过经脉相互络属。所以,五脏与六腑的关系,本质上是阴阳表里配合的关系。除此之外,在生理功能上,心与小肠相互依存,心阳下降于小肠,参与到小肠的受盛化物和泌别清浊中,反之小肠的生理功能正常有助于心阳的下降及某种程度上吸收水谷精微,参与血液的生成功能；肾与膀胱而言，膀胱的贮尿和排尿功能依赖于肾的气化，且肾摄纳有权则膀胱开阖有度，反之膀胱开阖有度利于肾的气化主水功能；脾与胃的关系主要体现在水谷纳运相得、气机升降相因、阴阳燥湿相济三个方面；肺与大肠的联系主要体现在肺气的肃降与大肠传导功能之间的相互依存、相互为用、相互影响方面；肝与胆的关系主要表现在胆汁的分泌与排泄和精神情志活动方面。

（四）气血津液

气、血、津液是构成人体和维持人体生命活动的基本物质。

1. 气　古代唯物主义哲学理论"气一元论"认为构成世界的本源是气。中医学传承并发展该理论，将其运用于对人体生命现象的认识，逐渐形成了气的概念、生成、分布、功能及其与脏腑、精、血、津液之间关系的理论。

（1）气的概念：气是构成人体和维持人体生命活动的基本物质之一，具有很强的活力。

（2）气的生成：人体之气由肾所藏的先天之精气、脾胃化生的水谷之精气和肺吸入的自然界之清气三者相合而成。因此，人体之气的生成主要由肾、脾、胃和肺等脏腑的协同来完成。其中，先天之精可化为先天之气，成为人体生命活动的原动力，是人体气的重要组成部分。

（3）气的运动：运动是气的基本属性。气的运动称为气机。气机是维持精、血、津液等物质基础，以及脏腑、经络、形体、官窍等结构基础生理功能的关键要素。

气的运动形式可概括为升、降、出、入四种基本形式。人体的脏腑、经络、形体、官窍等，都是气升降出入的场所。其中，脏腑的气机具有升已而降、降已而升、升中有降、降中有升的特点。例如，心肺在上，在上者宜降；肝肾在下，在下者宜升；脾胃居中，通连上下，为升降的枢纽。六腑以通为用，宜降，但在传化过程中，也有吸收水谷精微的作用，可谓降中寓升。再如，肺主呼气与肾主纳气、肝气主升与肺气主降、脾主升清与胃主降浊，以及心肾相交等，都说明了脏与脏、脏与腑的气机应保持升降平衡，处于一个统一体中。而以某一脏腑而言，其本身也是升与降的统一体，如肺之宣发肃降，气机上以降为主，但降中有升。因此，当气的升、降、出、入协调有序，即为"气机调畅"；反之，则为"气机失调"。

(4) 气的主要生理功能

1) 推动作用：气能推动和激发人体脏腑、经络进行正常的生理活动，促进人体的生长发育和生殖；推动精、血和津液等物质的运行和代谢。

2) 温煦作用：气可以通过运动变化产生热量，从而使人体体温相对恒定；各脏腑、经络、形体、官窍生理活动的正常进行；精血津液的正常循行和输布，即所谓"得温而行，得寒而凝"。

3) 防御作用：气有护卫肌表、抗御邪气的功能。所谓"邪之所凑，其气必虚"。

4) 固摄作用：气对血、津液、精等液态物质的固护和统摄的功能。

5) 气化作用：气化，是指通过气的运动而产生的各种变化。气化贯穿于生命过程的始终，参与机体新陈代谢、物质转化和能量转化等所有生命过程。

6) 营养作用：气为机体脏腑功能活动提供营养物质，主要体现在通过卫气以温养肌腠和通过经络起到输送营养的作用。

气的上述功能，各有不同，但皆不可或缺，在人体生命活动中彼此协同、相互为用。

(5) 气的分类：人体的气，主要有元气、宗气、营气和卫气四种。其中，元气来源于先天之精气和水谷之精气，宗气来源于自然界之清气和水谷之清气，营气和卫气皆主要来源于水谷之精气。

元气，是人体生命活动的原动力，是人体最根本、最重要的气。元气发于肾，以三焦为通路，循行全身，内而五脏六腑，外而肌肤腠理，无处不到；具有促进人体的生长发育和生殖，激发和推动脏腑、经络等组织器官生理功能活动的作用。

宗气，是谷气与自然界清气相结合积聚于胸中而成。宗气在胸中积聚之处称为"气海"，又称"膻中"。宗气聚于胸中，上出息道行呼吸，贯注心脉行气血,沿三焦布散全身并参与人的视、听、言、动等生命活动。

营气,是行于脉中而具有营养作用的气,又称"营血""营阴"。营气进入脉中,循行于全身,内入脏腑,外达肢节,终而复始,营周不休,起到化生血液和营养全身的作用。

卫气,是行于脉外而具有保护作用的气,又称"卫阳"。卫气循皮肤之中,分肉之间,熏于肓膜,散于胸腹,内至胸腹脏腑,外而皮肤肌腠,布散全身。因此,卫气具有护卫肌表、防御外邪、调控腠理、温养全身的作用。

营气和卫气皆由水谷精微化生。其中,营气性精纯柔和,行于脉中,具有营养周身、化生血液的作用,主内守,属阴;卫气性慓疾滑利,行于脉外,具有温养脏腑、护卫体表、调控腠理的作用,主卫外,属阳。二者运行协调,阴阳相随,内外相贯,往来贯注,并行不悖,营中有卫,卫中有营。

人体的气还有"脏腑之气"和"经络之气"等,其构成及功能依所在脏腑或经络的不同而各异。

中医学中"气"还有多种含义。例如:将致病的六淫称为"邪气",将体内不正常的水液称作"水气",将中药的四种性质称为"四气",将自然界六种不同气候变化称作"六气"等,这些"气"的含义都与本章所论述的人体之气在概念上有明显的区别,需详辨。

2. 血 血是运行于脉中而富有营养和濡润作用的红色液体,是构成人体和维持人体生命活动的基本物质之一。脉是血运行的通道,故称脉为"血府"。溢出脉外的血,称为"离经之血"。

血的基本物质是营气和津液,主要由水谷精微、自然之清气和肾精在脾胃、心肺和肾的共同作用下化生而成。

血在气的推动和固摄作用下运行于脉道之中,循环不已,流布全身。血得以正常运行,需要具备以下三个条件:血液充盈,寒温适度;脉道系统通畅完好;心、肺、肝、脾等脏腑功能正常,特别是心脏的作用尤为重要。

血的主要功能为濡养、运载和作为精神活动的物质基础。临床上,可以通过观察面色、肌肉、皮肤、毛发及精神活动情况以反映血的功能状态。

3. 津液 是体内一切正常水液的总称。质地较清稀为津,质地较稠厚为液,津液是津和液的总称,包括各脏腑形体官窍的内在液体及其正常的分泌物,是构成人体和维持生命活动的基本物质。

津和液,同源于饮食水谷,均赖脾胃的运化而生。津质地清稀,流动性大,液质地稠厚,流动性较小;津主要布散于体表皮肤肌肉、孔窍和血液中而具有滋润作用,液多灌注于骨节、脏腑、脑、髓等组织中而具有濡养作用。津和液,在运行代谢过程中相互补充、相互转化,病理上也相互影响,故而津液并称。一般不予严格区别,但临床上存在"伤津"(津伤易补)和"脱液"(液脱难复)的不同病理变化,在辨证论治中须分辨。

津液的代谢,是指津液生成、输布与排泄的过程,涉及多个脏腑功能活动的协同配合。脾胃运化所得的水谷精微、小肠主液通过泌别清浊所吸收的水谷精微、大肠主津通过吸收食物残渣中的水液,上输于脾,生成津液。津液生成后,主要是依靠脾、肺、肾、肝和三焦等脏腑的综合作用而输布全身。脾运化水液,一方面将津液上输于肺,另一方面将津液灌输四旁;上输至肺(水之上源)的津液进一步经肺的宣发布散于体表和人体上部,经肺的肃降至人体的内部和下部;经肺的肃降作用输送至肾(水之下源)的津液,在肾的气化作用下进一步分清浊,清者在肾的蒸腾作用下循三焦上归于肺,浊者化为尿液归于膀胱。此外,在整个输布过程中,离不开肝主疏泄(调畅气机,气行则津行)的作用。津液的排泄主要通过排出尿液、汗液来完成,呼气和粪便也带走一些水分,主要涉及肾、肺、膀胱、大肠等脏腑组织器官。尿液,由肾气蒸化而成,在肾气推动激发作用下排出体外,且肾气的固摄作用使尿液不会随时漏出;汗液,是在肺气宣发输布津液于皮毛过程中,经气的蒸腾激发形成汗液排出;在肺主呼吸,呼出时带出一定的水气;大肠传化糟粕时,带走一部分残余水分。

津液的功能,主要包括滋润和濡养、化生血液、运载三个方面。

4. 气、血、津液之间的关系

(1) 气与血的关系:可概括为"气为血之帅,血为气之母"两方面。气为血之帅,是指气对于血的统率作用,主要体现在气能生血、行血、摄血三个方面。血为气之母,是指在气的生成和运行中,血对于气的基础作用,主要体现在血能载气、养气两个方面。

（2）气与津液的关系：气与津液的关系和气与血的关系较为相似，即气能生津、行津、摄津；津能载气、生气。

（3）血与津液的关系：血和津液同为液态物质，都具有滋润和濡养作用，与气相对而言，均属于阴，故血与津液的关系多从"津血同源"和"津血互化"角度考虑。津血同源是指血和津液均来源于脾胃运化的水谷精微。因汗为津液所化，故又有"血汗同源"之说。津血互化是指血和津液之间存在相互资生、相互转化的关系。

（五）经络学说

经络是人体组织结构的重要组成部分，在人体生命活动中发挥着重要作用。

经络学说，是阐发人体经络系统的循行分布、生理功能、病理变化及其与脏腑和体表相互关系的学说，是中医学理论体系的重要组成部分。

1. 经络系统的组成和生理功能

（1）经络的概念：是经脉和络脉的总称，是运行全身气血、联络脏腑、沟通内外、贯穿上下的通路，是人体结构的重要组成部分。

经脉，又称经，是经络系统中的主干线，较粗大，多行于分肉之间，深而不见，多固定、纵行；络脉，又称络，是经脉的分支，较细小，多循行于体表较浅部位，浮而常见，纵横交错，网络全身。二者相互区别，又相互协作，协调有序地参与各种正常生命活动。

（2）经络系统的组成：经络系统主要包括经脉、络脉和连属部分（图1-4）。

（3）经络的生理功能：经络具有联络脏腑肢节、沟通表里上下、运行气血、濡养脏腑、感应与传导、调节功能平衡等作用。

2. 十二经脉

（1）十二经脉的名称：十二经脉的命名，是根据其循行于手足内外、所属脏腑的名称和阴阳属性而定的。上为手，下为足；内为阴，外为阳；脏为阴，腑为阳。详见表1-2。

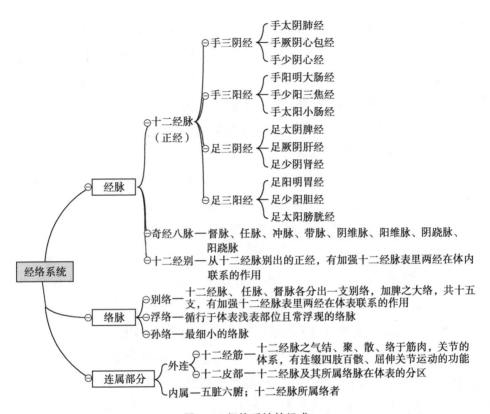

图 1-4 经络系统的组成

表 1-2 十二经脉名称分类表

分部	阴经(属脏)	循行部位(阴经行内侧、阳经行外侧)		阳经(属腑)
手	太阴肺经	上肢	前缘	阳明大肠经
	厥阴心包经		中线	少阳三焦经
	少阴心经		后缘	太阳小肠经
足	太阴脾经	下肢	前缘	阳明胃经
	厥阴肝经*		中线	少阳胆经
	少阴肾经		后缘	太阳膀胱经

注:在小腿下半部和足背部,肝经在前缘,脾经在中线。在内踝尖上8寸处交叉之后,脾经在前缘,肝经在中线。

(2) 十二经脉的走向、交接规律

1) 十二经脉的走向:手三阴经,均起于胸中,从胸走向手;手三阳经,均起于手,从手走向头;足三阳经,均起于头,从头走向足;足三阴经,均起于足,从足走向腹部和胸部。如此,十二经脉就构成了"阴阳相贯,如环无端"的循行路线。

2) 十二经脉的交接规律:互为表里的阴阳经交接于四肢末端,同名手足阳经交接于头面部,手足阴经交接于胸腹部。

(3) 十二经脉的分布规律

在头面部:手足阳明经主要行于面部、额部;手足少阳经主要行于侧头部;手足太阳经主要行于面颊、头顶和头后部。

在躯干部:手三阴经均从腋下走出;手三阳经行于肩胛部;足三阳经中,阳明经行于前面(胸腹面),太阳经行于后面(背面),少阳经行于两侧(侧面);足三阴经均行于胸腹面,自内向外依次为足少阴肾经、足太阴脾经和足厥阴肝经。

在四肢部:手经行于上肢,足经行于下肢,阴经行于内侧面,阳经行于外侧面。内侧面从前缘至后缘依次为太阴、厥阴、少阴;外侧面从前缘至后缘依次为阳明、少阳、太阳。十二经脉在四肢部基本按这一规律循行,唯一特殊的是在下肢内侧内踝尖上 8 寸以下稍有不符(厥阴在前,太阴在中),内踝尖上 8 寸以上则又完全按此规律循行。

(4) 十二经脉的表里关系:阴经为里,阳经为表。手足三阴、三阳经,通过各自的经别和别络相互沟通,组成六对"表里相合"关系,即手太阴肺经与手阳明大肠经、手厥阴心包经与手少阳三焦经、手少阴心经与手太阳小肠经、足太阴脾经与足阳明胃经、足厥阴肝经与足少阳胆经、足少阴肾经与足太阳膀胱经互为表里。

(5) 十二经脉的流注次序:十二经脉是气血运行的主要通道。中焦脾胃是气血生化之源,故十二经脉气血的流注从起于中焦的手太阴肺经开始,逐经依次流注至足厥阴肝经,复再流回手太阴肺经,如此首尾相贯,如环无端。详见图 1-5。

(6) 十二经脉的具体循行部位

1) 手太阴肺经

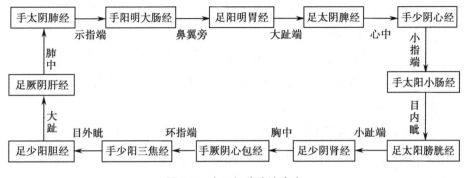

图 1-5　十二经脉流注次序

起于中焦,下络大肠,还循胃口(下口幽门,上口贲门),向上通过膈肌,属肺,上行喉部,横行至胸部外上方(中府穴),浅出腋下,沿上肢内侧前缘下行,过肘窝,入寸口,上鱼际,直出拇指桡侧端(少商穴)。

分支:从手腕后方(列缺穴)分出,沿掌背侧走向示指桡侧端(商阳穴),交于手阳明大肠经。

2) 手阳明大肠经

起于示指桡侧端(商阳穴),沿示指背部桡侧缘上行,过合谷穴,上行至腕上拇指后两筋之间,行于上肢伸侧前缘,上肩,至肩关节前缘,向后到第七颈椎棘突下(大椎穴),再向前下行入锁骨上窝(缺盆穴),进入胸腔络肺,向下通过膈肌下行,属大肠。

分支:从锁骨上窝上行,经颈部至面颊,入下齿中,回出夹口两旁,左右交叉于水沟穴,至对侧鼻翼旁(迎香穴),交于足阳明胃经。

3) 足阳明胃经

起于鼻翼旁(迎香穴),夹鼻上行,左右侧交会于鼻根部,旁行入目内眦,与足太阳经相交,向下沿鼻柱外侧,入上齿中,还出,夹口两旁,环绕口唇,在颏唇沟承浆穴处左右侧相交,折回沿下颌骨后下缘到大迎穴处,沿下颌角上行过耳前,经过上关穴,沿发际,到额前。

分支:从颌下缘大迎穴前下方分出,下行到人迎穴,沿喉咙向下后行至大椎穴,折向前行,入缺盆,深入胸腔,下行通过膈肌,属胃,络脾。

直行者：从缺盆出体表，沿乳中线下行，夹脐两旁（旁开 2 寸），下行至腹股沟处的气街穴。

分支：从胃下口幽门处分出，沿腹腔内下行至气街穴，与直行之脉会合，而后沿大腿前外侧下行，至膝髌，沿胫骨前缘下行至足背，入足第二趾外侧端（厉兑穴）。

分支：从膝下 3 寸处（足三里穴）分出，下行入中趾外侧端。

分支：从足背冲阳穴分出，前行入足大趾内侧端（隐白穴），交于足太阴脾经。

4）足太阴脾经

起于足大趾内侧端（隐白穴），沿内侧赤白肉际，上行经过内踝前缘，沿小腿内侧正中线上行，在内踝尖上 8 寸处，交出足厥阴肝经之前，沿大腿内侧前缘上行，进入腹中，属脾，络胃，再向上穿过膈肌，沿食管两旁，连舌本，散舌下。

分支：从胃分出，上行通过膈肌，注入心中，交于手少阴心经。

5）手少阴心经

起于心中，走出后属心系，向下通过膈肌，络小肠。

分支：从心系分出，夹食管上行，连于目系。

直行者：从心系分出，上行，折入肺，横行经过肺，浅出腋下（极泉穴），沿上肢内侧后缘，过肘中，经掌后锐骨端，进入掌中，沿小指掌桡侧，出小指桡侧端（少冲穴），交于手太阳小肠经。

6）手太阳小肠经

起于小指尺侧端（少泽穴），沿手背尺侧进入腕部，从腕背小指侧高骨，直上沿前臂外侧后缘，过肘部，至肩关节后面，绕行肩胛部，交肩上，会于大椎穴，再前行入缺盆，深入胸腔，络心，沿食管下行，通过膈肌，到达胃部，下行，属小肠。

分支：从缺盆出来，沿颈部上行到面颊，至目外眦后，折行进入耳中（听宫穴）。

分支：从面颊部分出，向上行于目眶下，至目内眦（睛明穴），交于足太阳膀胱经。

7）足太阳膀胱经

起于目内眦（睛明穴），向上到达额部，左右交会于头顶部（百会穴）。

分支：从头顶部分出，到头侧部平耳上角处。

直行者：从头顶部分出，分别向后行至枕骨处，进入颅腔，络脑，回出后下行到项部（天柱穴），分两支。左右的内侧分支下行交会于大椎穴，再分左右沿肩胛内侧、脊柱两旁（距脊柱正中 1.5 寸）下行，到达腰部（肾俞穴），进入脊柱两旁的肌肉（膂），深入体腔，络肾，属膀胱。

分支：从腰部分出，沿脊柱两旁下行，穿过臀部，从大腿后侧外缘下行至腘窝中（委中穴）。

分支：从项部（天柱穴）分出，左右各自外侧分支下行，经肩胛内侧，从附分穴夹脊（距脊柱正中 3 寸）下行至髀枢，经大腿后侧至腘窝中与前一支脉会合，然后下行穿过腓肠肌，出走于足外踝后昆仑穴，折向前，沿足背外侧缘至小趾外侧端（至阴穴），交于足少阴肾经。

8）足少阴肾经

起于足小趾下，斜行于足心（涌泉穴），出行于舟骨粗隆之下（然谷穴），沿内踝后，别而下行，进入足跟，向上沿小腿内侧后缘，至腘窝内侧，直上股内侧后缘入脊内（长强穴），穿过脊柱至腰部，属肾（腧穴通路：还出于前，向上行腹部前正中线旁开 0.5 寸，胸部前正中线旁开 2 寸，止于锁骨下缘俞府穴），络膀胱。

直行者：从肾上行，经过肝和膈肌，进入肺，沿喉咙，到舌根两旁。

分支：从肺中分出，络心，注入胸中，交于手厥阴心包经。

9）手厥阴心包经

起于胸中，出属心包络，下行穿过膈肌，依次络于上、中、下三焦。

分支：从胸中分出，横行至胁，于腋下 3 寸处（天池穴）浅出，向上至腋窝下，沿上肢内侧中线入肘，经腕部，入掌中（劳宫穴），沿中指桡侧，出中指桡侧端（中冲穴）。

分支：从掌中分出，沿环指尺侧端（关冲穴），交于手少阳三焦经。

10）手少阳三焦经

起于环指尺侧端(关冲穴),向上沿环指尺侧至手腕背面,上行尺、桡骨之间,过肘尖,沿上臂外侧上行至肩,向前行入缺盆,布于膻中,散络心包,下过膈肌,依次属上、中、下三焦。

分支:从膻中分出,上出缺盆,经肩部至项下,左右交会于大椎穴,分开上行至项,沿耳后(翳风穴)直上至耳上角,然后屈曲下行经面颊部至目眶下。

分支:从耳后分出,进入耳中,出走耳前,经上关穴前,在面颊部与前一支脉相交,至目外眦(瞳子髎穴),交于足少阳胆经。

11）足少阳胆经

起于目外眦(瞳子髎穴),上至额角(颔厌穴),下行到耳后(完骨穴),再折回上行,经额部至眉上(阳白穴),又向后折行至风池穴,沿颈下行至肩上,左右交会于大椎穴,分开前行入缺盆。

分支:从耳后完骨穴分出,进入耳中,出走于耳前,(过听宫穴)至目外眦后方。

分支:从目外眦分出,下行至下颌部(大迎穴),同手少阳经分布于面颊部的支脉相合,复行至目眶下,再向下经过下颌角部(颊车穴),下行经颈部至缺盆,与前脉会合。然后下行进入胸腔,穿过膈肌,络肝,属胆,沿胁里浅出气街穴,绕毛际,横向至髋关节(环跳穴)处。

直行者:从缺盆下行至腋,沿侧胸,过季胁,下行至环跳穴处与前脉会合。然后向下沿大腿外侧、膝关节外缘,行于腓骨前面,直下至腓骨下端(悬钟穴),经外踝之前,沿足背前行,出于足第四趾外侧端(足窍阴穴)。

分支:从足背(足临泣穴)分出,前行出足大趾外侧端,折回穿过爪甲,分布于足大趾爪甲后丛毛处,交于足厥阴肝经。

12）足厥阴肝经

起于足大趾爪甲后丛毛处,向上沿足背至内踝前 1 寸处(中封穴),上行沿胫骨内侧前缘,在内踝尖上 8 寸处交出足太阴脾经之后,上行过膝内侧,沿大腿内侧中线进入阴毛中,绕阴器,至小腹,上行经章门穴、期门穴后进入腹中,夹胃两旁,属肝,络胆,向上穿过膈肌,布于胁肋部,沿喉咙的后边,上入鼻咽部,上行连接目系,出于额,上行与督脉会于头顶部。

分支:从目系分出,下行于颊里,环绕唇内。

分支:从肝分出,穿过膈肌,向上注入肺,交于手太阴肺经。

3. 奇经八脉 是督脉、任脉、冲脉、带脉、阴维脉、阳维脉、阴跷脉、阳跷脉的合称。与五脏六腑没有直接属络关系,相互之间也不存在表里关系,都无经别、经筋和皮部。

奇经八脉的总体循行:督脉行于人体后正中线;任脉行于人体前正中线;冲脉行于腹胸部、下肢内侧及脊柱前;带脉环行腰腹部;阳跷脉行于下肢外侧、腹部、胸后及肩、头部;阴跷脉行于下肢内侧、腹胸及头目;阳维脉行于下肢外侧、肩和头项;阴维脉行于下肢内侧、腹部和颈部。除带脉外,均自下而上行;上肢没有奇经分布。

奇经八脉具有调节十二经脉气血,并使其密切联系的作用,另还与某些脏腑关系密切。其中,督脉具有总督阳经、属肾络脑和调节生殖的作用;任脉具有总任阴经和主司胞胎的作用;冲脉具有调节十二经气血的作用,且与女子月经有关;带脉具有约束诸经的作用,尤主司妇女带下。

二、中医学的整体观

中医学的整体观,是对人体自身的统一性、整体性(完整性)以及人与自然、人与社会环境统一关系的认识,是中国古代哲学思想在中医学中的具体体现,贯穿于中医学对疾病的病因病机、诊断、辨证、治疗、预防等各个方面,是中医学基础理论和临床实践的基本指导思想。

(一) 人体是统一的、有机的整体

中医学的整体观认为人体是一个有机整体,构成人体的各个组成部分在结构上是不可分割的,在功能上是相互协调、相互为用的,在疾病状态下亦相互影响、相互作用。

人体是由具有不同结构和生理功能的脏腑、组织、器官所构成的,各部分在结构上相互联系,功能上相互协调平衡,决定了机体的统一性与完整

性。机体的统一性以五脏为中心,结合六腑,通过经络系统"内属于脏腑,外络于肢节"的生理功能,将五体、五官、九窍、四肢百骸等机体的组织、器官联系为有机的、统一的整体,并通过气、血、津液的作用实现人体正常的功能活动。这一观点又被称为"五脏一体观",即以五脏为中心的机体组织在结构与功能上相互关联,形成统一的整体;机体的各脏腑、组织在心神的主导下,相互配合、协调一致,进行人体的各项生命活动。

人体是统一的、有机的整体,主要包含两方面:一方面机体正常的生命活动需要各脏腑组织的功能发挥,另一方面脏腑间存在相辅相成的协同作用以及相反相成的制约作用,"亢则害,承乃制,制则生化",相互协调、制约才能够维持平衡,达到机体局部与整体的统一。

中医学的整体观认为人体是一个统一的整体,应注重疾病的整体性,从局部与整体病变相互影响的特点出发,诊疗疾病。具体而言,既要探寻疾病本身,又要重视发生病变的脏腑或经络。

人体局部与整体是相统一的。人体局部的病理变化与脏腑、气血的盛衰密切相关。在诊察疾病时,可以通过观察分析五官、形体、舌脉等外在的病理现象,来了解和判断内在脏腑的病理变化,辨别病证,为治疗提供可靠依据。例如,"核诸经络,考手足阴阳,无脉不通于舌……即凡内外杂证,也无一不呈其形、著其色于舌",说明了与五脏、经络相通的舌象在诊病中的重要性,察舌能够了解脏腑虚实、气血津液的盛衰以及病势的顺逆。

在治疗疾病时,中医从整体出发确立治则与治法。例如:中医临床常以清心泻小肠的治法治疗以"口舌糜烂"为突出临床表现的病证。中医认为,心开窍于舌,与小肠相表里。心火炽盛时,可上炎口舌致口舌糜烂,下移小肠致小便短赤等。因此,清心火治疗心火炽盛病理本质时,加予泻小肠实火治法,一方面治疗可能下移的心火,另一方面也使火热邪气随小便而解。

综上所述,中医学在认识和阐释机体的生命活动、病理变化,以及诊断和治疗疾病时,均贯彻"人体是有机统一的整体"这一基本思想。

（二）人与自然的统一性

中医学的整体观认为人与自然具有密不可分的统一性，又称为"天人相应"的整体观。人在能动地适应自然、改造自然的生存斗争中，机体正常的生命活动与自然环境之间动态平衡，体现了机体内环境与自然外环境相统一的特性，即天人相应的整体观。

1. 人体的生理活动随着季节气候的变化而出现适应性调节 春温属木，夏热属火，长夏湿属土，秋燥属金，冬寒属水，是一年季节气候变化的一般规律。人体随着生、长、化、收、藏的自然规律发生适应性变化。"天暑衣厚则腠理开，故汗出……天寒则腠理闭，气湿不行，水下留于膀胱，则为溺与气"，表明了机体的汗出与小便根据不同季节气候变化而调节。"春日浮，如鱼之游在波；夏日在肤，泛泛乎万物有余；秋日下肤，蛰虫将去；冬日在骨，蛰虫周密"，脉象亦随四季变化而出现生理变异。

2. 人体随昼夜晨昏的阴阳盛衰变化而出现适应性调节 "故阳气者，一日而主外，平旦人气生，日中而阳气隆，日西而阳气已虚，气门乃闭"，体现了在昼夜的自然更替中人体阴阳随之适应性变化的现象。昼夜晨昏的阴阳消长对疾病病情的轻重可产生一定影响。"夫百病者，多以旦慧昼安，夕加夜甚"，表明病情随着阳气的生、长、收、藏而出现慧、安、加、甚的变化。

3. 地域环境在一定程度上影响人体的生理活动 地域环境的影响包括地区气候差异、地理环境以及地区生活习惯等。江南湿热，人体腠理多疏松；而北方燥寒，人体腠理则多致密。当人们易地而处，由于地域环境的改变带来了一定的负面影响，即所谓的"水土不服"，但随着时间的推移，机体将会进行调整，并适应环境。当地域环境的变化超出了机体的适应能力则可致病而发为季节性多发病或时令性流行病，如"春善病鼽衄，仲夏善病胸胁，长夏善病洞泄寒中"指出当机体不能适应季节气候时，可发为相应的常见病。

（三）人与社会的统一性

人作为社会的主体，一方面能通过实践行为影响社会，另一方面社会的变化也影响人体的生理病理。因此，在预防和治疗疾病时，不仅要充分考虑社会因素对人的影响,还可以通过精神调摄提高人对社会环境的适应能力。中医学认为人体自身及人与自然界、社会之间都是不同层次的整体系统,互相影响,不可分割,治疗时要充分考虑,适当兼顾。

三、中医学的辨证论治

辨证论治是中医学的特色,主要包括辨证和论治两个方面。辨证,是指在中医理论指导下,分析、综合四诊(望、闻、问、切)收集到的信息,判断疾病的病因、病位、病性、病势及转归的过程,即通过辨识病机从而诊断疾病的思维过程。证候,是指一组具有内在联系的症状或体征;症状是患者主观感到不适的临床表现;体征是指医生通过检查发现的患者临床异常表现。因此,证候是中医临床辨病、辨证施治的主要依据。论治,即论证治疗,依据辨证的结果,确立相应的治则、治法,选择适宜的治疗措施。辨病、辨证取决于证候,而论治取决于辨证。中医学辨证论治是中医诊疗实践的精髓,充分体现了中医学理论的辩证观、恒动观。

第三节　中医学诊疗体系

一、中医病因病机

中医认为,疾病发生是邪气(各种致病因素)与正气相互斗争的过程,即正邪交搏。正气不足是发病的内在因素,邪气侵袭是发病的重要条件,正邪相搏的过程中邪胜正负则发病。由于不同邪气致病特点不同,以及个人正气差异等因素,就会表现出不同的发病类型。

(一) 病因

病因,即致病因素,是指凡能破坏人体相对平衡而导致疾病发生的原因,一般分为外感病因、内伤病因、病理产物形成的病因和其他病因四大类。

1. 外感病因　又称外因,指来自于自然界,多从肌表或口鼻侵犯人体而引发外感病的一类病邪,主要包括六淫和疠气等。六淫,即风、寒、暑、湿、燥、火(热)六种外感病邪的统称。在自然界中,风、寒、暑、湿、燥、火(热)是六种正常的气候,当异常变化时,超过了人体的适应能力,或人体的正气不足,不能适应气候变化而发病时,六气则成为六淫。

(1) 风邪:风邪具有善动不居,变幻无常的特性,多从皮毛肌腠侵袭机体。风邪致病特点:①风为阳邪,轻扬开泄,易袭阳位。风邪善动,具有升发、向上、向外的特性,故为阳邪;风性开泄,易使肌腠疏松;风邪常侵袭机体的头面部、阳经和肌表,致皮毛腠理开泄,常表现为头痛、汗出、恶风等症状。②风性善行而数变。"善行"指的是风邪致病具有病位不定、行无定处的特点,"数变"指的是风邪致病变幻无常、发病迅速的特点。如风疹,一般发病迅速、疹无定处、此起彼伏,风邪致病一般起病急、传变快。③风性主动。指风邪致病具有动摇不定的特征。如风邪入侵,常现颜面肌肉抽掣,或眩晕、震颤、抽搐、颈项强直、角弓反张、两目上视等。④风为百病之长。一方面,风邪常兼他邪合而伤人,为外邪致病的先导;另一方面,指风邪是六邪中导致发病最多的病因。

风淫证是指外感风邪所致的证候,亦称外风证,以恶风,汗出,脉浮缓,或皮肤瘙痒,或局部麻木,或肢体关节游走性疼痛,或颜面浮肿为辨证要点。

(2) 寒邪:具有寒冷、凝结、收引的特性。寒邪的致病特点:①寒为阴邪,易伤阳气。寒邪其性属阴,阴寒最易损伤机体阳气,导致温煦气化作用失常,出现寒证。伤寒者可表现为恶寒、项背紧,中寒者可见脘腹冷痛等症状。②寒性凝滞。寒邪侵袭导致机体气血津液运行不畅,甚则凝结阻滞。血脉凝滞可致各种痛证,津液凝滞可致痰饮内生。③寒性收引。寒邪侵袭机体,导致气机收敛,腠理、经络、筋脉收缩而挛急。寒袭肌表可见恶寒发热、无汗,寒客血脉可见头身疼痛、脉紧等,寒中经络关节可致肢体屈伸不利、厥冷麻木等。

寒淫证是指外感寒邪引起的证候,以恶寒,无汗,头身疼痛,脉浮紧,或冷痛、腹泻、蜷卧为辨证要点。

（3）暑邪：凡发生在夏至之后、立秋之前，具有炎热、升散、兼湿特性表现的外邪，称为暑邪。暑邪的致病特点：①暑为阳邪，其性炎热。暑为夏之火热之气化生，暑邪伤人可出现一系列阳热症状，如壮热、面赤、脉洪大等。②暑性升散，易扰心神，伤津耗气。暑为阳邪，其性升发，其气通于心，故易上扰心神，致心烦不宁等；暑性阳热升发，侵犯机体可致腠理开泄而多汗，耗损津液，出现口渴喜饮症状；汗出过多、气随津泄而致气虚，可见气短乏力。③暑多夹湿。暑季气候炎热、多雨潮湿，暑邪常兼夹湿邪为病，常见身热不扬、肢体困倦、胸闷呕恶等。

暑淫证是指外感暑邪引起的证候，简称暑证，以发热，汗出，呕恶，疲乏，胸闷，甚者神疲气短，猝然昏仆为辨证要点。

（4）湿邪：具有重浊、黏滞、趋下的特性。湿邪的致病特点：①湿为阴邪，易伤阳气。湿邪尤善困遏脾阳，致脾运化作用失常，水湿停聚，出现水肿等症状；易阻气机致气机升降失常、经络阻滞不畅，表现为胸闷脘痞等症。②湿性重浊。湿邪致病，表现多具有沉重感，如头重如裹、肢体困重。"浊"指的是湿邪致病，导致机体的排泄物和分泌物秽浊不清，如面垢眵多、脓耳、鼻渊等。③湿性黏滞。该特点主要体现在湿致病后症状的黏滞性和病程的缠绵性两方面。④湿性趋下，易袭阴位。湿邪下注，湿邪致病多在机体的下部，多见泄泻、下肢水肿等病证。

湿淫证是指感受湿邪引起的证候，亦称外湿证，以困重，酸楚，痞闷，腻浊，便溏为辨证要点。

（5）燥邪：具有干燥、收敛的特性。燥邪侵袭，多从口鼻而入，首犯肺卫，发为外燥病证。初秋燥多与热相合侵犯机体为温燥，深秋燥多与寒邪相合为凉燥。燥邪的致病特点：①燥性干涩，易伤津液。燥邪最易耗伤津液，常见咽干口渴、皮肤干涩等症状。②燥易伤肺。肺为娇脏，喜润而恶燥。燥邪由口鼻而入，损伤肺津，影响肺之宣发肃降作用，可见干咳少痰等症。

燥淫证是指外感燥邪引起的证候，亦称外燥证，以秋季干咳，口、鼻、咽、唇、皮肤干燥为辨证要点。

（6）火（热）邪：具有炎热、升腾的特性。火热之邪的致病特点：①火热为阳邪,其性炎上。火热之性,燔灼升腾,临床常发为火热病证,且多位于机体的上部,尤其为头面部,如目赤肿痛、咽喉肿痛、口舌生疮糜烂、牙龈肿痛、耳内肿痛或流脓;其性炎上,易上扰神明,出现心烦失眠、狂躁神昏等症。②火热易伤津耗气。火热之邪易迫津外泄、煎灼阴液,耗伤机体阴津,表现为口干舌燥、小便短赤。③火热易生风动血。火热燔灼肝经,耗伤阴液,致使筋脉失于濡养、肝风内动,表现为神昏、抽搐等;火热致血行加速,易灼伤脉络,甚则迫血妄行、导致出血。④火热易致疮痈。火热之邪入血,聚于局部,易腐蚀血肉发为疮痈肿疡,表现为局部红肿热痛、破溃流脓等。

火淫证是指外感火(热)阳邪,使机体阳热之气过盛所致之证候,以发热,口渴,烦躁,出血,疮疡为辨证要点。

(7)疠气:是一类具有强烈致病性和传染性的外感邪气。疠气所致疾病总称为疫病,又称为"瘟病""时疫"等,与现代临床传染性疾病类似。疠气的致病特点包括:①发病急骤,病情危重;②传染性强,易于流行;③一气一病,症状相似。疠气产生和流行的因素主要有:①气候因素。自然气候的反常变化,如久旱、酷热、连续阴雨等。②环境和饮食。如空气、水源、食物源等的污染。③预防措施不当。如没有及时做好预防、隔离工作。④社会因素。经济、文化较落后的国家或地区,尤其是在战祸连绵、天灾不断、民不聊生的情况下,疫病尤易流行。

2. 内伤病因　是指与外感病因相对而言的,能直接伤及脏腑气血阴阳的一类致病因素,如七情内伤、饮食失宜、劳逸失度等。

(1)七情内伤:指的是喜、怒、忧、思、悲、恐、惊七种情志活动,是人体对内、外环境变化产生的情志反应,一般不会使人发病。七情内伤则是强烈持久的情志刺激,超越了人体适应能力或人体正气不足而对情志刺激调节能力下降而发病。

七情内伤的致病特点如下:

1)直接损伤脏腑:"怒伤肝""喜伤心""思伤脾""忧伤肺""恐伤肾"。

2)影响脏腑气机:怒则气上,指过度愤怒导致的气血上逆,可见面红目赤、甚则昏厥等症。喜则气缓,指欢喜的情绪能够缓和紧张,但暴喜过度可致心气涣散、精神恍惚。悲则气消,指过多悲伤可致气机郁闭、意志消沉、肺气耗伤。恐则气下,指恐惧过度导致的肾气不固、气泄于下,可见二便失禁等症。惊则气乱,指突然受惊导致的精神错乱、惊慌失措。思则气结,指思虑、劳神过度导致的气机郁结、脾运受阻,出现脘腹胀满等症。

3) 影响疾病转归:良好的情绪有利于疾病康复,情志的异常波动可诱使疾病发生发展,或加重病情。

(2) 饮食失宜:饮食是机体营养物质的重要来源。饮食失宜可分为三类:一是饮食不节;二是饮食不洁;三是饮食偏嗜。

1) 饮食不节:过饥可致气血生化乏源,气血亏虚而脏腑组织失养、功能衰退,机体虚弱;正气不足,抗病力弱,易被邪气侵袭而变生他病。过饱,轻者表现为饮食积滞不化,致食积而见脘腹胀满疼痛、嗳腐吞酸、呕吐、泄泻、厌食、纳呆等;重者可发展为消渴、肥胖、心脉痹阻等。

2) 饮食不洁:是指进食不洁净或有毒的食物。进食不洁净导致胃肠功能紊乱,引起腹痛、吐泻、痢疾等多种胃肠道疾病。蛔虫、绦虫等寄生虫病也由饮食不洁导致。误食毒物可致机体中毒。

3) 饮食偏嗜:指偏好某种性味的食物或专食某些食物,包括寒热偏嗜、五味偏嗜和食类偏嗜等,可致机体阴阳失调,或营养物质缺乏而发生疾病。

(3) 劳逸失度:指过度劳累或过度安逸。

1) 过劳:过劳包括劳力过度、劳神过度、房劳过度三个方面。劳力过度主要体现在过劳耗气和伤形两方面,劳神过度易耗伤精血,房劳过度易耗损肾精。过劳,临床以"神疲懒言,嗜睡体倦,气短乏力;腰背、四肢关节或全身酸软,胀痛不适",或"腰膝酸软,遗精早泄,月经不调"为辨证要点。

2) 过逸:过逸主要体现在安逸少动、气机不畅,阳气不振、正气虚弱及神经衰弱三个方面。过逸,临床以心悸怔忡、失眠多梦,甚者身心憔悴为辨证要点。

3. 病理产物形成的病因 在疾病的发生发展过程中,机体发生气血津液失调等病理性改变产生的病理产物,即为新的致病因素,属于继发性病因。病理产物类致病因素主要有痰饮、瘀血、结石三大类,具有既是病理产物,又是致病因素的双重特点。

(1) 痰饮:是机体津液代谢障碍所形成的产物。一般以较稠浊者为痰,清稀者为饮。按照可见与否分为有形之痰和无形之痰,有形之痰闻之有声,如咳嗽咳痰、喉中痰鸣、痰核;无形之痰,只见其症,不见其形,如眩晕、癫狂。按照停留部位的不同,可分为痰饮(胃肠)、悬饮(胸胁)、溢饮(肌肤)、支饮(胸膈)。

痰饮的致病特点,常见的有:①阻碍经络或脏腑气血运行;②影响津液代谢;③易蒙窍扰神;④病势缠绵,病程较长;⑤致病广泛,变化多端。临床上多半由于痰饮停留在不同的部位,导致其发生病理变化时,出现相应的临床表现。因此,痰饮邪气致病,病证繁多,错综复杂,常见有咳、喘、悸、眩、呕、满、肿、痛八大症状,且舌苔滑腻为其共有特点之一。

(2) 瘀血:指体内血液凝聚停滞所形成的病理产物,主要包括血行不畅甚至停滞形成的瘀血和离经之血瘀积于体内形成的瘀血。

常见导致瘀血形成的因素有气虚、气滞、血寒、血热、出血、阴血亏虚及脉道损伤不利等。另外,清朝著名医家叶天士还提出了"久病血瘀"理论。

瘀血致病,病证繁杂,但其共同临床表现常见疼痛、肿块、出血、发绀、舌象异常和脉象异常。疼痛多为刺痛,痛处固定,拒按,夜间尤甚。肿块若在体表,谓之血肿,局部青紫,肿胀隆起;若在体内,谓之癥积,扪之质硬,坚固难移。出血的血色多呈紫暗,或夹有瘀血块。发绀多表现为面部、爪甲、肌肤和口唇青紫等。舌象多见舌质紫暗,或有瘀点、瘀斑。脉象多为脉细涩、沉弦,或结代等。此外,瘀血致病,亦可兼见面色黧黑、肌肤甲错、善忘等症。

(3) 结石:指因体内湿热浊邪蕴结不散,或久经煎熬形成的砂石样病理产物,可发生于机体的许多部位,以肝、胆、肾、膀胱和胃为常见。

常见导致结石形成的因素有饮食失宜、情志内伤、服药不当和寄生虫感染等。

结石的致病特点主要体现在:①易阻滞气机,损伤脉络;②易致湿热为患;③病程较长,病情轻重不一。

痰饮、瘀血、结石三种病理产物,既相互区别,又相互影响。痰饮停聚,阻滞气血,可形成瘀血、结石;瘀血、结石内阻,亦可影响津液代谢,形成痰饮。临床常有痰瘀并见、痰饮结石相兼等病证。

4. 其他病因 包括外伤、寄生虫、病理产物、医药不当以及先天因素等,致病特点复杂多样。

(二)中医病机

病机,即疾病发生、发展与变化的机制。

基本病机是指机体在病因作用下所产生的基本病理变化,是病机的一般规律,亦是各脏腑、经络等发生病理变化的基础,包括邪正盛衰、阴阳失调和气血津液失常。

1. 邪正盛衰 是指在疾病的发生、发展过程中,邪气与正气相互斗争所发生的盛衰变化,决定了病理变化为虚或实的方向及疾病的转归。

虚,是指以正气不足为主要矛盾的病理变化,即"精气夺则虚"。其病机特点具体表现为生理功能的衰退。若从气血阴阳来考察,即为气血阴阳的不足。若以证候来呈现则表现为虚证,且多见于疾病过程中的慢性疾病和外感疾病的后期,常见的临床表现有神疲体倦、气短、面色无华、疼痛喜按、自汗、盗汗、二便失禁、五心烦热、畏寒肢冷、脉虚无力等。

实,是指以邪气盛而正气未虚为主要矛盾的病理变化,即"邪气盛则实"。其病机特点具体表现为邪气充盛,即病因的致病能力强盛,正邪交争剧烈,而呈现实证证候。在疾病过程中,实性病机多见于外感疾病的初中期和内伤疾病过程中产生邪气时,临床表现依病因的不同而不同。

在临床上,随着疾病过程中邪正消长盛衰的变化,可出现虚实错杂、虚实转化和虚实真假三种常见的虚实变化。虚实错杂,即为虚和实并存的病理状态。根据虚实的主次不同,常见虚中夹实和实中夹虚。虚实转化,是指在疾病过程中,发生的实邪久留伤正或正虚致病理产物形成的虚实病理转化过程,包括由实转虚和因虚致实。虚实真假,是指在疾病过程中,出现临床表现与其病机的虚实本质不符之假象的病理状态,包括真实假虚和真虚假实。

2. **阴阳失调**　是指在疾病的发生发展过程中,正邪交争时导致机体的阴阳失衡而出现的病理状态。阴阳失调主要表现在阴阳偏胜、偏衰、互损、转化、格拒和亡失等一系列病理变化。

阴阳偏盛,是指机体阴或阳的病理性亢盛状态,包括阳偏盛和阴偏盛。阳偏盛,其病机特点是阳盛而阴未虚,多由感受温热阳邪,或感阴邪从阳化热,或五志过极化火,或邪郁而化热等导致,临床表现以"热、动、燥"为特点。阴偏盛,其病机特点是阴盛而阳未虚,多由感受寒湿阴邪或过食生冷等因素导致,临床表现以"寒、静、湿"为特点,且可见实寒兼阳虚(阴胜则阳病)、虚寒(久之由实转虚)的转归。

阴阳偏衰,是指机体阴或阳虚衰不足的病理状态,包括阳偏衰和阴偏衰。阳偏衰,即阳虚,是机体阳气虚损,功能减退或衰弱,代谢缓慢,产热不足的病理状态。阴偏衰,即阴虚,是机体阴气不足,阴不制阳,导致阳气相对偏盛。其临床表现以面焦、消瘦等阴液滋润、濡养功能减退的阴亏之象和骨蒸潮热等阴虚阳亢的火旺之象为特点。

阴阳互损,是指在阴或阳任何一方虚损的前提下,病变进一步发展影响至另一方,形成阴阳两虚的病理状态,属于虚证范畴,包括阴损及阳和阳损及阴。阴损及阳,是指阴虚到相当程度累及阳气,导致阳气生化不足而以阴虚为主的阴阳两虚的病理状态。如气虚累及血,则会出现以气虚为主的气血两虚。阳损及阴,是指阳虚较重累及阴气,导致无阳则阴无以生,从而出现以阳虚为主的阴阳两虚病理状态。如血虚累及气,则会出现以血虚为主的气血两虚。

阴阳转化,是指阴阳失调的病变,在一定条件下向相反方向转化的病理过程,包括由阳转阴和由阴转阳。

阴阳格拒,是指阴或阳偏盛或偏衰至极时,双方力量盛衰悬殊,盛者壅遏于内,将另一方排斥格拒于外,导致部分病理现象与病变本质不一致的病理状态,包括阴盛格阳所致的真寒假热和阳盛格阴所致的真热假寒。

阴阳亡失,是指机体的阴或阳突然大量亡失,导致阴阳衰竭,性命垂危的病理状态,包括亡阴和亡阳。亡阴,是机体阴液突然大量脱失,人体功能严重衰竭的病理状态。邪热炽盛伤阴;或邪热久留,严重伤阴;或长期慢性消耗,皆可导致亡阴,临床以"烦躁不安、口渴欲饮、心悸气喘、汗热而黏、脉数疾无力"等功能衰竭表现为特点。亡阳,是机体阳气突然大量脱失,导致功能严重衰竭的病理状态。邪气太盛,阳损太多;或素体阳虚,劳伤过度;或汗吐下甚,气随津脱;或慢性病长期大量耗阳,皆可导致亡阳,临床以"面色苍白、四肢逆冷、精神萎靡、汗稀而凉、脉微欲绝"等表现为特点。

3. 气血津液失常

(1) 气的失常:是指气的生化不足或耗散过多而致气的不足或功能减退,以及气的运动失常的病理状态,主要体现在气虚和气机失调两个方面。

气虚,指气不足致功能减退的病理状态,多由先天禀赋不足、后天失养、劳倦内伤、久病不复等导致。其病机特点具体表现为机体各功能减退,临床以乏力为基本表现,累及不同脏腑而出现相应脏腑功能减退的表现。

气机失调,即气的升降出入失调,可概括为气滞、气逆、气陷、气闭和气脱等。

1) 气滞:指气的运行不畅,甚至郁滞不通的病理状态,多由情志抑郁不舒或痰、湿、食积、瘀血阻滞等,亦可由气虚推动无力而导致。临床表现具有闷、胀、痛的基本特点,累及肺,出现胸闷、咳喘等肺气壅滞的表现;累及胸腹,出现胸胁胀满、少腹疼痛等肝气郁滞的表现;累及脾胃,出现腹胀痛时作时止,得矢气、嗳气则舒的表现。

2) 气逆:指气升之太过,或降之不及,以脏腑之气逆上的病理状态,多由外邪侵犯、痰浊壅滞、饮食冷热不适等或因虚而气上导致。临床上常累及肺出现咳逆上气等肺气上逆的表现,累及胃出现恶心、呕吐、呃逆、嗳气等胃气上逆的表现,累及肝出现头目胀痛、面红、目赤、易怒等肝气上逆的表现。

3) 气陷:指气的升举无力而下陷的病理状态,多由素体虚弱或病久体虚导致气虚(尤脾气虚)发展而成的清气不升、中气下陷之病变。临床以"头晕眼花等上气不足的头目失养之象,及胃、肾等脏器下垂、中气下陷之象"为特点。

4）气闭：指气结聚于内，外出严重障碍、闭阻的病理状态，多由风、寒、湿、热、痰等邪及情志刺激闭阻气机导致，以"突然昏倒，不省人事，牙关紧闭，双手握固，二便不通，无汗等"为主要临床表现。

5）气脱：指气不内守，大量脱失，以致功能突然严重衰竭的病理状态，多由慢性长期消耗，或正不敌邪、正气骤伤，或大出血、汗吐泻太过致气随津血脱泄等导致，以"面色苍白，汗出不止，目闭口开，全身软瘫，手撒，二便失禁，脉微欲绝等"为主要临床表现。

（2）血的失常：是指生成不足或耗损太过而致血的不足，以及血液运行失常的病理变化，主要体现为血虚和血行失常两个方面。

1）血虚：是指血液不足，血的濡养功能减退的病理状态，多由化源不足、损耗过多或生血功能减退导致，主要累及心和肝，以"面、唇、舌淡白无华等"为主要临床表现。

2）血行失常：包括血瘀、血热、出血等。

血瘀，是指血液循行迟缓、运行不畅的病理状态，可由气虚、气滞等一系列形成瘀血病因的因素导致，临床常见疼痛、肿块、出血、发绀、舌质紫暗和脉细涩或结代等表现。另外，血瘀属于病机学的概念，而瘀血属于病因学的概念，二者不可混为一谈。

血热，是指血分有热，血行加速的病理状态，多由邪热入血所致，临床以"高热、神昏谵语、口渴等热盛津伤和斑疹隐隐等动血之象"为特点。

出血，是指血液溢出脉外的病理状态，可由外伤、血瘀、血热等因素导致，临床以"肌衄、咯血、尿血等各种出血证"为主要表现。

（3）津液的失常：即津液代谢的失常，是指津液的生成、输布和排泄障碍，包括津液不足和津液输布、排泄障碍。

津液不足，是指津液亏虚，导致内而脏腑、外而皮毛官窍等失于滋润、濡养的病理状态。多由火邪致病、汗吐下太过或误用辛燥之品等因素导致，临床有津亏和液脱两种程度的不同。津亏，主要表现为口、唇、舌干燥等症。液脱，主要表现为形瘦肉脱、肌肤毛发枯槁、目陷，甚至无泪、无尿，或伴惊惕肉瞤、手足震颤蠕动，舌红无苔等症。

津液的输布、排泄障碍,是指津液的转输、布散不及,转化为汗液、尿液等排泄物的能力下降。输布和排泄,虽为津液代谢过程的两个环节,但发生障碍时,均可使津液停聚在体内,形成痰饮邪气。因此,津液的输布、排泄障碍导致的临床表现可参考痰饮的致病特点。

(4)气、血、津液失常的相互影响

1)气为血之帅,血为气之母。气和血,任意一方失调均可导致另一方失调。根据气血之间的关系,常见的气血失调病理变化有气滞血瘀、气不摄血、气随血脱、气血两虚等。

2)津液的代谢过程需要气的参与,津液能载气、生气,津血同源等理论,决定了当津液失常时,则可出现津停气阻、气随液脱、津枯血燥、津亏血瘀等病理变化。

二、中医诊断

中医诊断包括四诊、辨病、辨证和病历书写四部分内容。四诊是中医检查患者以收集病情资料的方法,主要包括望、闻、问、切。辨病,亦称诊病,是在中医学理论指导下,综合分析四诊资料,对疾病的病种作出判断,得出病名诊断的思维过程。"辨证"是在中医理论指导下,对四诊收集的病情资料进行辨别、分析、综合,作出证名诊断的思维过程。病历,又称病案,古称医案、诊籍,是关于患者诊疗情况的书面记录。

中医诊断学的基本原理为司外揣内、见微知著和以常达变,基本原则为整体审察、四诊合参和病证结合。为了与本书中医智能主题契合,以下将重点介绍四诊和辨证中与中医智能相关的主要内容。

(一)中医四诊

1. **望诊** 是医生运用视觉观察患者的全身和局部表现、舌象及排出物等,以收集病情资料的诊察方法。其主要内容包括:全身望诊(神、色、形、态)、局部望诊(望头面、望五官、望躯体、望四肢、望二阴、望皮肤)、望排出物(望痰涎、呕吐物、二便)、望小儿指纹和望舌(舌质、舌苔)五部分。以下将重点介绍望色和望舌。

(1) 望色：又称色诊，是医生通过观察患者全身皮肤色泽变化来诊察病情的方法。由于面部皮肤暴露且易于观察，故临床一般以望面部色泽变化为主。通过观察面部色泽变化，可以帮助医生判断气血的盛衰、识别病邪的性质、确定疾病的部位和预测疾病的转归。

望面色，首先应区分出常色和病色。常色，即健康人面部的色泽，其特征为红黄隐隐、明润含蓄（适用于黄种人），提示气血津液充足、脏腑功能正常。常色有主色和客色之分。主色是指人生来就有的基本面色，一生基本不变；客色是指受到各种非疾病因素影响，导致面部发生的色泽变化。病色，即人体在疾病状态下面部出现的异常色泽，其特征多为苍白、晦暗、光泽度较差。

其次，望面色需要仔细辨析五色主病。病态面色可分为青、赤、黄、白、黑五种常见异常色，分别提示不同脏腑和不同性质的疾病。青色，主血瘀、肝病、寒证、痛证、惊风，多因经脉瘀滞，气血运行不畅所致。赤色，主热证，多因热盛而脉络扩张，面部气血充盈所致，亦可见于虚阳浮越。黄色，主脾虚、湿证，多由脾虚不运，气血不足，面部失荣，或湿邪内蕴所致。白色，主气血不足、寒证、脱血，多由气虚血少，或阳虚，不能上荣于面所致。黑色，主肾虚、寒证、水饮、血瘀，多因肾阳虚衰，水饮不化，阴寒内盛，血失温养，或肾精亏虚，面部失荣所致。

(2) 望舌：又称舌诊，是观察舌象以了解病情的诊察方法，是中医望诊的重点内容，也是最能体现中医诊断学特色的诊法之一。舌象，是指舌质和舌苔的外部形象。

舌的上面叫舌背，中医称为舌面，下面叫舌底。中医将舌体的前端称为舌尖；舌体的中部称为舌中；舌体的后部、人字形界沟之前称为舌根；舌体两侧称为舌边。当舌上卷时，可看到舌底。舌底正中线上有一条连于口腔底的皱襞为舌系带，舌下系带两侧纵行的大络脉为舌下络脉。舌面上覆盖着一层半透明的黏膜，舌背黏膜粗糙，形成许多突起，称为舌乳头。其中，丝状乳头与蕈状乳头与舌象的形成有着密切联系。

舌象与脏腑、经络、气血津液存在着密切的联系。功能上，舌的血脉为

心脏所主(舌为心之苗窍),舌的肌肉
为脾胃所主(舌为脾胃外候);结构上,
五脏六腑都直接或间接地通过经络、
经筋与舌相联系。另外,脏腑病变反
映于舌面,有一定的分布规律,即舌
尖属心肺,舌边属肝胆,舌中属脾胃,
舌根属肾(图1-6)。

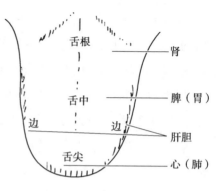

图1-6 舌面脏腑分候图

望舌时患者可采取坐位或仰卧
位。伸舌时,应面向光源,自然伸舌,
舒展下弯,舌尖略向下,舌面平展,舌体充分暴露。舌尖上卷轻抵上腭,暴
露舌下络脉。先望舌质,再望舌苔,最后观察舌下络脉,必要时采用刮舌和
揩舌法辅助判断。望舌的过程中,要注意光线充分,并避开有色光源;注意
排除食物、药物和口腔环境等非病理性因素的影响。

舌诊主要是观察舌质和舌苔两个方面的变化。正常舌象以淡红舌、薄
白苔为特点。

1)望舌质:主要观察舌的神气、色泽、形质、动态及舌下络脉五个
部分。

察舌神是整体望神的一部分,是对舌象特征的综合判断。舌神有荣舌、
枯舌之分。舌色,即舌质的颜色,包括淡红、淡白、红、绛、青紫五种。淡红舌,
多主健康人或病情轻浅,气血未伤者;淡白舌,多主气血两虚、阳虚;红舌、
绛舌,多主热证;青紫舌,多主气血瘀滞。舌形,是指舌质的形状,包括老嫩、
胖瘦、点刺、裂纹、齿痕等方面特征。老、嫩舌,多分别主实热证、虚寒证;瘦
薄舌,多主气血两虚、阴虚火旺;胖大舌,多主水湿内停、酒毒或热毒上泛;
肿胀舌,多主酒毒或热毒上泛;齿痕舌,多主脾虚、水湿内盛;点、刺舌,多主
脏腑热极,或血分实热;裂纹舌,多主热盛伤津、阴虚火旺、血虚不润、脾虚
失养。舌态,指舌体的动态,包括软、硬、颤、纵、歪、缩、吐弄等。正常舌下
络脉,应隐现于舌下,其管径不超过2.7mm,长度不超过舌尖至舌下肉阜连
线的3/5,颜色暗红。脉络无怒张、紧束、弯曲、增生,多数为单支。舌下络

脉粗胀，或呈青紫、绛、绛紫、紫黑色，或舌下细小络脉呈暗红色或紫色网络，或舌下络脉曲张如紫色珠子状大小不等的结节等改变，多属血瘀；若舌下络脉短而细，周围小络脉不明显，舌色偏淡者，多属血虚。

2）望舌苔：包括苔质和苔色两方面。

苔质，指舌苔的质地、形态，主要观察舌苔的厚薄、润燥、腻腐、剥落、真假等方面的改变。薄苔，多主表证、平人；厚苔，多主邪盛入里。辨舌苔厚薄可测邪气的深浅。润苔，多主津液未伤、平人；燥苔，多主热盛津伤、阴液亏耗；滑苔，多主痰饮、水湿；糙苔，多主热盛伤津之重证。腻腐苔，多主湿浊、痰饮、食积。舌红苔剥，多主阴虚；舌淡苔剥或类剥苔，多主血虚或气血两虚；镜面舌色红绛者，多为胃阴枯竭。真苔是有胃气的征象，气血有源，预后良好；假苔提示胃气衰败，气血乏源，预后不良。苔色，主要有白苔、黄苔、灰黑苔三类。白苔，多主表证、寒证；黄苔，多主里证、热证；灰黑苔，多主寒极或热极。

2. 闻诊　是通过听声音和嗅气味以收集病情资料来诊察疾病的方法。

听声音，包括听辨患者在疾病过程中的语声、语言、呼吸、咳嗽、呕吐、呃逆、嗳气、太息、喷嚏、鼻鼾、肠鸣等各种声响。在疾病状态下，语声重浊，多为外感风寒或痰湿阻滞，以致肺气失宣，鼻窍不利所致。谵语和郑声，均在神昏时出现，前者属实证，后者属虚证。独语和错语，均在精神失常时出现，前者多见于癫病，后者多见于狂病、伤寒蓄血证。言謇，多见于中风先兆或中风后遗症。呼吸气粗而快者，多属热证、实证；呼吸气微而慢者，多属寒证、虚证。咳嗽的基本病机为肺气上逆。恶呕、嗳气、呃逆的共同病机为胃气上逆。

嗅气味，包括辨别患者发出的异常气味、排出物的气味以及病室的气味。口气酸臭，伴食欲不振，脘腹胀满者，多属食积胃肠；烂苹果气味，多见于消渴并发症患者；蒜臭气味，多见于有机磷中毒。

3. 问诊　问诊的内容包括一般情况、主诉、现病史、既往史、个人生活史、家族史，这部分内容多为患者的自觉症状且只能通过询问才能获得的信息,具有不可替代性。

4. 切诊 分为脉诊和按诊,是医生用手对患者的体表某些部位进行触、摸、按、压,从而获得疾病信息的一种诊察方法。

(1) 脉诊:是中医学最具特色的诊法之一。正常情况下,人体的血脉贯通全身,如环无端,周而复始。因此,脉象能够反映全身脏腑功能、气血、阴阳的盛衰。脉诊最常用的是寸口诊法,寸口脉分为寸、关、尺三部,通常以腕后高骨(桡骨茎突)为标记,其内侧为关,关前(腕侧)为寸,关后(肘侧)为尺(图 1-7)。

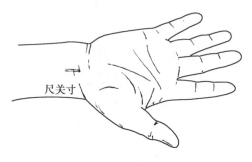

图 1-7 寸、关、尺三部

双手各有寸、关、尺三部,共六部脉,寸、关、尺三部又各有浮、中、沉三候。

脉象的识别,即辨析脉象要素。脉象要素包括脉位、至数、脉长、脉宽、脉力、流利度、紧张度和均匀度八个方面。

正常脉搏的形象特征是:寸、关、尺三部皆有脉,不浮不沉,不快不慢,一息四五至,相当于 72~80 次 /min(成年人),不大不小,从容和缓,节律一致,尺部沉取有力,并随生理活动、季节和环境等的不同而有相应变化。常见病脉有浮、沉、迟、数、洪、细、虚、实、滑、涩、弦、紧、结、代、促、长、短、缓、濡、弱、微、散、芤、伏、牢、革、动、疾 28 种。

(2) 按诊:医生用手直接触摸或按压患者体表某些部位,以了解局部冷热、润燥、软硬、压痛、肿块或其他异常变化,从而推断病位、病性和病情轻重等情况的一种诊断方法。按诊的运用广泛,涉及临床各科疾病的诊察,主要包括按胸胁、按脘腹、按肌肤、按手足、按腧穴等内容。

(二) 中医辨证体系

在长期临床实践中,历代医家创造了许多辨证方法,如八纲辨证、病因辨证、气血津液辨证、脏腑辨证、六经辨证、卫气营血辨证、三焦辨证、经络辨证等。这些辨证方法从不同的角度总结了疾病的证候演变规律。病因辨证部分已在中医病因病机部分呈现,不再赘述。

1. 八纲辨证　八纲,是指阴、阳、表、里、寒、热、虚、实八个辨证的纲领。八纲辨证,是根据四诊信息分析、辨别病证类别的阴阳、部位的深浅、寒热的属性,以及邪正斗争盛衰的辨证方法。八纲辨证是分析疾病共性特征的辨证方法,在临床诊断过程中,具有执简驭繁、提纲挈领的作用。

(1)表里辨证:表里是辨别病变部位浅深和病势趋向的纲领。一般情况下,皮毛、肌腠、经络,属表;脏腑、气血、骨髓,属里。

表证是指外邪通过皮毛、口鼻侵犯人体肌表所表现的轻浅证候,多见于外感病的初期,具有起病急、病情轻、病程短的特点,以"新起恶寒发热,头身疼痛,苔薄白,脉浮"为辨证要点。

里证是指病变部位在内,以脏腑、气血、骨髓等受损所表现的证候,多见于外感病的中、后期阶段或内伤病,具有病位较深、病情较重、病程较长的特点,里证病因复杂,病位广泛,临床表现复杂多样,难以概括其共有症状。

半表半里证是指外邪由表内传而尚未入于里,或里邪透表而尚未达于表,邪正相搏于表里之间的证候。六经辨证中称之为少阳病证。

(2)寒热辨证:寒热是辨别疾病性质的两个纲领。寒证是指感受阴寒之邪,或阳虚阴盛,人体的功能活动衰减所导致的以寒象表现为主的一类证候,具有"冷、稀、白、静、润"的病理特点,以"恶寒喜暖,口淡不渴,排出物清稀,舌淡苔白润,脉迟或紧"为辨证要点。热证是指感受火热之邪,或阴虚阳亢,人体的功能活动亢进所导致的以热象表现为主的一类证候,具有"热、稠、黄、动、燥"的病理特点,以"恶热喜冷,口渴,排出物稠浊,舌红苔黄而干,脉数"为辨证要点。

(3)虚实辨证:虚、实是辨别邪正盛衰的纲领。虚证是指人体正气不足所表现的一类证候,以"不足、松弛、衰退"为基本特征。实证是指人体邪气亢盛所表现的一类证候,以"有余、亢盛、停聚"为基本特征。

(4)阴阳辨证:阴阳是辨别病证属性的两个纲领,是八纲辨证的总纲。

表证、热证、实证都可归属于阳证范畴,里证、寒证、虚证均可归属于阴证范畴。临床辨证时,既要注意八纲基本证候的识别,也要注意八纲证候之间的联系,这样才能对复杂的病证有全面的认识,并作出正确的诊断。

2. 气血津液辨证 气血津液辨证是根据气血津液的生理功能和病理特点,从而分析、判断疾病中有无气、血、津液的亏损或运行、代谢障碍证候存在的一种辨证方法。

(1)气病辨证:气的辨证分为气病虚证(气虚证、气陷证、气脱证、气虚不固证)和气病实证(气滞证、气逆证、气闭证)。气虚证指元气不足,导致气的推动、温煦等功能减退,或脏腑的功能活动减退,以神疲乏力、气短懒言为辨证要点。气陷证是因气虚升举无力、清阳下陷所表现的虚弱证候,以脘腹坠胀、久泻久痢或脏器下垂为辨证要点。气虚不固证是因气虚而导致对精、血、津液的固摄功能减退,以自汗、二便不固或精血不固为辨证要点。气脱证是元气亏虚至极的危重证候,以呼吸微弱、神情淡漠或昏聩、脉微欲绝为辨证要点。气滞证指局部或某一脏腑经络的气机阻滞、运行不畅所表现的证候,以局部胀、闷、痛,随情志波动而变化为辨证要点。气逆证是体内气机升降失常,应降反升或升发太过所表现的证候,以脏腑气机逆上的表现为辨证要点。气闭证是指人体某些脏腑及其官窍的气机闭塞所引起的危急证候,以突然昏仆,或二便闭塞、呼吸急促为辨证要点。

(2)血病辨证:血病辨证主要有血虚证、血瘀证、血热证和血寒证四类。血虚证是血液不足导致脏腑、组织、器官失去濡养所表现的虚弱证候,以面、睑、唇、舌颜色浅淡,头晕心悸多梦、脉细为辨证要点。血瘀证是指脉管内血液运行迟滞,或血溢脉外而停蓄体内引起的证候,以固定刺痛,面色、唇甲和舌色青紫、晦暗,脉细涩等为辨证要点。血热证是指火热炽盛,侵入血分,迫血妄行所表现的证候,以出血或疮疡红肿热痛、发热口渴、舌红绛等热象为辨证要点。血寒证是指寒邪客于血脉,凝滞气机,而血行不畅所表现的证候,以局部冷痛、肤色紫暗和恶寒肢冷等寒象为辨证要点。

(3)津液病辨证:津液,即体内一切水液的总称。津液的生成不足或丢失过多,可出现伤津、脱液的津液亏虚证;其输布、排泄异常,引起津液代谢障碍,生成痰、饮、水、湿等病理产物,导致津液内停证。津液亏虚证是指体内津液不足,导致脏腑、组织、官窍失却滋润涵养所表现的证候,以肌肤、口唇舌咽干燥为辨证要点。津液内停证包括痰证、饮证、水证和内湿证。痰证以咳吐痰涎,或喉中痰鸣、苔腻脉滑为辨证要点。饮证以舌淡胖、苔白滑及脘痞腹胀、呕吐肠鸣,或胸闷心悸、咳喘痰多为辨证要点。水证以水肿、小便不利为主症。内湿证以脘痞腹胀、呕恶纳呆、便溏不爽及苔白腻、脉濡为辨证要点。

3. 脏腑辨证　脏腑辨证是指在认识脏腑的生理功能和病理变化的基础上,分析疾病的脏腑部位及性质,确定脏腑证候的主要用于内伤杂病的辨证方法。

(1) 肝胆辨证:肝病以肝失疏泄、肝不藏血为主要病理变化。临床常见症状有精神抑郁或急躁易怒,胸胁、乳房胀痛或窜痛,头晕目眩、肢体震颤、抽搐、目疾、月经不调、睾丸疼痛等。肝病常见证型有肝血虚证、肝阴虚证、肝郁气滞证、肝火炽盛证、肝阳上亢证、肝风内动证、肝胆湿热证、寒滞肝脉证。

胆病以胆汁不循常道和主决断功能失常为主要病理变化,临床常见症状有口苦、黄疸、惊悸和胆怯易惊等。胆病常见证有胆郁痰扰证。

(2) 心、小肠辨证:心病以心主血脉、心主神志的功能紊乱与异常为主要病理变化,常见症状为心悸、心烦、心痛、失眠多梦、神昏谵语、脉结代等。心病常见证型有心气虚证、心阳虚证、心阳暴脱证、心血虚证、心阴虚证、心火亢盛证、心脉痹阻证、痰蒙心神证、痰火扰神证。

小肠病证以小肠分清泌浊功能失常为主要病理变化,常见症状为小便赤涩灼痛、尿血等。小肠病常见证候有小肠实热证。

(3) 脾胃辨证:脾的病证主要以运化功能失职,致水谷失运,水湿潴留,气血生化不足为主要病理变化。常见症状有腹胀或腹痛、食少、纳呆、便溏、内脏下垂等。脾病常见证型有脾气虚证、脾阳虚证、脾虚气陷证、脾不统血证、湿热蕴脾证、寒湿困脾证等。

胃的病证以受纳、腐熟功能障碍及胃失和降、胃气上逆为主要病理变化,常见症状有胃脘胀痛、恶心、呕吐、嗳气、呃逆等。胃病常见证型有胃气虚证、胃阳虚证、胃阴虚证、胃火炽盛证、寒滞胃脘证、食滞胃脘证、胃脘气滞证等。脾胃病变常互相累及,易出现兼证。

(4)肺、大肠辨证:肺的病变主要以呼吸功能减退、宣降功能失调、水液输布失职、卫外功能不固等为主要病理变化,常见症状有咳嗽、喘促、咳痰、咽痛、鼻塞流涕等,其中以咳喘更为多见。肺病的常见证型有肺气虚证、肺阳虚证、肺阴虚证、风寒束肺证、风热袭肺证、燥邪犯肺证、肺热炽盛证、痰热壅肺证、寒痰阻肺证等。

大肠病变以传导功能失常为主要病理变化,常见症状有便秘、泄泻、腹胀、腹痛、肠鸣矢气等。常见证型有大肠湿热证、肠热腑实证、肠燥津亏证等。

(5)肾、膀胱辨证:肾的病变以生长发育迟缓或早衰、生殖功能障碍、水液代谢失常、呼吸功能减退等为主要病理变化。临床以腰膝酸软或疼痛、耳鸣耳聋、齿摇发脱、男子阳痿遗精、精少不育、女子经少、经闭不孕、水肿等为常见症状。肾病常见证型有肾精不足证、肾阴虚证、肾阳虚证、肾虚水泛证、肾气不固证、肾不纳气证。

膀胱病变以排尿异常为主要病理变化,常见症状有尿频、尿急、尿痛、尿闭、遗尿、小便失禁等,常见证型有膀胱湿热证。

(6)脏腑兼证辨证:脏腑兼证是同时出现两个以上脏腑病证,如心肾不交证、心脾两虚证、肺脾气虚证、肝火犯肺证、肝郁脾虚证、肝肾阴虚证等。脏腑兼证并非多个脏腑病证的简单相加,是发生兼证的脏腑之间生理、病理变化相互作用、相互影响的结果。因此,辨证时应当注意辨析脏腑间先后、主次、因果、生克等关系,明确病理机制,进而准确地辨证施治。

4. 经络辨证　经络辨证是以经络理论为指导,根据经络的循行分布、功能特性、病理变化及其与脏腑的相互联系识别病机和证候的辨证方法。内脏病变可通过经络反映于体表;反之,体表受邪又可由经络内传于脏腑。因此,经络既是气血流通的道路,又是病邪传变的途径。临床上可通过经络辨证推断疾病的发生规律,从而进一步确定其病变性质及发展趋势。

5. 六经辨证　六经辨证是以六经所系的脏腑经络、气血津液的病理变化为基础,对外感病发生发展过程中的各种症状进行综合分析的辨证方法。六经,即太阳、阳明、少阳、太阴、少阴、厥阴。三阳经主表而病发于阳,其中又分为太阳主表,阳明主里,少阳主半表半里;三阴皆属里而病发于阴。三阳病证以六腑及阳经病变为基础,主实、主热;三阴病证以五脏及阴经病变为基础,主虚、主寒,呈现正气不足的表现。

6. 卫气营血辨证 卫气营血辨证是温热病(包括瘟疫)的一种特殊辨证方法,即将外感温热病根据病位深浅、病势轻重及其传变规律概括为卫分、气分、营分、血分四个层次和阶段进行辨证分析。

卫分主表,病位在肺与体表,病情轻浅;气分主里,病位在肺、胸膈、胆、三焦、胃、肠等脏腑,病情较重;营分为热邪进入心营,病位在心与包络,病情深重;血分为热邪深入心、肝、肾,已经动血耗血,病情危重。温热病一般多起于卫分,渐次传入气分、营分、血分,形成病邪步步深入的传变规律。但由于季节不同、病邪差异及体质强弱等,临床上的传变并非一成不变,必须根据临床实际,具体分析,灵活运用。

7. 三焦辨证 三焦辨证是在六经辨证和卫气营血辨证的基础上,结合温热病的传变规律,把温热病的证候分别纳入上、中、下三焦病证范围,阐述三焦所属脏腑在温病过程中的病机和证候特点,证候之间的传变规律。

三焦所属脏腑的病理变化和临床表现,也标志着温热病发展过程中的不同病理阶段。在三焦病证中,上焦包括手太阴肺经和手厥阴心包经的病变,其中手太阴肺的证候多为温病的初起阶段,病较轻浅。中焦病证主要包括手阳明大肠经、足阳明胃经和足太阴脾经的病变,可表现为里热燥实证和湿温病证,多见于温热病的中期或极期,病情较重。下焦病证主要包括足少阴肾经和足厥阴肝经的病变,多为肝肾阴虚之候,属温热病的末期,病情深重。

三、中医治疗

中医治疗的原则强调整体观,"三因"制宜(因时、因地、因人),尤重辨证论治。中医治疗方法多样,包括方药内治与外治、各种针刺疗法、灸法、正骨、拔罐、刮痧、放血等,同时注重气功调神、调息,配合饮食调治、情志调节。临床需在中医理论指导下,确立治则治法,选择适合的治疗方法。

（一）中医的防治原则

1. 预防　治未病,是中医的预防思想,包括未病先防、既病防变和愈后防复三项基本原则。未病先防,是指采取各种预防措施,以防止疾病的发生。既病防变,即在疾病早期应及时治疗,防止病情发展。愈后防复,是指在疾病初愈时,防止因调养不当、过度劳累、用药不当等因素而复发。

2. 治则　亦称治疗原则,是对临床的具体立法、处方、用药等具有普遍的指导意义,在治疗疾病时必须遵循的基本原则。

治病求本,即辨析疾病的最根本原因并进行治疗,是辨证论治的基本原则。

扶正祛邪,是针对虚证和实证所制定的基本治疗原则。

调整阴阳,即补偏救弊以恢复阴阳的相对平衡,使之阴平阳秘。

三因制宜,即因人、因时、因地制宜,指治疗疾病要根据季节、地域及个人体质、性别年龄等不同而制定适宜的治疗方法。

（二）中医药物疗法

1. 中药的配伍与组方　方剂是在中医辨证立法的基础上,由不同药物组成;通过配伍,增强或改变其原有功效,调其偏胜,制其毒性,消除或减缓其对人体的不利因素,从而使各具特性的药物组合成为一个整体后发挥防治疾病的作用。

（1）组方原则:中医的组方原则是在辨证立法的基础上,根据病情需要,按照君、臣、佐、使,选择适宜药物配伍成方。君药,指针对主病或主证起主要治疗作用的药物,是方中不可或缺且药力居首的药物。臣药,指辅助君药加强治疗主病或主证作用的药物,或针对兼病或兼证起治疗作用的药物,其在方中之药力小于君药。佐药,指佐助药,即协助君、臣药以加强治疗作用,或直接治疗次要兼证的药物;或佐制药,即制约君、臣药的峻烈之性,或减轻、消除君、臣药毒性的药物;或反佐药,即根据某些病证之需,配伍少量与君药性味或作用相反而又能在治疗中起相成作用的药物。佐药在方中之药力小于臣药,一般用量较轻。使药,指引经药,即能引方中诸药以达病所的药物;或调和药,即具有调和诸药作用的药物。使药在方中之药力较小,用量亦轻。

方剂的组方原则,须因病、因人、因时、因地制宜,将原则性和灵活性相结合,使方药与病证相符合,师其法而不泥其方,从而实现治疗的"个体化"。

(2)配伍原则:中药配伍指按照病情的需要和中药的药性功用特点,有选择地将两种或两种以上的中药配合在一起应用。古人将配伍关系称为"七情",即单行、相须、相使、相畏、相杀、相恶、相反。单行,指单用一味中药来治疗某种病情单一的疾病。对于病情比较单纯的病证,往往选择一种针对性较强的中药即可达到治疗目的,如独参汤。相须,指两种性能功效类似的中药配合应用,可以增强原有药物的功效。相使,指在性能功效方面有某些共性,或性能功效虽不相同,但是治疗目的一致的中药配合应用,其中以一种中药为主,另一种中药为辅,两药合用,辅药可以提高主药的功效。相畏,指一种中药的毒性或副作用能被另一种中药降低或消除。相杀,指一种中药能够降低或消除另一种中药的毒性或副作用。相恶,指两药合用,一种中药能使另一种中药原有功效降低,甚至丧失。相反,指两种中药同用能产生或增强毒性或副作用。

通过中药配伍能够起到协同增效,或者减毒存效的作用。深入研究中医药配伍用药规律,能提高药效、扩大中药的临床适应证。同时,开展中药复方研究、解析其主体结构、掌握中医遣药组方规律也对中医药现代化具有重要的意义。

2. 中药剂型及用法 剂型,是根据药物的性质以及治病和处方要求制成的药剂。传统的中药剂型包括汤剂、丸剂、散剂、膏剂、丹剂、浸洗剂、熏剂、栓剂、药条、锭剂等。随着现代制药工业的发展,又研制出了注射剂、胶囊剂、颗粒剂、气雾剂、膜剂等剂型。

在临床最常用的剂型是汤剂,汤剂的制作对煎具、用水、火候、煮法都有一定的要求。为了最大程度发挥不同中药的特性,某些药物需要采用先煎、后下、包煎、另煎、烊化、泡服、冲服、煎汤代水等方式处理。针对不同病证及患者的不同状态,服药方法也非常灵活,时机、温度、用量、频次都要有说明,如解表药要偏热服,服后还须温覆盖好衣被,或进热粥,以助汗出;呕吐患者可以浓煎药汁,少量频服;安神药治疗失眠多梦时宜在睡前服用,等等。

(三)中医非药物疗法

1. 针灸疗法

(1)针刺疗法:针刺疗法是采用不同针具刺激体表穴位,运用各种方法激发经气以调整人体功能,达到防治疾病的常用方法。针刺疗法多样,如毫针、火针、电针、穴位注射、穴位埋线、头针、耳针等。

毫针是临床应用最为广泛的针具。根据中医基本理论和针灸治疗原则,施治时,可采用提插法、捻转法、循法、弹法、刮法、摇法等行针手法,使针刺部位获得经气感应,即"得气",以增强疗效。当针刺腧穴得气时,患者的针刺部位有酸胀、麻重等自觉反应,有时还出现热、凉、痒、痛、抽搐、蚁行等感觉,或呈现沿着一定方向和部位传导和扩散现象;医者的刺手亦能体会到针下沉紧、涩滞或针体颤动等反应。

火针是用特制的粗针以火烧红针尖后,迅速刺入穴位的方法,具有温经散寒、通经活络的作用。电针是通过针刺穴位和电刺激的综合效应施治于人体,再经由经络的传导作用达到治疗目的的一种方法,能代替人工长时间的手法操作,客观控制刺激量。穴位注射是选用中、西药注射液注入相应穴位,以发挥经穴和药物的综合效能。穴位埋线则是将羊肠线埋入穴位,从而产生持久刺激作用。

(2)灸法:灸法是运用艾绒或其他药物在体表穴位上烧灼、温熨,借灸火的热力以及药物的作用,通过经络的传导,以起到温通气血、扶正祛邪、防治疾病的一种治法。常见的灸法包括艾灸、药卷灸、温针灸、隔姜灸、灯火灸等。

艾灸指应用艾炷、艾条在穴位或病变部位上施灸。药卷灸,即在艾绒里掺进药末,用纸把艾绒裹起来制成药卷,点燃一端施灸。温针灸,是先根据病情选穴施针,得气后留针,后将艾绒裹于针柄上点燃,使热力通过针体传入机体。隔姜灸,即将艾炷置于姜片上反复施灸,一般至局部皮肤潮红为止。

(3) 拔罐疗法:拔罐疗法是以某种杯罐作为工具,借助热力或其他方法,排出罐内的空气,造成负压,使罐吸附于身体的一定部位,产生温热刺激并造成瘀血现象,从而达到治病目的的方法,具有温经通络、驱寒逐湿、行气活血、消肿止痛的作用。

(4) 放血疗法:放血疗法通过针刺放血发挥止痛、消肿、退热、解毒、镇静、止痒及化瘀消癥等作用。常用工具有三棱针、圆利针、粗短毫针。刺血部位根据病证不同而选用末梢刺血或静脉刺血,穴位如十宣、十二井、人中、曲泽、尺泽、委中、太阳等。

(5) 刮痧疗法:刮痧是以中医经络腧穴理论为指导,通过特制的刮痧器具和相应的手法,蘸取一定的介质,在体表进行反复刮动、摩擦,使皮肤局部出现红色粟粒状,或暗红色出血点等"出痧"变化,从而达到活血透痧的作用。因其简、便、廉、效的特点,临床应用广泛,适合医疗及家庭保健。还可配合针灸、拔罐、刺络放血等疗法使用,加强活血化瘀、祛邪排毒的效果。

针灸处方在分析病因病机、明确辨证立法的基础上,选择适当的腧穴和操作方法。处方是否得当,直接关系到治疗效果的优劣。因此,必须在中医基本理论和针灸治疗原则的指导下,根据各种刺灸法的特点和腧穴的特异性,严密组合,做到配穴精练,方法得当,以更好地发挥针灸的治疗作用。选穴原则是临证选取穴位应遵循的基本法则,包括近部选穴、远部选穴、辨证选穴和对症选穴。在选穴原则的指导下,针对疾病的病位、病因病机等,选取主治相同或相近、具有协同作用的腧穴加以配伍应用,相辅相成,有助于提高治疗效果。具体的配穴方法主要有按部配穴和按经配穴两大类。

2. 推拿疗法 推拿是医者根据病情需要,辨证运用各种不同手法施于患者体表,以达到治疗目的的物理疗法。推拿适应病证广泛,对内、儿、骨伤科更为适用,诸如风湿痹痛、胃痛、跌打损伤、咳喘、中风、落枕、小儿感冒、泄泻等。

手法是推拿治病的主要手段。手法的熟悉程度和辨证的准确度,对临床疗效有着重要影响。推拿手法甚多,各具特色,常用的主要有六类:摆动类(一指禅推法、滚法、揉法等)、摩擦类(摩法、擦法、推法等)、振动类(振法、抖法等)、挤压类(按法、点法、拿法等)、叩击类(叩法、击法、拍法等)、运动关节类(摇法、扳法、拔伸法等)。

3. 其他

(1) 气功疗法:气功疗法是一种具有良好防治疾病效果的医疗保健运动,是以自我运动、自我调节、自我控制为主的整体疗法,其锻炼方法是通过姿势(调身)、呼吸(调息)、意念(调心)之间的密切配合与运用,以增强体质、祛除病邪、恢复健康。

(2) 骨伤疗法:骨伤疗法是对骨关节及其周围软组织损伤的治疗,以动静结合、筋骨并重、内外兼治、医患合作为原则,针对骨折或脱位治疗,重视复位、固定与功能锻炼。

(3) 饮食疗法:饮食疗法是选择既可食用,又可防病治病的食物来防治疾病的方法。根据个体素质差异、生活习惯不同、感受病邪不同以及节气地域差异选择食疗方,合理调配饮食。

(4) 心理疗法:心理疗法是一种应用心理学的理论和技术,治疗情绪、精神障碍等疾病的方法,通过对患者进行科学的启发、教育和暗示,改变人的感觉、认识、情绪、性格、态度和行为,有助于疾病的治愈。治疗措施包括:以情胜性、说理开导、暗示解惑、移情易性、顺情从欲等。

第四节　问题与挑战

中医学的形成与发展,与古代朴素唯物主义哲学密不可分,我国古代医家认识人体和疾病偏重于对生命关系、功能及状态的描述,人文精神与具象思维贯穿于中医学理论与实践的始终。在自然哲学与"天人合一"的思想背景下,中医学以"体验"和"感悟"为主体的认知与研究一直传承至今。总的来说,中医学的理论与诊疗体系是在宏观视角下,以开放性思维实现生命与自然、生理与病理的辩证统一。

智能中医学要建立具有中医思维的计算机"大脑",需要对中医文献理论和诊疗信息进行系统整合,实现中医描述或术语的标准化、结构化与数字化。目前,存在的主要问题与挑战包括:诊疗思维的特殊性、四诊信息的欠规范性、中医辨证的复杂性以及诊疗实践的主观性。本节将针对以上问题逐一进行论述。

一、诊疗思维的特殊性

中医学的诊疗思维通常指的是中医临床认识疾病、诊断及治疗疾病的基本思路与原则。在"整体观"的基本理论指导下,中医学形成了辨病论治、辨证论治、审因论治及审机论治为主的四大临床诊疗思维体系,分别从认识疾病、辨识证候、分析病因与审查病机的角度明确诊断、确立治疗方案。

辨病论治是中医通过症状和临床表现认识疾病,在确定"病"的基础上给予治疗处方的诊疗模式。中医学对于"病"的认知早于对"证"的认知。《黄帝内经》中很多篇章以黄帝与岐伯对话形式完整地记载了疾病病名、诊断依据及治疗方案,如《素问·奇病论》记载以兰草汤治疗脾瘅病,再如《肘后备急方》记载青蒿治疗疟疾等,均体现了中医学的辨病论治思想。疾病-治法-方药的对应联系是中医临床诊疗思维中的关键环节。

辨证论治是针对疾病发展过程中某一阶段病理本质概括的证候,而确立治法、处方的诊疗思维模式。"证"反映的是病位、邪正盛衰关系等疾病的基本性质,辨证是决定治疗的前提和依据,论治是治疗的手段和方法,二者是中医临床诊疗疾病过程中紧密联系、不可分离的两部分,被誉为中医临床诊疗的精髓。

审因论治侧重于分析疾病的原因以对因治疗,明确"何以得之"是辨病、辨证的前提,是"以何治之"的立据所在。宋代陈无择提出外因、内伤、不内外因的"三因理论"是中医病因学的经典论著,集中体现了中医学定性分析的特点。对于现代医学病因明确的感染性疾病,如新型冠状病毒肺炎、亦有寒湿、湿毒等的中医认识,指导中医立法处方。

审机论治强调审察病机、剖析疾病本质是中医临床施治的关键。病机是中医学的原创理论,涵盖了病因、病位、病性及病势等多层次、多维度的临床概念。掌握了病机即是把握了疾病治疗的先机,审机论治是自《黄帝内经》至今临床医家们大力推崇建立的中医诊疗体系,以其执简驭繁、触类旁通的优势,能够更有效地指导中医临床实践。

以上所述概括了中医临床诊疗思维的基本特点,虽各有疾病、病因、证候和病机的侧重点,均体现了中医学整体观念、意象思维与定性分析的特殊性。这一特殊性正是最难以被数字化、智能化的问题,生硬地套入标准化的框架会导致中医诊疗思维的僵化,失去其灵活性与思辨性。故如何使中医学理论及诊疗思维在标准化、信息化的过程中保持其特点与优势是智能中医的巨大挑战。

二、四诊信息的欠规范性

四诊是中医诊疗过程中获取临床信息的重要方法,"望、闻、问、切"四诊所收集的临床症状与体征是中医辨病、辨证、审机的信息源,是决定诊疗准确性的前提与基础。

一直以来,四诊信息的采集都以临床医生自主的观察、询问与感触这一传统的方式进行,因而所获取的信息具有不可避免的开放性、主观性与模糊性的特点。

(一) 望诊

望诊,顾名思义,是医者对人体全身和局部可见征象进行观察与分析,涵盖了人的神、色、形、态等方面,中医尤以望舌象为诊疗的关键。望舌象主要包括望舌质和望舌苔。舌质包括舌神、舌色、舌形与舌态,舌苔又包括苔色和苔质。望舌象的本质是看到舌象所反映出的脏腑虚实与正邪盛衰,对进一步的辨证与审机至关重要。

颜色、形态、质地等舌象信息均为临床医生观察与感知的描述,难以详细地对其进行量化、标准化:①每一位中医医生根据自身临床经验,具有自已判断舌象的准绳,难以统一;②观察舌象的光线环境对望舌的结果影响较大,理想的状态是"在充足且柔和的自然光线下"观察舌象,然而从现代光学分析的角度考虑,光源的色温、显色指数等发生变化,舌象的色度学特征亦随之改变,增加了应用电子仪器采集舌象的难度;③舌象特征如何量化:临床信息标准化的前提是将舌色、质地等特征以具体的量化数值提取,进而以运算的形式展开分析,然而目前缺乏相应的界值与标杆,如淡红舌和红舌怎样去界定,并不存在公认的标准;④中医舌诊的标准化与临床脱节,中医诊疗的思维模式是通过舌象辨析人体气血、脏腑的虚实盛衰,而目前的舌诊分析更多地在色彩、色度学差异以及图像识别技术领域展开,对于辅助中医临床诊断意义有待进一步研究。

(二)闻诊

闻诊包括听声音、嗅气味两个方面。其中病变的声音包括异常的语言、呼吸、暗哑、咳嗽等多种不同类别。表1-3列出了中医闻诊中的部分异常语言,不难发现,完成信息化的采集尚存在以下几个问题:①谵语、郑声、独语等的描述均来自医生悉心的观察与临床经验的总结,电子检测仪器难以对不同类型的语言异常进行辨析;②异常语言多数情况下与精神、意识障碍伴随发生,故需结合患者的神志情况以明确属于哪一类型的语言异常,四诊信息辨析的网络关系是中医诊疗信息标准化的重要难点;③临床中出现特定的语言异常,如郑声,说明患者已进入疾病危重期,此时智能化设备的诊断与分析缺乏实际的临床意义。

表1-3 异常语言主病表

异常语言	表现	辨病
谵语	神志不清,语无伦次,声高有力	外感热病
郑声	神志不清,语言重复,时断时续,语声低弱模糊	多种疾病的晚期危重阶段
独语	自言自语,喃喃不休,见人语止,首尾不续	癫病、郁病
错语	神志清楚而语言时有错乱,说后自知言错	久病体虚或老年人
狂言	精神错乱,语无伦次,狂躁妄言	狂病、伤寒蓄血病
语謇	神志清楚,思维正常,但语言不流利,或吐字不清	中风之先兆或中风后遗症

中医闻诊的信息化与标准化方面的研究刚刚起步,智能语音识别与处理技术、嗅觉传感器技术、电子鼻技术等的创新发展将在这一领域大有作为。

(三) 问诊

问诊的内容包括询问患者的症状、一般情况、现病史、既往史、个人生活史、家族史等,现以询问女性患者的月经情况为例分析中医问诊标准化所存在的问题。

月经情况的问诊内容:①患者的一般情况;②主症:月经有何异常,包括月经的周期、经量、经色、经质及痛经等;③现病史:起病情况、病变过程、诊治经过、目前的症状等;④既往史;⑤个人生活史;⑥家族史。

智能化问诊系统需着重解决两个问题:①询问与回答的逻辑性:需要预设问题与答案(Q&A)的逻辑链或逻辑网络,如患者的主症是经行腹痛,则需对疼痛的性质、程度、持续时间、缓解和加剧情况等展开详细的问诊;Q&A 的逻辑网络需建立在大规模的临床诊疗实例基础上。②语言表达与语音识别:个人语言习惯与表达方式的差异极易造成问诊系统的理解与分析障碍,若问诊以对话形式开展,语音识别无疑成为了巨大的挑战。

(四) 脉诊

"在心易了,指下难明"概括了中医脉诊的难度之高与主观性之强。脉诊与临床医生的经验及其指下的灵敏度关系密切,不同医家对于同一脉象的诊断结果往往莫衷一是,实现脉象的智能化检测分析与信息化任重而道远。存在主要问题包括:①中医学界目前对于脉象的特性缺乏统一的认识及规范、一致的表述方法;②临床诊疗中脉象的特征难以进行标准化与量化;③目前研发的脉象测试仪器在性能、规格及测试方法上并未形成统一的标准,测试数据不能够达到规范化、结构化的要求。

因此,进一步丰富和完善脉象信息的检测方法,充分利用电子测量、人工智能等相关领域的新技术,有机地综合与集成多重传感系统,在脉象传感器技术上取得突破,以智能化的信息和数据处理方法,设计、研制出具有高时空分辨率的脉象检测、分析仪器,是中医脉诊智能化的新趋势。

综上所述,中医四诊信息在数据的纯净性、可重复性及稳定性方面仍存在诸多问题,目前仍难以实现具有临床意义的数字化,在一定程度上是制约智能中医发展的一大障碍。

三、中医辨证的复杂性

中医辨证经过两千多年的发展与传承,形成了八纲辨证、脏腑辨证、经络辨证、六经辨证、卫气营血辨证、三焦辨证、病因辨证等不同的体系与学派,但对于临床诊疗中辨证的详细分析与思维过程大多语焉不详。

辨证是临床症状与疾病本质间的重要纽带,四诊所获取的临床信息揭示病变的核心、指导治法处方,均需在辨识证候的过程中实现。这一看似规则化的过程却是一位中医医生经过十几年甚则几十年的临床诊疗,不断积累、分析、总结方能建立的思辨模式。中医辨证需要扎实的中医基础知识,四诊-证候-立法-处方逻辑思维的运用,以及临床中大量不确定性因素的分析和求解,都是对医生辨证施治能力的考验。辨证过程属于隐性思维,蕴含着临床医生难以具象化的模糊、定性的思考,集中体现了中医辨证的复杂性。

中医学中因流派、认知规则的不同,形成了不同的疾病和证候分类体系,较强的主观性使得同一临床案例可能存在不一致的辨证论治思路,概括地说,中医辨证缺乏且难以形成客观指标和统一标准,难以实现临床复现,这是中医辨证复杂性的另一个重要方面。

前文论述了中医四诊信息的不稳定性,同样是导致中医辨证复杂性的关键因素。四诊是辨证的基础信息源,信息不统一、信息认知的个体差异以及临床资料不能够得到认可和共享,从根源上便决定了辨证的差异性与复杂性。

中医辨证的复杂性与辨证方法的多样性、辨证的主观性以及四诊信息的不统一性等因素密切相关。中医诊疗与辨证的开放性易使固定的临床问题延展出无序的变数,加剧数据复杂化,同样增加了中医诊疗信息标准化的难度。

四、诊疗实践的主观性

中医学是积累、实践与传承的经验医学,与现代医学相比,中医学是通过对实践经验的不断积累与实践教训的反思和总结而形成的独特理论体系。这一实践经验积累的过程即带有强烈的主观色彩及鲜明的个体化特征。不同时代的医家在自身的临床实践中形成了具有明确个人标签的临床经验与隐性医学知识,这样的经验与隐性知识或许尚不能够成为中医学教科书的有力素材,但是对于指导临床实践具有一定的意义,而其难以系统阐述的特性,使得中医在标准化过程中受到诸多限制。

中医药学的诊治理念为"辨证论治",即通过对患者所呈现出来的各种症状并结合舌象、脉象进行归纳,总结出能够解释全部症状和舌脉的"证"。而在此过程中,中医师多利用肉眼观察患者身体各处变化完成望诊,依靠辨别声音和气味收集疾病资料完成闻诊,通过询问患者的自觉症状、既往病史、生活习惯等完成问诊,借助指目感知切按患者某些部位完成切诊。不同的中医师根据各自的经验,结合患者在发病过程中所处的节气、地域以及患者的体质、生活方式等方面,给出不同的辨证,这就使不同患者诊断得到的"证"具有高度特异性,存在猜测与推断的可能。而中医师的整个思考过程也就是中医隐性知识在诊断过程中的体现。然而,相对不客观的辨证分型使证候的命名及描述带有很强的主观性和随意性,得出的结果不能反映中医诊病的普遍思路。

在治疗过程中,基于所辨之证形成相应的治则,可分别应用方药、针、灸、拔罐等不同方法治疗,每种治疗方法的选择也是建立在中医师个人知识结构、经验和阅历基础上。用药方面,从中医师的方剂配伍、药物君臣佐使的应用中可以发现:辨证相似但用药各异,不同方中虽需应用相同功效药物,但具体选取的中药种类不同,甚或同种药物但应用剂量不同,都可能使治疗效果产生很大的变化。药剂及中成药目前没有权威的标准,导致中医药药剂用量的标准化有较大难度,与现代信息化接轨较难。而在其他如针刺等操作治疗中,穴位的选取、行针的手法等也均可对治疗效果产生较大影响。而以上这些治疗方法,通过一代代中医师对各自经验的总结和口传心授的教导,积累了数量庞大的个体化经验。名老中医辨证施治、遣方用药准确灵活,其诊疗经验是中医理论、前人经验与当今临床实践的高度结合,是长期临床实践的积累,是中医学术创新发展的源泉。这些"只可意会,难于言传"的方法和经验,也导致中医诊疗信息难以客观化和标准化。

实现中医诊疗过程的智能化,研究者需初步理解天地人一体观,将诊疗信息客观化并构建可视化模型。在人体生病后,中医学对不同类别的疾病建立了不同的状态描述体系,既有不同的知识模型,还有对应的各种纠偏机制和方法等智慧模型。这些学习过程,对人类思维来说也不是一个简单的任务,因此临床上不同的中医师诊疗水平差异很大。

人工智能时代的来临,可以帮助医生更好地将"望、闻、问、切"相关指标数字化,解决传统中医诊断过分依赖医师目测、言语描述及主观经验等相关问题,形成更加科学有效的评价体系,解除患者病痛,顺应中医诊断的标准化、国际化趋势,推动建立有中医特色的循证医学体系。计算机是数学理论应用与发展的产物,而严谨、准确是数学的基本原则,对于关键信息力求客观、精准,如对于病例记载要准确无误,对于药物剂量的选择要精准,对于相关症状的描述要全面等,否则中医药信息标准化无疑是纸上谈兵。中医药信息标准化及智能化的挑战与机遇并存,如能够充分发挥大数据、云计算、人工智能等关键技术的应用,对促进中医药传承创新发展意义重大。

## 第二章

人工智能基础

第一节　人工智能概述

本节旨在对人工智能(artificial intelligence,AI)的基本情况进行概述,尽可能为非人工智能专业背景的读者勾勒一个相对完整的人工智能概貌。本节将依次介绍人工智能的基本概念、发展历程和人工智能的研究与应用框架。

一、人工智能的基本概念

"人工智能之父"约翰·麦卡锡(John McCarthy)指出:"人工智能就是制造智能的机器,更特指制作人工智能的程序。"中国《人工智能标准化白皮书》将人工智能定义为:人工智能是利用数字计算机或者数字计算机控制的机器模拟、延伸和扩展人的智能,感知环境、获取知识并使用知识获得最佳结果的理论、方法、技术及应用系统。人工智能的研究领域涵盖但不限于计算机视觉、自然语言处理、语音识别、网络安全和机器人等,涉及计算机科学、认知科学、神经生理学等多个学科,是一门极具挑战性的交叉学科。

人工智能不是指人类的智能,而是指能像人类一样思考、创造并最终超越人类的智能,其通过研究人类智能活动的规律、设计先进的智能算法,使得计算机程序能够具有人类的基本思想和行为,从而辅助或替代人类解决一些"复杂"的问题。谭铁牛院士在中国科学院第十九次院士大会的主题报告《人工智能：天使还是魔鬼》中指出："人工智能的目标是探寻智能本质，研制出具有类人智能的智能机器，研究内容包含能够模拟、延伸和扩展人类智能的理论、方法、技术及应用系统"。通俗地讲，人工智能通过图像处理、语音识别、自然语言处理、导航机器人等技术实现能"看"会"说"、能"行动"会"学习"、能"推理"会"思考"等能力。

人们通过在生产、生活中引入人工智能技术，显著提高了工作效率，减少了工作量，提升了社会的智能性，但社会的智能化程度受制于人工智能技术的发展水平。人工智能技术的发展水平主要包含弱人工智能、强人工智能和超人工智能三个发展阶段。

（一）弱人工智能

弱人工智能指仅擅长处理单方面任务的人工智能技术，大都是在数据的驱动下产生模型，其所具备的智能程度远远不如人脑思维。弱人工智能仍然属于"工具"的范畴，是拓展人工智能技术从"量变"产生"质变"的必要阶段。弱人工智能阶段产生了众多的智能应用，例如：计算机通过文字识别技术代替人工进行传统票据识别、使用自然语言处理技术自动化分析网络中的虚假新闻信息、利用推荐算法向顾客推销潜在需要的商品等。该类弱人工智能应用普遍存在可移植性差、任务深度不够等问题，在很多领域仍无法达到人类的基本水平，例如：弱人工智能阶段的典型代表AlphaGo，尽管其可战胜围棋世界冠军，但其所涉及的模型仅限于围棋领域，无法平行移植至其他领域；国内清华大学开发的作诗机器人"九歌"，可根据任意词语、任意格式的约束条件进行诗歌创作，初看其生成的作品具备可观赏性，但缺乏诗歌最核心的"灵魂"——思想。

（二）强人工智能

强人工智能又称为通用人工智能，属于人类级别的人工智能，其智能与人类相当。强人工智能需要具备自主学习、认知、规划、解决问题的分解与推理、沟通、决策等能力。目前，强人工智能通常出现在科幻作品中，如《人工智能》中的小男孩大卫、《机械姬》中的艾娃等。谷歌的首席未来科学家雷蒙德·库兹韦尔（Ray Kurzweil）认为："人工智能如果能以幂律式的加速度发展，2045 年强人工智能终会出现"。

（三）超人工智能

超人工智能被哲学家、牛津大学人类未来研究院院长尼克·波斯特洛姆（Nick Bostrom）定义为"在几乎所有领域都大大超过人类认知表现的任何智力"，其包括但不限于认知积累、科学创新和社交技能等。超人工智能可对自身进行重编程和改进，具备"递归自我改进功能"，且不再有人类作为生物所具有的生理限制。

二、人工智能的发展历程

本节首先通过代表性事件介绍人工智能发展过程中经历的"三起两落"，帮助读者加深对人工智能发展历程的了解；然后通过分析当前世界主要国家的人工智能发展战略，着重介绍新一代人工智能的特点，为智能中医学相关应用的研发提供参考。

（一）人工智能的"三起两落"

人工智能从 1956 年诞生至今已有六十余年，通过科学家们长期的积极探索，在漫长的发展历史中起起伏伏，经历了"三起两落"，不断突破。人工智能的发展历史可以分成三个阶段。

1. **"一起一落"** 1956 年被称为人工智能的元年，人工智能的概念在达特茅斯会议中首次被提出，自此人工智能开始了它的第一次浪潮。在此期间，逻辑运算、演绎推理、三段论以及 Prolog 逻辑编程语言成为时代代表性的方式与方法。然而好景不长，1973 年英国科学研究委员会发布了《莱特希尔报告》，报告指出人工智能领域的所有部分都没有获得具有重大影响潜力的发现，这一报告再加上当时人工智能的发展瓶颈，导致反面言论四起，最终使人们对人工智能失去了信心；同时，随着 1974 年英国和美国取消了对人工智能研发经费的投入，人工智能遭遇了发展历史上的第一次低谷。

2. **"二起二落"** 1979 年，日本政府提出了第五代计算机项目，目的是改进计算机的设计思想,达到既降低计算机硬件成本,又使计算机具有"人工智能"的能力。该项目经过为期两年的可行性验证后,于1981年公布,并在西方国家中产生了强烈反响,英美等国也开始采取措施,向人工智能领域投入了大量资金,人工智能的第二次浪潮袭来。这一时期开始尝试大规模逻辑推理,并把逻辑推理上升到知识工程层面。一些领域的专家开始设计建立简单的专家系统,即通过人工神经元网络建立的规则进行推理,并在一些领域进行了成功部署与实践。但是,由于自然界事物往往具有高度复杂性,很难被有限且清晰的规则准确描述并搭建出理想的模型,人工智能在历经十年的发展后迎来了第二次寒冬。

3. "第三次兴起"　21世纪以来,随着计算机硬件计算能力的突破和互联网大数据的快速发展,人工智能迎来了第三次发展高潮。学术圈和人工智能行业开始利用强大的计算能力和计算资源,通过训练大量的数据构建人工智能模型解决实际问题。2009年,斯坦福大学教授李飞飞发布了具有上千万张图像且包含图像标记类别等信息的ImageNet图像数据集,通过数据重新定义了对人工智能模型的思考方式,引起了业界的极大关注,推动了人工智能的算法演变和相关技术发展,凸显了"数据是人工智能基础"的重要性。

(二) 新一代人工智能

人工智能的发展在历经几荣几衰后,以深度学习为代表的新一代人工智能正在深刻影响一个国家的国际竞争力和国际产业竞争格局。当前,世界主要发达国家纷纷将人工智能作为国家战略,力争抢占新一轮科技革命的制高点。2018年,习近平总书记在主持中共中央政治局第九次集体学习时强调:"人工智能是新一轮科技革命和产业变革的重要驱动力量,加快发展新一代人工智能是事关我国能否抓住新一轮科技革命和产业变革机遇的战略问题。"

在新一代人工智能技术的助力下,AlphaGo成功击败了围棋世界冠军李世石、AlphaFold解决了困扰生物学家50年的巨大难题——"蛋白质折叠问题",这些重大突破也标示着人工智能作为新一轮科技革命和产业变革的核心驱动力,将释放巨大的潜能,重构社会经济生活中的各个环节,改变人类的生产生活方式和思维模式,实现社会生产力的整体提升。美国、欧盟(德国为主)、日本、韩国、印度、中国等多个国家和地区相继将新一代人工智能作为提升国家竞争力、维护国家安全的重大战略(表 2-1),围绕人工智能相关技术、标准等方面强化部署,力图在新一轮科技竞争中占据主导地位。

表 2-1 人工智能成为全球主要国家重大发展战略

国家	代表性文件	发布时间
美国	《为人工智能的未来做好准备》《国家人工智能研究与发展战略计划》《人工智能、自动化与经济报告》	2016 年
	《2019 年白宫人工智能峰会总结报告》	2018 年
	《2018 年国防部人工智能战略摘要——利用人工智能促进安全与繁荣》《维护美国在人工智能时代的领导地位》《国家人工智能研究和发展战略计划》《美国人工智能时代:行动蓝图》	2019 年
	《美国人工智能倡议首年年度报告》	2020 年
欧盟(德国为主)	《2014—2020 欧洲机器人技术战略》《地平线 2020 战略——机器人多年发展战略图》	2014 年
	《对欧盟机器人民事法律规则委员会的建议草案》《欧盟机器人民事法律规则》	2016 年
	《欧盟人工智能》《人工智能合作宣言》	2018 年
	《建立以人为本的可信人工智能》《人工智能道德准则》《AI 网络安全政策发展框架》	2019 年
	《走向卓越与信任——欧盟人工智能监管新路径》	2020 年
	《思想·创新·增长——德国高技术战略 2020》	2010 年
	《将"工业 4.0"作为战略中心》	2011 年
	《保障德国制造业的未来:德国工业 4.0 战略实施建议》	2013 年
	《新高科技战略》	2014 年
	《联邦政府人工智能战略要点》	2018 年

续表

国家	代表性文件	发布时间
日本	《日本再兴战略》	2013 年
	《机器人新战略》	2015 年
	《科学技术创新综合战略 2016》《日本下一代人工智能促进战略》	2016 年
	《人工智能技术战略》	2017 年
	《集成创新战略》《第 2 期战略性创新推进计划（SIP）》	2018 年
	《人工智能战略》	2019 年
韩国	人工智能"BRAIN"计划	2016 年
	《人工智能国家战略》	2019 年
印度	《人工智能国家战略》	2018 年
中国	《中国制造 2025》《国务院关于积极推进"互联网+"行动的指导意见》	2015 年
	人工智能被写入《中华人民共和国国民经济和社会发展第十三个五年规划纲要》《机器人产业发展规划（2016—2020年）》《"互联网+"人工智能三年行动实施方案》《"十三五"国家科技创新规划》《智能硬件产业创新发展专项行动（2016—2018 年）》	2016 年
	《"十三五"国家战略性新兴产业发展规划》、国务院印发《新一代人工智能发展规划》、人工智能被写入十九大报告、工信部发布《促进新一代人工智能产业发展三年行动计划（2018—2020 年）》	2017 年
	科技部发布《国家新一代人工智能创新发展试验区建设工作指引》	2019 年

　　新一代人工智能作为引领新一轮科技革命和产业变革的战略性技术，将在经济发展、社会进步、国际竞争格局等方面产生重大而深远的影响。新一代人工智能"呈现出深度学习、跨界融合、人机协同、群智开放、自主操控"等新特征，发展的重点是"大数据驱动知识学习、跨媒体协同处理、人机协同增强智能、群体集成智能、自主智能系统"，它具有以下五方面重要特点：①从人工知识表达到大数据驱动的知识学习技术；②从分类型处理

的多媒体数据转向跨媒体的认知、学习、推理；③从追求智能机器到高水平的人机、脑机相互协同、融合；④从聚焦个体智能到基于互联网和大数据的群体智能，把很多人的智能集聚融合起来变成群体智能；⑤从拟人化的机器人转向更加广阔的智能自主系统，比如智能工厂、智能无人机系统等。

尽管新一代人工智能的发展时间较短，但其在信息感知、信息处理、信息理解等方面已经有了十分优异的表现。

在信息感知方面，人工智能取得了较多突破。例如，基于摄像头、话筒等视频、音频传感器接收到的图像、声音等信息，人工智能技术通过神经网络加工处理，可以实现对周围环境的快速感知。目前，感知智能方面的技术比较成熟，已经广泛应用到自动驾驶、人脸识别、语音识别等领域中。

在信息处理方面，新一代人工智能可以实现比人更快速、准确地推理。以机器翻译为例，通过深度学习算法训练大规模语料获得语言翻译模型，可以实现多种语言之间的快速准确互译、基本满足实际应用需求。

在信息理解方面，新一代人工智能可以将获得的信息转化为知识，并将知识合理地进行应用。以广告推荐为例，新一代人工智能可以根据用户历史的购买信息和点击量，推断出用户的兴趣与需求，进而预测未来需求，并将潜在购买的产品推荐给顾客，以提高商家销售量。

新一代人工智能重视人工智能技术的应用，旨在以应用驱动技术的发展。我国新一代人工智能提出了"AI+"专项行动，即通过人工智能赋能产业，实现产业领域的智能化。以"AI+医学诊断"为例，以疾病为切入点，对RGB图像、CT扫描、ECG信号、乳腺造影和病理切片等众多数据源进行智能分析，可输出诊断所需的关键信息，包括但不限于病灶、面积、异常点等信息，加快多种疾病的诊断速度，提升诊断水平。以2018年美国食品药品管理局（FDA）批准的糖尿病视网膜病变智能辅助诊疗设备为例，该产品基于提出的糖尿病视网膜病变检测算法对视网膜图像进行分析，可以快速判定病变情况并给出诊疗建议，其灵敏度和特异性分别为87%和90%，达到了一流医生的诊疗水平。

"AI+"专项行动的成功实施需要方法论的指导。其实，我国著名科学家钱学森在20世纪八九十年代,就对人工智能的方向以及各个阶段人工智能的特点进行了预测,并提出了在人工智能技术不够成熟的情况下,通过"定性定量相结合的综合集成法"可实现技术与场景的结合。"定性定量相结合的综合集成法"的核心思想是通过有效的模式,将人与计算机的高性能、人工智能技术充分结合,实现大成智慧,突破西方解决问题还原论的局限性。该方法论经过戴汝为、于景元等科学家的发展,逐步演进到"人机结合,从定性到定量的综合集成研讨厅体系",解决诸如人体、军事、社会、经济等复杂巨系统问题。

三、人工智能的研究框架与应用

近年来,在深度学习和大数据的驱动下,人工智能领域蓬勃发展。与其他领域不同,人工智能领域中的学术界与工业界之间并没有明显区分,学术界的研究人员会深入企业进行技术转化,企业界的研发人员也会致力于科学问题展开研究。因此,人工智能的研究与应用不是独立的,其框架如图2-1所示。概括地说,人工智能领域包括"三个层次、一个方面",其中,"三个层次"包含人工智能领域研究与应用的主要方向,自下向上分别是基础层、技术层和应用层;"一个方面"贯彻人工智能研究与应用的每个子方向,包含法律法规、伦理、安全和标准等。

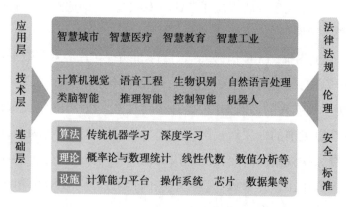

图2-1 人工智能研究与应用框架

（一）研究框架

1. 基础层　人工智能技术的发展需要基础设施、理论及算法等基础的支撑。基础设施包含计算能力平台、操作系统、芯片、数据集等；理论基础包含概率论与数理统计、线性代数、数值分析、微积分、离散数学等；算法基础包含传统机器学习与深度学习。特别地，深度学习对数据集有更高的要求，构建大规模、高质量的数据集是当前推动基于深度学习的人工智能技术发展的关键；同时，人工智能技术在应用中对效率提出了更高要求，因此，研究深度学习 AI 芯片是实现人工智能技术大规模应用的重要推手。下面对数据集与 AI 芯片的基本情况进行简要介绍。

（1）数据集：前文提到在 2006 年深度学习的兴起，使得人工智能技术享受到了大数据的红利，感知智能取得了长足进步。构建大规模高质量的数据集是感知智能发展的重要基石。获取面向文本、图像、视频、语音等方面的数据集，涉及数据采集、标注和分析方面的工作。

在数据采集方面，面向特定领域及应用需求，采集数据的策略有：①并购数据，例如谷歌的知识图谱并购了 freebase 的数据；②产业数据协同，一些企业通过与业务产业链的上下游公司建立合作，获取数据资源；③自筹数据，通过投入大量的资金、人力进行数据采集，例如一些科研机构研究团队招募志愿者，给予志愿者一定的回报，采集志愿者的语音、虹膜、脸部表情等数据；④创意产品撬动数据，通过具有一定娱乐性质的免费应用，获取用户在使用过程中产生的数据；⑤开源测试环境或平台换取数据；⑥通过大赛机制完善数据或利用虚拟环境产生数据。

在数据标注方面，众包模式是基本的标注手段，与传统的纯人工标注不同，目前众包平台中通常采用人机结合的方式，即以人工智能技术算法运行标注的数据为基础，再分配给平台中的数据标注员，进行确认、再标注等环节。

在数据分析方面，目前不仅是传统的数据统计性分析，还拓展至基准测试工作，例如谷歌、百度、斯坦福等联合推出的 MLperf。

（2）AI 芯片：AI 芯片是指专门处理人工智能计算任务的模块，一般有两种发展路径,一种是延续传统冯·诺依曼计算架构、加速硬件计算能力,主要以 GPU、FPGA 和 ASIC 三类芯片为代表;另一种是颠覆经典的冯·诺依曼计算架构、采用类脑神经结构提升计算能力,例如 IBM 的 TrueNorth 芯片、清华大学的"天机芯"等。

基于冯·诺依曼框架的芯片是目前主流的芯片类型,例如:计算机系统的中央处理器(central processing unit,简称 CPU)、图形处理器(graphics processing unit,GPU),以及被称为全球首个深度学习处理器芯片的"寒武纪"等。

冯·诺依曼框架的瓶颈在于数据与计算分离,这使得深度神经网络中的神经元计算的效率低下,阻碍了基于深度学习的人工智能技术的应用与发展。因此,对非冯·诺依曼计算架构的研究成为了热点,其中以模仿人类大脑结构探索 AI 芯片设计是科学家们寻求突破的方向。在 DARPA 研究项目 SyNapse 的支持下,IBM 成功研发了一款脉冲神经网络芯片 TrueNorth,该芯片基于人脑神经形态混合信号,将内存、计算和通信集成在一起,突破了固有限制系统性能的瓶颈。清华大学打造的"天机芯",是世界上首款面向人工通用智能的异构融合类脑计算芯片,可兼容包括神经模态脉冲神经网络、卷积神经网络和循环神经网络在内的多种神经网络同时运行的框架,可以适应于机器学习算法和受大脑原理启发的神经计算模型和多种编码方案。

2. 技术层　技术层是人工智能领域研究与应用的核心,其以模拟人的智能相关特征为出发点,构建技术路径。主要包含面向感知智能的计算机视觉、语音工程和生物识别等,以及面向认知智能的自然语言处理、类脑智能和推理智能等。得益于深度学习的快速发展,当前人工智能技术的主流研究与应用主要基于深度学习,整合深度学习算法的开源框架成为技术层的基石。

主流的开源框架有 TensorFlow、Keras、Caffe、Torch、Pytorch、Mxnet、Theano、PaddlePaddle、Cognitive Toolkit 等,其包含了常用的及前沿学术论文中的机器学习算法和神经网络模型。深度学习编程框架的开源具有重要意义：

（1）对科研工作者而言，开源框架可以降低算法的入门门槛、减少基础层的重复工作。主流的开源框架有自己的社区，形成了良好的生态，遇到难题可以在平台中进行有效的交流沟通。

（2）对应用人工智能技术的企业而言，可以增强团队的协作开发能力、缩短算法应用过程中的开发时间和周期、为算法的落地提供解决方案和必要的支持。对于掌握核心数据的企业而言，能够加快数据的价值转化速度。

（3）对于开源框架的维护企业而言，可建立品牌形象，作为行业规则的制定者具有服务、理念等导入优势。构建的生态圈，可获取最新的算法讯息，捕捉并吸纳合适的人才。同时基于自身的框架，可推广云服务、云计算、TPU 等基础层的产品。

通俗地讲，开源框架将人工智能算法的应用降维为类似积木模型的搭建，开源框架本身等价于积木，组装方式及数据集影响算法应用的效果。开源框架本身虽不能创造科研成果，但可以降低科研创新的时间成本。以 TensorFlow 为例，在模型方面，其首先主要由谷歌公司的研发人员、科研工作者、研究生群体通过复现他人文献中的模型或提交自己创新的模型；对于用户反馈的 bug 问题，由专人根据轻重缓急排序列入"欢迎贡献"，等待社区用户的修复，无人问津的问题将分配给谷歌公司的工程师修复。

3. 应用层　应用层是指面向特定应用场景需求，集成一类或多类人工智能基础应用技术，形成软硬件产品或解决方案，包括人工智能赋能行业的解决方案（"AI+"）和热门产品（如智能机器人、智能汽车、智能家居、可穿戴设备等）。

近年来，我国新一代人工智能专项工作"AI+"的部署使得多个领域得到了大力发展。在 2019 年的政府工作报告中，第一次指出要打造"AI+"工业互联网平台，拓展"AI+"，为制造业转型升级赋能。由于人工智能技术目前仍处于弱人工智能阶段，因此，"AI+"是以"人机结合"的方式解决问题，即将人与机器视作群体，通过群体合作跨越时间和空间、相互协作完成工作，让机器利用专业化智能做比人类更擅长的事，而人也能利用通用智能做机器目前还无法完成的工作。

"AI+"领域研发的产品通常是"智能辅助"系统,究其原因,一方面因为人是决策的责任方,另一方面因为人工智能仍是单一的智能体,而问题本身大多不是孤立的。虽然"AI+"逐步涉及医疗、金融、教育、零售、物流、政务、安防等诸多垂直领域,但仍致力于领域中的某一个具体问题或一个子方向实现一定程度的智能化提升。

此外,在大力发展人工智能应用的同时,还需要关注其可能带来的法律、伦理和安全等问题,在我国国务院印发的《新一代人工智能发展规划》中也提出要建立人工智能法律法规、伦理规范和政策体系,形成人工智能安全评估和管控能力。

目前,人工智能领域在法律、伦理和安全等方面遇到的问题包括用户数据泄露与隐私侵犯、数据和算法中的歧视与偏见、人工智能的风险与安全问题、自动驾驶等智能应用存在的道德和法律风险、人工智能发展造成的人群分化区隔、人工智能可能造成的失业风险和收入分配差异扩大等,可以从以下三个方面尝试为人工智能建立合理的约束机制,引导人工智能技术健康发展。

(1)数据采集的合理性:在保障用户数据安全的前提下,警惕包含性别歧视、种族主义等有违道德伦理的数据对智能模型的影响。

(2)模型框架的合理性:人工智能的算法框架应服从法律规范和人的道德情感规则的约束。

(3)建立监管机制:制定人工智能产业研发人员、智能应用产品需要遵守的伦理工作标准,由专业机构对投入使用的人工智能应用产品进行审核和问题评估等工作。

(二)人工智能在医学中的典型应用

近年来,随着新一代人工智能技术的快速发展以及与医学的迅速融合,人工智能在医疗领域展现出了巨大的应用潜力,并催生出了一系列新的产品和诊疗模式,其中人工智能技术在医疗影像领域中的表现尤为突出。影像数据占据了现代医疗数据的90%以上,相较于其他类型的医疗数据,其具有易获取性和易处理性等特点,使得 AI 医学影像识别成为医疗领域最为广泛的应用场景,并迅速商业化。中国《人工智能医疗白皮书》指出"AI 医学影像已成为中国人工智能医疗最成熟的领域",目前国内 AI 医学影像应用主要集中在胸部、头部、盆腔、四肢关节等部位。

AI 医学影像诊断主要基于图像识别技术和深度学习技术,图像识别技术用于提取医学影像中的有用信息,深度学习技术用于对大量数据和权威诊断结果进行训练、获得人工智能模型,最终通过影像诊断推理得到人工智能诊疗结果。医学影像根据成像原理不同可分为光学成像、CT(computed tomography,即计算机断层扫描)成像、MRI(magnetic resonance imaging,即磁共振成像)重建和超声波成像等,下面分别介绍不同成像原理下的 AI 医学影像应用情况。

1. 基于光学成像原理的典型应用　2016 年,谷歌公司研发了一种用于自动检测视网膜眼底图像中糖尿病性视网膜病变和糖尿病性黄斑水肿的深度学习算法,该算法通过对 128 175 张视网膜眼底图像训练生成 CNN(convolutional neural network,即卷积神经网络)模型,实现对眼底图片进行分类,CNN 模型在 Eye PACS-1 和 Messidor-2 两个公开数据集上进行测试,获得了 96% 以上的分类准确精度。该研究成果为美国 FDA 审评糖尿病性视网膜病变 AI 诊断设备提供了重要参考依据。

2. 基于 CT 成像原理的典型应用　在新型冠状病毒肺炎(以下简称"新冠肺炎")疫情中,基于 AI 医学影像的新冠肺炎病灶定量分析与疗效评价方法,极大地提升了诊断效率和诊断质量,成为抗击疫情的重要力量。随着疫情的快速蔓延,各地医院胸部 CT 量暴涨,处于极度紧张饱和的工作状态。然而,由于部分患者症状较轻,肺部影像并不典型,诊断难度进一步增加。

为保证对新冠肺炎的精准诊断,人工智能医疗公司、科研院所、高校等分别研究推出了新冠肺炎人工智能辅助诊断系统。根据阿里巴巴达摩院透露的信息,人工智能算法可在 20 秒内对新冠肺炎疑似案例 CT 影像做出判断,并且拥有 96% 的准确率。

3. 基于 MRI 重建原理的典型应用 磁共振技术不受骨伪影影响，可在任意截面成像，其作为一种重要的临床检测技术对疾病诊断具有重大作用。然而，其信息量大、成像速度慢等劣势，影响了疾病诊断的实时性。

2017 年，Schlemper 等人提出了一种对 CNN 进行级联的深度网络，并用于学习重建二维多帧动态心脏 MRI。实验结果表明，每个完整的动态序列都可以在 10 秒内完成重建，每帧图像可以在 23 毫秒内完成重建。该方法显著提升了图像的动态重建速度，实现了 MRI 的实时应用。

4. 基于超声波成像原理的典型应用 甲状腺超声波常用于诊断甲状腺癌。2019 年，Li 等人利用深度 CNN 模型，通过分析临床超声波的声像成像数据，实现了基于超声影像的甲状腺癌诊断，并提高了甲状腺癌的诊断准确性。该团队利用来自天津肿瘤医院甲状腺成像数据库的 131 731 幅甲状腺癌的超声影像和 180 668 幅甲状腺正常的超声影像进行模型训练，并将获得的模型在多家实体医院进行测试。测试结果显示，该模型的诊断性能与经验丰富的影像医师相比，灵敏度基本相同，但特异性更好。

尽管 AI 医学影像分析应用前景广阔，但也存在一些有待解决的问题。首先，人工智能技术存在可解释性不足的弱点，绝大多数应用都将其作为一个"黑盒"使用，虽然算法能够给出正确的预测结果，但得到结果的原因仍然无法解释，医学诠释不仅需要知其然，更需要知其所以然，这成为限制智能医学发展应用的一大瓶颈。其次，使用深度学习等方法训练神经网络通常需要大规模的标注数据，但在实际应用场景中，数据优劣比算法本身更重要的情况屡见不鲜，需要大量精细标注的数据才能训练出效果好的模型。然而，医学是一个比较特殊的领域，部分疾病的数据并不容易获得，数据标注难度大，需要花费大量的人力物力。此外，不同医生的判断标准不一，数据标注的结果存在一定主观性，在一定程度上影响建模效果；不同医院之间成像设备和数据处理规范也存在差异，导致数据质量不一，这些都会导致使用某些数据训练好的模型泛化效果差、降低了模型的整体性能。因此，如何廉价获取大量高质量的标注数据，或在仅有少量数据的情况下构建高质量的分析模型，是未来 AI 医学影像分析需要重点解决的问题。

第二节　传统机器学习

机器学习是"模拟、延伸和拓展人的智能"的一条路径,是一种实现人工智能的重要方法。简单而言,机器学习就是让机器从过去的经历或者已知的知识中学习到某种经验,并对未来进行预测。近年来,机器学习蓬勃发展,在语音识别、计算机视觉、自然语言处理等多个领域取得了突破性进展,极大推动了社会发展和科技进步。按照人工智能的发展阶段,机器学习可分为传统机器学习和深度学习,传统机器学习将在本节进行介绍,深度学习将在下一节中介绍。

传统机器学习可分为线性方法和非线性方法,线性方法能够解决数据量较小、学习任务单一、数据维度不高、数据线性可分等类型的问题;但是当数据量较大、学习任务相对复杂、数据维度较高时,则需要使用非线性方法。本节将首先介绍线性方法和非线性方法,然后介绍实现传统机器学习方法的常用开源资源,以帮助读者快速掌握机器学习的工程实践能力。

一、线性方法

本小节将介绍线性回归、对数几率回归和线性判别三种主要的线性方法。

(一)线性回归

线性回归利用数理统计中的回归分析方法,定量确定自变量与因变量之间的相互依赖关系。在给定输入 x_i 及数据标签 y_i 时,线性回归试图学得一个线性模型以尽可能准确地预测输入值对应的输出结果。考虑输入只包含一个属性的简单情形,线性回归的目标是构造如下预测模型:

$$f(x_i) = wx_i + b$$

其中,w 和 b 为模型参数,模型的学习目标是使预测结果 $f(x_i)$ 尽可能地接近真实数据标签 y_i。线性回归的学习过程即确定 w 和 b 参数取值的过程,均方误差是回归任务中最常用的误差度量方法,因此,参数 w 和 b 的

求解过程可形式化为:

$$(w^*, b^*) = arg\min_{(w,b)}\sum_{i=1}^{m}(f(x_i) - y_i)^2$$

$$= arg\min_{(w,b)}\sum_{i=1}^{m}(wx_i + b - y_i)^2$$

求解 w 和 b 使 $E_{(w,b)} = \sum_{i=1}^{m}(wx_i + b - y_i)^2$ 最小化的过程,称为线性回归模型的最小二乘"参数估计",可将 $E_{(w,b)}$ 分别对 w 和 b 求导,得到:

$$\frac{\partial E_{(w,b)}}{\partial w} = 2\left(w\sum_{i=1}^{m}x_i^2 - \sum_{i=1}^{m}(y_i - b)x_i\right)$$

$$\frac{\partial E_{(w,b)}}{\partial b} = 2\left(mb - \sum_{i=1}^{m}(y_i - wx_i)\right)$$

令上述两式均为零,即可得到 w 和 b 的最优闭式解:

$$w = \frac{\sum_{i=1}^{m}y_i(x_i - \bar{x})}{\sum_{i=1}^{m}x_i^2 - \frac{1}{m}\left(\sum_{i=1}^{m}x_i\right)^2}$$

$$b = \frac{1}{m}\sum_{i=1}^{m}(y_i - wx_i)$$

其中,$\bar{x} = \frac{1}{m}\sum_{i=1}^{m}x_i$,为 x 的均值。

(二) 对数几率回归

线性回归解决的是回归问题,若要解决分类问题,可定义一个单调可微函数将分类任务的真实标记 y 与线性回归模型的预测值联系起来。考虑二分类任务,其输出标记 $y \in \{0,1\}$ 是实值,于是,可使用"单位阶跃函数"将实值 $z = f(x_i)$ 转换为 0/1 值:

$$y = \begin{cases} 0, & z \leq 0 \\ 1, & z > 0 \end{cases}$$

即若预测值 $f(x_i)$ 大于零就判为正例,小于或等于零就判为反例。但单位阶跃函数不具备单调可微的性质,难以在更通用的情境下推广应用。因此,我们选择具备单调可微性质的对数几率函数代替单位阶跃函数:

$$y=\frac{1}{1+e^{-z}}$$

对数几率函数是一种"Sigmoid"函数,将 z 值转化为一个接近 0 或者 1 的 y 值,将 $f(x)=w^Tx+b$ 代入对数几率函数即可得到:

$$y=\frac{1}{1+e^{-(w^Tx+b)}}$$

进一步可以得到:

$$\ln\frac{y}{1-y}=w^Tx+b$$

若将 y 看作是正例的概率,$1-y$ 是反例的可能性,两者的比值是 $\frac{y}{1-y}$,成为"几率",反映 x 作为正例的相对可能性。对几率取对数则得到"对数几率" $\ln\frac{y}{1-y}$。对数几率回归的名字虽是"回归",但其本质是一种分类方法,这种方法有很多优点:①它是直接对分类可能性进行建模,无须事先假设数据分布,避免假设分布不准确带来的问题;②该方法不仅可预测"类别",还可对分类概率进行预测,这对许多需利用概率辅助决策的任务很有用;③对率函数是任意阶可导的凸函数,有很好的数学性质,可使用许多数值优化算法求解最优质值。

(三)线性判别分析

线性判别分析(linear discriminant analysis,LDA)最早由 Fisher 于 1936 年提出,是最经典的线性二分类方法,亦称"Fisher 判别分析"。该算法的思路非常简单:给定训练集,设法将训练样本投影到一条直线上,学习目标是使同类样本的投影点尽可能接近、异类样本尽可能远离;在对新样本进行分类时,将其投影到同样的投影直线上,再根据投影点的位置确定新样本的类别。

接下来介绍 LDA 算法的具体实现过程。给定数据集 $D=\{(x_i,y_i)\}_{i=1}^m$,$y_i\in\{0,1\}$,要将数据投影到一条直线上,则两类样本中心的投影分别在两条直线 $w^T\mu_0$ 和 $w^T\mu_1$ 上。其中 w 为线性模型的参数,μ_0 和 μ_1 为均值向量。若将所有样本点都投影到直线上,则两类样本的协方差分别为 $w^T\sigma_0w$ 和 $w^T\sigma_1w$。

要使得同类样本的投影点尽可能地接近,可以让其协方差尽可能小;而要使得不同类样本的投影点尽可能地远离,可以让类中心之间的距离尽可能大。因此可以构建如下目标函数:

$$J = \frac{\| w^{\mathrm{T}}\mu_0 - w^{\mathrm{T}}\mu_1 \|_2^2}{w^{\mathrm{T}}\sigma_0 w + w^{\mathrm{T}}\sigma_1 w}$$

$$= \frac{w^{\mathrm{T}}(\mu_0 - \mu_1)(\mu_0 - \mu_1)^{\mathrm{T}} w}{w^{\mathrm{T}}(\sigma_0 + \sigma_1) w}$$

定义中间变量:

$$S_w = \sigma_0 + \sigma_1$$
$$S_b = (\mu_0 - \mu_1)(\mu_0 - \mu_1)^{\mathrm{T}}$$

上式转化为:

$$J = \frac{w^{\mathrm{T}} S_b w}{w^{\mathrm{T}} S_w w}$$

如何确定模型的参数,求解上式等价于:

$$\min_{w} -w^{\mathrm{T}} S_b w$$
$$\text{s.t. } w^{\mathrm{T}} S_w w = 1$$

上式可以根据拉格朗日乘子法进行计算,等价于:

$$S_b w = \lambda S_w w$$

其中 λ 是拉格朗日乘子。注意到 $S_b w$ 的方向恒为 $\mu_0 - \mu_1$,不妨令:

$$S_b w = \lambda(\mu_0 - \mu_1)$$

即可得:

$$w = S_w^{-1}(\mu_0 - \mu_1)$$

二、非线性方法

本小节将介绍决策树、支持向量机和贝叶斯分类器三种主要的非线性方法。

(一)决策树

决策树采用树状结构进行决策,包含一个根节点、若干个内部节点和叶子节点。对决策树而言,从根节点到叶子节点的路径形成一个判定决策过程,叶节点与决策结果相关,其余节点与一个特征相关。决策树遵循"分而治之"的思想进行建模和决策,希望学到一个直观、泛化能力强的预测模型。下面将分别介绍决策树建模的特征选择、基本建模流程和剪枝处理。

1. 特征选择　特征选择用于决定使用哪些特征作判断。训练集中的样本具有多种不同属性,不同属性的作用有大有小,特征选择的目的是选出与类别相关度最高的特征。完成初次特征选择后,需从根节点出发,基于根节点分类结果,继续迭代选择下一个分类特征建立左右子节点,直到达到决策树构建终止条件。信息增益是特征选择过程中最常用的度量标准,信息增益基于信息熵定义。设样本集合内第 k 类样本所占的比例为 p_k,则信息熵可记为:

$$\text{Ent}(\text{D}) = -\sum_{k=1}^{K} p_k \log_2 p_k$$

信息熵能够度量一个集合中样本的纯度。对于当前训练集的一个属性 a,假设 a 的可能取值有 M 个,若使用 a 对训练集进行划分,其第 m 个分支包含了所有对应取值为 a^m 的样本,记为 D^m。则使用属性 a 划分样本集所获得的信息增益为:

$$Gain(D, a) = Ent(D) - \sum_{m=1}^{M} \frac{|D^m|}{|D|} Ent(D^m)$$

一般来说,信息增益越大,则意味着使用属性 a 进行划分所获得的"纯度提升"越大。

2. 基本建模流程

表 2-2　垃圾邮件分类实例

编号	邮件来源	内容长短	疑似广告	来自通讯录	历史黑名单	历史联系人	正常邮件
1	企业	长	否	是	否	是	是
2	企业	长	否	是	否	否	是
3	学校	中	是	否	否	否	是
4	学校	中	否	是	否	是	是

续表

编号	邮件来源	内容长短	疑似广告	来自通讯录	历史黑名单	历史联系人	正常邮件
5	学校	短	否	是	否	否	是
6	未知	中	否	否	是	否	否
7	企业	短	是	否	否	否	否
8	企业	短	是	否	否	否	否
9	未知	长	是	否	是	否	否

接下来,我们通过简单的垃圾邮件分类实例来介绍决策树的构建过程。如表 2-2 所示,该数据集包含 9 条邮件记录,其中 1~5 是正常邮件,6~9 为垃圾邮件,所有邮件被分为"是"和"否"两类,是一个二分类问题,其中 $p(正常邮件)=\dfrac{5}{9}$, $p(垃圾邮件)=\dfrac{4}{9}$。该数据集信息熵为:

$$Ent(D) = -\left(\frac{5}{9}\log_2\frac{5}{9}+\frac{4}{9}\log_2\frac{4}{9}\right)=0.991$$

对于各个属性,信息增益计算过程如下。对于"邮件来源"属性,其包含"是"和"否"两种不同取值,按照取值进行分类得到两个子集分别记为 D^1(是)、D^2(否)。其中子集 D^1 中包含 4 个样本,正例概率为 $\dfrac{4}{4}$,反例概率为 0;子集 D^2 包含 5 个样本,正例概率为 $\dfrac{1}{5}$,反例概率为 $\dfrac{4}{5}$。"邮件来源"属性信息熵为:

$$Gain(D) = Ent(D) - \sum_{m=1}^{2}\frac{|D^m|}{|D|}Ent(D^m)$$
$$= 0.991 - \left(\frac{4}{9}\times 0 + \frac{5}{9}\times 0.722\right)$$
$$= 0.590$$

其中:

$$Ent(D^1) = -(1\log_2 1 + 0\log_2 0) = 0$$

$$Ent(D^2) = -\left(\frac{1}{5}\log_2\frac{1}{5}+\frac{4}{5}\log_2\frac{4}{5}\right)=0.722$$

类似地,可以计算其余 8 个属性的信息熵和信息增益。所有属性的信息熵和信息增益如表 2-3 所示,其中,"来自通讯录"属性的信息增益最大,根据该属性对根节点进行划分,可得到如图 2-2 结构:

表 2-3 垃圾邮件分类的信息熵和信息增益

属性	信息熵			信息增益
邮件来源	Ent(企业)=1	Ent(学校)=0	Ent(未知)=0	0.435
内容长短	Ent(长)=0.918	Ent(中)=0.918	Ent(短)=0.918	0.073
疑似广告	Ent(是)=0.811	Ent(否)=0.722	×	0.230
来自通讯录	Ent(是)=0	Ent(否)=0.722	×	0.590
历史黑名单	Ent(是)=0	Ent(否)=0.592	×	0.531
历史联系人	Ent(是)=0	Ent(否)=0.985	×	0.225

接下来,基于信息增益,可得到完整的决策树如图 2-3 所示:

3. 剪枝处理 完成决策树构建后,可使用决策树对新邮件进行判断,确定是否为正常邮件。然而如果决策树全面覆盖当前训练集、分支较多,则容易产生过拟合问

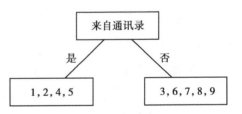

图 2-2 属性根节点划分图

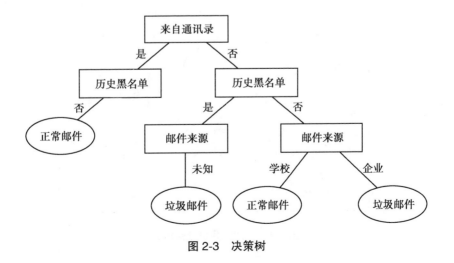

图 2-3 决策树

题。为降低过拟合风险,可以主动裁剪部分分支提升模型泛化能力,这一过程称为剪枝处理。剪枝处理的基本策略有两种,"预剪枝"和"后剪枝"。预剪枝是指在决策树生成过程中,对每个结点在划分前先进行估计,若当前结点的划分不能带来决策树泛化性能提升,则停止划分并将当前结点标记为叶结点;后剪枝则是先从训练集生成一棵完整的决策树,然后自底向上地对非叶结点进行考察,若将该结点对应的子树替换为叶结点能带来决策树泛化性能提升,则将该子树替换为叶结点。

(二)支持向量机

支持向量机(support vector machine,SVM)由 Corinna Cortes 和 Vapnik 等人于 1995 年提出,拥有完善的数学基础,在解决小样本、高维机器学习问题中具备特有优势。支持向量机的基础模型是一种间隔最大化的线性分类器,多用于解决有监督二分类问题,但成对分类、核函数和局部搜索等策略的加入,使支持向量机出现了多种变体,能够适用多分类、非线性、半监督计算场景。

如图 2-4 所示,假设二维平面上分布有正负两种类别的点,使用圆圈表示负类,使用三角形表示正类。容易看出,图 2-4 中的样本是线性可分的,可以使用一条直线将正负样本分开。这条直线为超平面,在二维平面上可用函数 $f(x)=w^T x+b$ 表示,当 $f(x)>0$ 时,x 为正类样本;当 $f(x)<0$ 时,x 为负

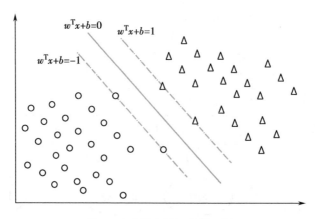

图 2-4   支持向量机分类示例

类样本。显然,可以找到无数个这样的超平面,支持向量机的求解目标是计算一个离两边数据间隔最大的分类超平面,即最大化最小分类间隔。

首先,我们定义几何间隔的概念。对于一个数据集和超平面 $w^{\mathrm{T}}x+b=0$,超平面关于样本点 (x_i, y_i) 的几何间隔定义为:

$$\gamma_i = \frac{y_i(w^{\mathrm{T}} \cdot x_i + b)}{\|w\|}$$

超平面关于所有样本点的几何间隔的最小值为:

$$\gamma = \min_{i=1,2,\cdots,n} \gamma_i$$

这个距离便是支持向量到超平面的距离,在分类过程中,若分类间隔越大,则分类的确定程度越高,所以我们的优化目标是最大化分类间隔,该问题可形式化为:

$$\max_{w,b} \gamma$$

$$s.t. \frac{y_i(w^{\mathrm{T}} \cdot x_i + b)}{\|w\|} \geq \gamma, \quad i=1,2,\cdots,N$$

将约束条件两边同时除以 γ,可得:

$$\frac{y_i(w^{\mathrm{T}} \cdot x_i + b)}{\|w\|\gamma} \geq 1$$

由于 $\|w\|$ 和 γ 都是标量,令:

$$w = \frac{w}{\|w\|\gamma}$$

$$b = \frac{b}{\|w\|\gamma}$$

可以得到如下更简洁的表达形式:

$$y_i(w^{\mathrm{T}} \cdot x_i + b) \geq 1$$

最大化 γ 就是要最小化 $\|w\|$,等价于最小化 $\|w\|^2$,因此上述优化问题可以简化为:

$$\min_{w,b} \frac{1}{2}\|w\|^2$$

$$s.t. \ y_i(w^{\mathrm{T}} \cdot x_i + b) \geq 1, \quad i=1,2,\cdots,N$$

这便支持向量机的求解目标,该问题是一个典型的凸二次规划问题,可以使用拉格朗日乘子法求解其对偶问题。为解决线性不可分问题,支持向量机引入了一个重要概念:核函数,用于将样本从原始空间映射到一个更高维的特征空间,使样本在特征空间内线性可分。若使用 $\sigma(x)$ 表示将 x 映射后的特征向量,则分割超平面可表示为:

$$f(x)=w^{\mathrm{T}}\cdot\sigma(x)+b$$

其中 w 和 b 是模型参数,类似地,可将求解目标形式化为:

$$\min_{w,b}\frac{1}{2}\|w\|^2$$

$$s.t.\ y_i(w^{\mathrm{T}}\cdot\sigma(x_i)+b)\geqslant 1,\quad i=1,2,\cdots,N$$

其对偶问题是:

$$\max_{\alpha_i\geqslant 0}\sum_{i=1}^{N}\alpha_i-\frac{1}{2}\sum_{i=1}^{N}\sum_{j=1}^{N}\alpha_i\alpha_j y_i y_j\sigma(x_i)^{\mathrm{T}}\sigma(x_i)$$

$$s.t.\sum_{i=1}^{N}a_i y_i=0,\quad\alpha_i\geqslant 0$$

通常我们难以知道映射 $\sigma(x)$ 的具体形式,因此可以使用核函数 $k(x_i,x_j)=\sigma(x_i)^{\mathrm{T}}\sigma(x_i)$ 隐式表达这个映射,于是对偶问题转化为:

$$\max_{\alpha_i\geqslant 0}\sum_{i=1}^{N}\alpha_i-\frac{1}{2}\sum_{i=1}^{N}\sum_{j=1}^{N}\alpha_i\alpha_j y_i y_j k(x_i,x_j)$$

$$s.t.\sum_{i=1}^{N}a_i y_i=0,\quad\alpha_i\geqslant 0$$

求解后得到:

$$f(x)=w^{T}\cdot\sigma(x)+b$$
$$=\sum_{i=1}^{N}\alpha_i y_i\sigma(x_i)^{\mathrm{T}}\sigma(x)+b$$
$$=\sum_{i=1}^{N}\alpha_i y_i k(x,x_i)+b$$

（三）贝叶斯分类

贝叶斯分类是在概率框架下实施决策的方法,通过概率和误差大小判定分类结果。对分类任务来说,在所有相关概率都已知的理想情形下,贝

叶斯分类考虑如何基于这些概率和误判损失来选择最优的类别标记。贝叶斯分类方法以贝叶斯定理为基础,基本准则为:

$$p(y|x) = \frac{p(y) \cdot p(x|y)}{p(x)}$$

其中, $p(y)$ 是先验概率, $p(x|y)$ 是类标签 y 已知情况下样本 x 出现的条件概率,亦称似然, $p(x)$ 是用于归一化的证据因子。对于给定的样本, $p(x)$ 与类标签无关,则估计 $p(y|x)$ 可以转化为基于训练数据来估计先验 $p(y)$ 和似然 $p(x|y)$,其中先验概率 $p(y)$ 可以通过类标签出现的频率进行估计;对于 $p(x|y)$,一种常用策略是假定其具有某种确定的概率分布形式,再基于训练数据对概率分布的参数进行估计。常见的贝叶斯分类方法包括:朴素贝叶斯分类器、半朴素贝叶斯分类器和贝叶斯网,下面将逐一介绍。

1. 朴素贝叶斯分类器 朴素贝叶斯分类器建立在"属性条件独立性假设"之上,假设所有已知类别的属性相互独立。基于属性条件独立性假设,贝叶斯定理可重写为:

$$P(c|\boldsymbol{x}) = \frac{P(c)P(\boldsymbol{x}|c)}{P(\boldsymbol{x})} = \frac{P(c)}{P(\boldsymbol{x})} \prod_{i=1}^{d} p(x_i|c)$$

其中 d 为属性数目, x_i 为 x 在第 i 个属性上的取值。由于对所有类别而言 $P(\boldsymbol{x})$ 均相同,因此朴素贝叶斯分类器的表达式可记为:

$$h_{nb}(x) = \arg\max_{c \in y} P(c) \prod_{i=1}^{d} p(x_i|c)$$

2. 半朴素贝叶斯分类器 朴素贝叶斯中的属性条件独立假设在现实任务中往往难以成立,因此,研究者们尝试放松该假设,提出了半朴素贝叶斯分类器。半朴素贝叶斯分类器的基本思想是适当考虑一部分属性间的相互依赖信息,既不需进行完全联合概率计算,也不彻底忽略较强的属性依赖关系。"独依赖估计"是半朴素贝叶斯分类器最常用的一种策略,假设每个属性在类别之外最多仅依赖于一个其他属性,即:

$$P(c|x) \propto P(c) \prod_{i=1}^{d} p(x_i|c, pa_i)$$

其中 pa_i 为属性 x_i 依赖的属性,称为 x_i 的父属性。

3. 贝叶斯网 贝叶斯网亦称"信念网",使用有向无环图刻画属性之间的依赖关系,并使用条件概率表描述属性的联合概率分布。具体而言,贝叶斯网 B 由结构 G 和参数 θ 两部分构成,即 $B=(G,\theta)$。网络 G 是一个有向无环图,每个结点对应于一个属性,若两个属性有直接依赖关系,则它们由一条边连接起来;参数 θ 定量描述这种依赖关系,假设属性 x_i 在 G 中的父结点集为 π_i,则 θ 包含了每个属性的条件概率表 $\theta_{x_i|\pi_i}=P_B(x_i,\pi_i)$。

三、开源资源

对于读者而言,掌握开源资源是快速实践机器学习方法的有效途径。现有的机器学习开源资源大多使用 Python 语言编写,因此,本小节将主要介绍基于 Python 语言的机器学习开源资源。

(一) Python 语言简介

Python 是一种广泛使用的解释型、通用型高级编程语言,支持函数式、指令式、结构化、面向对象和反射式等多种编程范型,拥有动态类型系统和垃圾回收功能,能够自动进行内存管理,使用空格缩进划分代码块,强调代码的可读性和语法的简洁性。相较于 C 和 Java 等编程语言,Python 能够使用更简短的代码完成相对复杂的功能;另外,Python 还拥有包括 NumPy、SciPy 和 Scikit-learn 等大量的、封装完善的科学计算库,能够为复杂机器学习功能的实现提供助力。因此,对于读者而言,由 Python 开始入门人工智能是快速掌握机器学习工程实践能力的较好选择。

(二) 数据存储资源:Numpy 科学计算库

Numpy 是使用机器学习进行计算的基础,提供高性能的多维数组存储和数组基础计算功能。ndarray 是 Numpy 的核心,是多维数组的存储结构,相较于 Python 中的内置列表、字典、队列等数据结构,ndarray 要求单个数组的所有元素需具备同一数据类型,无法存储异构数据类型;同时 ndarray 也更适合进行大规模、复杂的数据计算,具备更好的矩阵计算效率。智能中医学具体应用过程中,可将中医处方的大量文本数据通过数组编码后存储在 ndarray 中;诊断中的图像、视频数据通过张量存储在 ndarray 中,以便后续进行更复杂的数值计算。Numpy 仅提供基础的数值索引、统计功能，不直接提供机器学习算法，但目前 Python 中的大多数机器学习计算库都支持 Numpy 规范的数据类型和计算方式。

（三）数值计算资源：SciPy 科学计算库

SciPy 是基于 Numpy 开发的高级数值计算库，提供了多种数学算法的计算接口，能够用于统计、科学和工程领域的基础计算任务。SciPy 可以有效计算 Numpy 数组，与 Numpy 进行高效协同工作，并以 Numpy 提供的数据类型作为常用功能模块的数据输入、输出类型。SciPy 功能强大，封装了用于数值积分和微分方程求解、扩展的矩阵计算、最优化、概率分布和统计，以及信号处理的功能函数。不过，SciPy 本质是一个纯数学工具箱，并未封装常用机器学习算法，其主要价值在于对采集后的原始数据进行进一步预处理，以提升原始数据质量，提高机器学习计算性能。

（四）机器学习资源：Scikit-learn 科学计算库

Scikit-learn 简称 sklearn，是 Python 中面向传统机器学习最具代表性的机器学习库，sklearn 功能强大，包含从数据预处理到模型训练所需的各个功能模块。使用 sklearn 进行机器学习模型构建，可以极大节省代码编程的时间消耗并简化代码量，使用户可以专注于分析数据分布、调整模型结构和修改模型参数。sklearn 支持大多数常见的分类、回归、聚类和降维算法，常见的分类算法包括线性判别分析、支持向量机、K 近邻、朴素贝叶斯和决策树算法等，常见的回归算法包括最小二乘回归、岭回归、支持向量机回归和典型相关分析等，常见的聚类算法包括 K 均值算法、层次聚类算法和高斯混合聚类算法等，常见的降维算法包括主成分分析、核函主成分分析和因子分析等。

第三节 深 度 学 习

深度学习（deeping learning，DL）是机器学习领域中一个新的研究方向，它被引入机器学习使其更接近于最初的目标——人工智能。深度学习是一个复杂的机器学习算法,用于学习样本数据的内在规律和表示层次,其在语音和图像识别方面取得的效果,远远超过先前的相关技术。本节将介绍深度学习的基本原理、代表性方法、典型应用及开源框架,最后介绍一个典型应用:基于肝脏 CT 影像的肿瘤病灶分割方法。

一、基本原理

在生物神经网络机制中,每个神经元包含细胞体、多个短的树突和一个长的轴突,树突用于传入其他神经元传递的神经冲动,而轴突用于将神经冲动传出到其他神经元。

人工神经元是人工神经网络模仿生物神经网络结构和功能的基本单元,如图 2-5 所示,输入部分对应树突,输入的信号通过连接权传递给细胞体(即总输入),然后通过激活函数(activation function)产生输出(对应"轴突")传送给其他神经元。人工神经网络是由多个人工神经元相互联结形成的网状结构,包括输入层、隐藏层、输出层,其中至少具备一个隐藏层的神经网络也被称为深度神经网络。

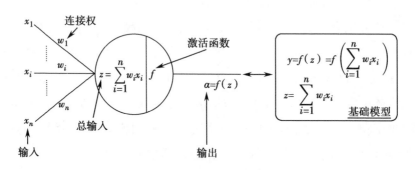

图 2-5 神经元基础模型

与其他机器学习方法类似,深度学习模型同样需要基于数据进行训练后,才能够在实际场景中进行应用。训练过程通常需要以下七个步骤:

1. 准备训练数据 训练神经网络的数据是决定模型性能的关键。以有监督学习为例,数据准备阶段进行数据的收集、整理以及人工标定,并划分为用于神经网络参数训练和测试的数据集合,形成训练集和测试集。

2. 设计网络结构　深度神经网络通过计算实现对数据的有效表达,针对不同的任务,设计具有不同网络类型、层数、神经元个数、激活函数等内容的神经网络结构。

3. 初始化参数　神经网络参数的初始化方法主要分为随机初始化和使用已发布开源网络模型两种方法。另外,除了神经网络本身的权重参数外,还需提前设置学习率、衰减率等超参数。

4. 定义代价函数　代价函数是用于求解神经网络参数最优解的目标函数,利用代价函数不断优化网络参数,最终达到预测值接近目标值的效果,代价函数可根据具体任务进行定义。

5. 定义评价指标　评价指标用于判断训练模型的性能,常用的评价指标有准确率、召回率、精准度等。

6. 训练网络参数　网络参数训练主要基于梯度下降和误差反向传播原理,采用 SGD、Adam 等常用参数优化方法。

7. 测试模型　一般难以一次性获得性能良好的神经网络模型,需要利用测试数据集对模型性能进行测试,并对以上六个步骤进行调整优化,直至达到满意效果。

二、代表性方法、典型应用及开源框架

(一) 代表性方法

深度学习可以根据神经网络的类型,分为前馈式神经网络和反馈式神经网络两类。前馈式神经网络是一类无回复式连接的多层神经网络,相反地,有回复式连接的共享层级连接的神经网络被称为反馈式神经网络。前馈式网络有卷积神经网络(convolutional neural network,CNN)、全连接网络(fully connected neural network,FCNN)等,而反馈式神经网络有循环神经网络(recurrent neural network,RNN)、长短时记忆(long short-term memory,LSTM)、门回复式单元(gated recurrent unit,GRU)等。

使用广泛且效果明显的前馈式神经网络是模拟人类视网膜结构的卷

积神经网络 CNN。通常情况下,CNN 由两层自上而下的基本拓扑结构组成,擅长处理二维图片和三维视频数据。

反馈式神经网络使用最多的典型代表是长短时记忆网络 LSTM,能够学习长期的时序依赖关系,擅长处理和预测与时间序列相关的任务,在序列预测、序列生成和序列检测等方面效果显著。

(二)典型应用

随着大数据时代的来临与机器运算性能的进一步提高,深度学习逐渐应用在计算机视觉、语音识别、自然语言处理等方面。

1. 图像识别 早在 1989 年,Facebook 将卷积神经网络应用于手写体识别中,并成功应用在美国邮政系统中。但是由于卷积神经网络一直不能在大规模图像问题上取得很好的效果,因此没有得到计算机视觉领域的足够重视。直到 2012 年,深度神经网络技术在 ImageNet 评测上将错误率降低到 15%,此后深度神经网络在计算机视觉研究领域流行起来,并成功应用在光学字符识别和人脸识别等任务中。

2. 语音识别 2009 年,Geoffrey Hinton 等人将深度神经网络(DNN)用于声学模型,替代传统方法中的高斯混合模型(GMM),成功将语音识别的错误率降低了 30%。随后,长短时记忆网络(LSTM)等深度学习方法采用端到端的训练方式,进一步替代了传统方法中的隐马尔可夫模型(HMM),进一步降低了语音识别模型的错误率。随着语音识别效果的不断提高,越来越多的语音识别产品开始走进人们的日常生活,例如 Apple Siri、Google Voice Search、百度的"小度"、搜狗语音助手等。

3. 自然语言处理 2003 年,Bengio 等人提出的神经语言模型被认为是深度学习在自然语言处理中应用的开始,但由于当时计算能力的限制,该网络没有得到较好的训练,也没有引起广泛的关注。随着计算能力的提升,2008 年 Collobert 和 Weston 开始将卷积神经网络应用到句子建模中,之后循环神经网络(RNN)被应用到自然语言处理模型中,用于解决语言序列的长程性,从而令模型能够记忆历史的输入信息。近年来应用广泛的机器翻译和问答系统是自然语言处理技术的典型应用,例如 Google 翻译、Skype

Translator、IBM Waston 等。

（三）开源框架

现如今的开源生态非常完善，出现了很多与深度学习相关的开源框架，为人们所熟知的有 Caffe、TensorFlow、Pytorch、Keras、Mxnet、Paddlepaddle、Theano、CNTK、Deeplearning4j 等。其中，使用最多的前三项分别为 TensorFlow、Keras 和 Pytorch。

1. TensorFlow TensorFlow 由 Google 公司开发，其出发点是建立一个端到端的开源机器学习平台，从而帮助初学者和学者轻松地创建机器学习模型。TensorFlow 本质上是一个采用数据流图（data flow graph）用于数值计算的开源软件库，其底层核心引擎使用 C++ 实现，保证了其执行效率，同时提供了多种编程语言的开发接口，包括 Python、C++、Haskell、Java、Go 和 Rust 等。TensorFlow 支持在 CPU 和 GPU 上运行，方便部署在个人电脑、服务器和智能手机等多种终端中。

2. Pytorch Pytorch 是由 Facebook 公司开发，底层同样由 C++ 开发完成。与 TensorFlow 相比，Pytorch 采用动态计算图表，使用反向模式进行自动微分，能够保证在模型更改时不会增加运行时间延迟和重建模型的开销，从而更容易进行调试。另外，动态图表还使得 Pytorch 能够处理可变长度输入和输出，对文本和语音的处理特别有用。此外，Pytorch 针对 CPU 和 GPU 等不同类型处理器单独设计了功能特性，从而令代码更加精简，能够在特定类型的处理器上以高内存效率进行运行，使得其在资源受限的系统上部署更加容易。

3. Keras Keras 不同于其他的开源深度学习框架，它旨在快速实现深度神经网络，专注于用户友好、模块化和可扩展性。Keras 通过 Python 编程语言对 TensorFlow、CNTK、Theano 和 PlaidML 等深度学习开源工具进行了封装，为开发者提供更简单的开发接口。

三、研发示例：基于肝脏 CT 影像的肿瘤病灶分割方法

CT 是临床常用的医学影像检查技术，是及早发现恶性肿瘤的重要手

段。基于 CT 的肿瘤分割技术能够帮助医生精确地了解癌灶的位置、大小以及与周围血管、肝组织的关系,对于后续的放射治疗、手术切除等都具有十分重要的临床意义。由于在图像识别领域的优异表现,近年来深度学习方法逐渐被应用于构建基于 CT 影像的肿瘤分割模型,本节基于 Pytorch 深度学习框架,介绍一个实例:基于肝脏 CT 影像的肿瘤自动分割技术。

(一) 问题定义

肝脏肿瘤分割任务是指从三维的 CT 图像区分出肿瘤部位和肝脏部位,例如用像素值 1 表示肝脏、用像素值 2 表示肿瘤、用像素值 0 表示其他不相干的背景,则将一张 CT 图像映射成与其尺寸一致的掩码标签后的效果,如图 2-6 所示。

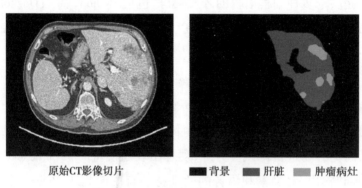

原始CT影像切片　　　■ 背景　　■ 肝脏　　■ 肿瘤病灶

图 2-6　CT 影像肝脏肿瘤分割任务

(二) 具体实现

1. 训练数据准备　神经网络模型的训练成败很大程度上依赖于人工标注的数据质量,临床医生通常使用 3D Slicer、Mimics 等标注工具对肝脏肿瘤进行标注,本节以公开数据集 LiTS(Liver Tumor Segmentation Challenge,肝脏肿瘤分割挑战赛,该数据可从 https://competitions.codalab.org/competitions/17094 进行注册下载)为例进行阐述。该数据集共包含 131 例 3D 腹部 CT 扫描影像,单张切片分辨率从 0.55mm 到 1.0mm 不等,切片间距从 0.45mm 到 6.0mm 不等,每例 CT 影像具有对应的分割标签,影像文件和标签文件的格式均为".nii",例如第 0 例对应的数据文件分别为

volume-0.nii 和 segmentation-0.nii。

从数据集中随机选择 111 例用于训练,剩余 20 例用于测试,分别存储在文件夹 "TrainSet" 和 "EvalSet" 中。为提升肿瘤分割模型的效果,在训练神经网络之前,对 CT 影像进行一系列预处理操作,并将预处理后的数据保存至文件夹 "TrainSetSplit" 和 "EvalSetSplit" 中。具体操作如下:

(1) 归一化:根据不同器官的 CT 值取值范围不同,例如肝脏位置的取值范围为 [-200,200],将图像中超过该范围的像素修改为边缘像素值,从而防止其他身体部位的干扰。

(2) 图像切割:由于 CT 数据是三维格式,无法直接使用二维卷积神经网络进行学习,因此对 CT 影像进行切割,转换成二维图像形式。

(3) 图像缩放:为加速模型训练速度,将 CT 影像从 512×512 缩小至 256×256。

(4) 数据增广:该数据集的数据量较少,易导致模型过拟合,因此采用数据增广方法进行数据扩充,增强模型的泛化能力。常见针对图像的数据增广方法包括图像翻转、图像缩放、随机 crop、随机旋转等。

针对处理后的数据集构建一个数据迭代器,用于在深度神经网络模型训练时,对训练数据进行多轮次迭代。Pytorch 框架提供了完备的数据迭代器接口,只需少量代码即可实现。

准备训练数据部分的具体代码实现可参考章末附 1 dataset.py 文件和附 2 transform.py 文件。

2. 设计网络结构 本节采用 U-Net 网络,该网络结构由于结构类似于大写的英文字母 U,故得名 U-Net。U-net 基于全卷积网络(fully convolutional network,FCN)的网络结构,能够使用较少的训练数据得到精确的分割结果。

使用 Pytorch 实现 U-Net 网络结构设计的具体代码可参考章末附 3 unet.py 文件。

3. 初始化参数 参数的初始化对网络的学习效率有直接影响,一般需要对权重参数和训练超参数进行初始化。Pytorch 框架中已经集成了多种权重参数初始化的方法,本节采用其默认方法。另外,本节主要设置了训练步长、学习率、衰减参数等引导 U-Net 训练过程的超参数,引导网络训练过程。

4. 定义代价函数　本节使用分类任务常用的交叉熵作为代价函数。另外,由于肿瘤的区域像素数量是远小于肝脏和背景的像素数量,易导致网络模型在分类过程中产生偏差,因此本节在代价函数中加入了权重来平衡数据的训练过程。

5. 定义评价指标　在医学影像分割任务中,常用计算预测值与真实值之间重叠程度的指标 Dice 来进行衡量。针对特定类别,若 A 为真实的像素集合,B 为预测的像素集合,则指标 Dice 的计算公式为:

$$\text{Dice} = \frac{2(A \cap B)}{A + B}$$

可以看出,该指标的取值范围为 $[0,1]$,0 表示完全不重叠,1 表示完全重叠。所以,Dice 值越大,表示医学影像分割任务完成得越好。

评价指标部分的具体实现代码可参考章末附 4 metric.py 文件。

6. 网络训练与测试　完成上述的五步准备工作,即可进行神经网络的训练和测试。网络训练与测试部分的具体实现代码可参考章末附 5 main.py 文件,采用 Python3 进行运行。此外,参数初始化和代价函数定义部分的具体实现代码也包含在此文件中。

附 1　dataset.py

```python
import numpy as np
import cv2 # Opencv库,用于缩小图像
import nibabel as nib   # 用于读取 nii 文件
from PIL import Image

import os
import time
# 将图像的像素值归一化到 [-200,200]
```

```python
def truncated_range(img):
    max_hu = 200
    min_hu = -200
    img[np.where(img > max_hu)] = max_hu
    img[np.where(img < min_hu)] = min_hu
    return img

# 设置 CT 原始图像目录和存储路径
data_path = ['./data/TrainSet','./data/EvalSet']
save_path = ['./data/TrainSetSplit','./data/EvalSetSplit']

for path in save_path:
    if not os.path.exists(path):
        os.makedirs(path)

for path, s_path in zip(data_path, save_path):
    count = 0
    files = os.listdir(path)
    for i, volume in enumerate(files):
        volume_split = volume.split('volume-')
        if len(volume_split) != 2:
            continue
        print('processing No %d file, name of %s!'%(i,volume))
        img_name = os.path.join(path,volume)
        img = nib.load(img_name) # 导入 CT 数据
        img = np.array(img.get_data())
    img = truncated_range(img) # 归一化像素范围
```

```
label_name = os.path.join(path,'segmentation-' +volume_
split[1])
    label = nib.load(label_name) # 导入标签
    label = np.array(label.get_data())
    for idx in range(img.shape[2]):
        if idx == 0 or idx == img.shape[2]-1:
            continue # 如果是第一张或最后一张 CT 切片，则跳过
        if np.sum(label[:,:,idx]) < 200:
            continue # 如果 CT 像素值不超过 200，则跳过

        cur_img = img[:,:,idx-1:idx+2]
        cur_label = label[:,:,idx]

        # 将图像缩小为 256x256
        cur_img = cv2.resize(cur_img.astype('float32'),
None, fx=0.5, fy=0.5,
interpolation=cv2.INTER_LINEAR)

        # 将标签缩小为 256x256
        cur_label = cv2.resize(cur_label.astype('float32'),
None, fx=0.5, fy=0.5,
interpolation=cv2.INTER_NEAREST)

        count += 1

        # 保存图像

        np.save(os.path.join(s_path,
```

```
                              volume_split[1] + '_'
+ str(idx) + '_image.npy'),
cur_img.astype('int16'))
      # 保存标签
      np.save(os.path.join(s_path,
volume_split[1] + '_'
+ str(idx) + '_label.npy'),
cur_label.astype('uint8'))
print('finished ! the total saved data is %d'% count)


# 数据迭代器
class DataIter(object):
    def __init__(
        self,
        transform=None, # 定义增广方式
        path=None) : # 定义数据路径

    self.transform = transform
    data_listdirs = os.listdir(path)
    self.data_files = []
    self.label_files = []
    # 遍历文件夹
    for cur_listdir in data_listdirs:
        if 'image.npy' in cur_listdir:
            self.data_files.append(os.path.join(path,
cur_listdir))
            self.label_files.append(os.path.join(path,
                cur_listdir.split('image.npy')[0]
```

```
+'label.npy'))

    def __len__(self):
       # 设置数据迭代器的长度
       L = len(self.data_files)
       return L

    def __getitem__(self,index):
      _img = np.load(self.data_files[index])
      # 将 CT 图像转化成自然图像范围 0~255
      _img = (_img + 200) / 400 * 255

      _img = Image.fromarray(_img.astype("uint8"))
      _target = np.load(self.label_files[index])
      _target = Image.fromarray(np.uint8(_target))
      sample = {'image':_img,'label':_target}
      if self.transform is not None:
         sample = self.transform(sample)
      return sample
```

附 2　transform.py

```
import torch
import random
import numpy as np
from PIL import Image

class RandomHorizontalFlip(object):
    # 上下或左右翻卷
    def __call__(self,sample):
```

```
# 从字典中获取图像
img = sample['image']
# 从字典中获取掩码标签
mask = sample['label']
# 设置随机左右翻卷
if random.random() < 0.5:
    # 调用 PIL 库实现翻转
    img = img.transpose(Image.FLIP_LEFT_RIGHT)
    mask = mask.transpose(Image.FLIP_LEFT_RIGHT)
# 设置随机上下翻转
if random.random() < 0.5:
    img = img.transpose(Image.FLIP_TOP_BOTTOM)
    mask = mask.transpose(Image.FLIP_TOP_BOTTOM)
# 返回一个新的字典，形式不变
return {'image':img,'label':mask}


class Normalize(object):
    # 将像素值规划到 [0,1]
    def __init__(self):
        pass
    def __call__(self,sample):
        img = np.array(sample['image']).astype(np.float32)
        img = img / 255
        return {'image':img,'label':sample['label']}


class FixedResize(object):
    # 固定缩放大小为 self.size
```

```python
    def __init__(self,size=(256,256)):
        # 默认大小为 (256,256)
        assert type(size) is tuple
        self.size = size


    def __call__(self,sample):
        img = sample['image']
        mask = sample['label']
        if self.size[1] != img.size(1):
            # 调用 PIL 库实现图像缩放
            img = img.resize(self.size,Image.BILINEAR)
            mask = mask.resize(self.size,Image.NEAREST)
        return {'image':img,'label':mask}


class RandomRotate(object):
    # 随机旋转图像和掩码
    def __init__(self,degree=15):
        # 设置旋转角度，默认是 15 度
        self.degree = degree


    def __call__(self,sample):
        img = sample['image']
        mask = sample['label']
        rotate_degree = random.random() * 2
* self.degree - self.degree
        # 调用 PIL 库实现旋转
        img = img.rotate(rotate_degree,Image.BILINEAR)
        mask = mask.rotate(rotate_degree,Image.NEAREST)
```

```python
        return {'image':img,'label':mask}


class RandomZoom(object):
    # 首先随机 crop, 然后缩放到固定大小
    def __init__(self,crop_rate=(0.6,1.),size=(224,224)):
        # 设置 crop 的范围
        self.crop_rate = crop_rate
        assert type(size) is tuple
        self.size = size


    def __call__(self,sample):
        img = sample['image']
        mask = sample['label']
        # 随机生成一个范围
        fixed_rate = random.uniform(self.crop_rate[0],
                                    self.crop_rate[1])
        h,w = img.size[0],img.size[1]
        tw,th = int(self.size[0] * fixed_rate),
int(self.size[1] * fixed_rate)


        left_shift = []
        mask_np = np.round(np.array(mask))
        # 确保截取保留肿瘤区域
        select_index = np.concatenate([np.where(mask_np != 0)],
                                      axis=1)
        if select_index.shape[1] == 0:
            left_shift.append([0,(w-tw)])
            left_shift.append([0,(h-th)])
```

```
        else:
            x_left = max(0,min(select_index[0]))
            x_right = min(w,max(select_index[0]))
            y_left = max(0,min(select_index[1]))
            y_right = min(h,max(select_index[1]))
            left_shift.append(
                [max(0,min(x_left,x_right-tw)),
                min(x_left,w-tw)])
            left_shift.append(
                [max(0,min(y_left,y_right-th)),
                min(y_left,h-th)])
        x1 = random.randint(left_shift[1][0],left_shift[1][1])
        y1 = random.randint(left_shift[0][0],left_shift[0][1])
        # 调用 PIL 库实现图像截取
        img = img.crop((x1,y1,x1+tw,y1+th))
        mask = mask.crop((x1,y1,x1+tw,y1+th))


        # 将截取的图像放大到固定大小
        tw,th = self.size[0],self.size[1]
        img,mask = img.resize((tw,th),Image.BILINEAR),
                    mask.resize((tw,th),Image.NEAREST)
        sample = {'image':img,'label':mask}
        return sample


class ToTensor(object):
    # numpy 转 PyTorch Tensor
    def __init__(self,n_class=3):
        self.n_class = n_class
```

```
def __call__(self,sample):
    img = np.array(sample['image'])
.astype(np.float32).transpose((2,0,1))
    mask = np.expand_dims(np.array(sample['label'])
.astype(np.float32),-1).transpose((2,0,1))
    img = torch.from_numpy(img).float()
    mask = torch.from_numpy(np.round(mask)).long()
    # 将数字化标签转为 one hot 编码
    return {'image':img,'label':mask}
```

附 3　unet.py

```
################ Pytorch 实现 U-Net ##################
import torch
import torch.nn as nn
import torch.nn.functional as F


class double_conv(nn.Module):
    def __init__(self,in_ch,out_ch):
        super(double_conv,self).__init__()
        self.conv = nn.Sequential(
            # 定义二维卷积
            nn.Conv2d(in_ch,out_ch,kernel_size=3,padding=1),
            # 定义批归一化
            nn.BatchNorm2d(out_ch),
            # 定义非线性函数
            nn.ReLU(inplace=True),
            nn.Conv2d(out_ch,out_ch,kernel_size=3,padding=1),
                nn.BatchNorm2d(out_ch),
                nn.ReLU(inplace=True)
```

```
        )
    def forward(self,x):
        x = self.conv(x)
        return x


class down(nn.Module):
    # 定义一个下采样模块
    def __init__(self,in_ch,out_ch):
        super(down,self).__init__()
        self.mpconv = nn.Sequential(nn.MaxPool2d(2),
double_conv(in_ch,out_ch))

    def forward(self,x):
        x = self.mpconv(x)
        return x


class up(nn.Module):
    def __init__(self,in_ch,out_ch,bilinear=True):
        super(up,self).__init__()
        # 实现两种方式的上采样
        if bilinear:
            self.up = nn.Upsample(scale_factor=2,
mode='bilinear',align_corners=True)
        else:
            self.up = nn.ConvTranspose2d(in_ch//2,in_ch//2,2,
stride=2)
        self.conv = double_conv(in_ch,out_ch)
```

```python
    def forward(self,x1,x2):
        x1 = self.up(x1)
        diffX = x1.size()[2] - x2.size()[2]
        diffY = x1.size()[3] - x2.size()[3]
        x2 = F.pad(x2,(diffX // 2,int(diffX / 2),
                    diffY // 2,int(diffY / 2)))
        x = torch.cat([x2,x1],dim=1)
        x = self.conv(x)
        return x


class outconv(nn.Module):
    # 定义网络输出的
    def __init__(self,in_ch,out_ch):
        super(outconv,self).__init__()
        self.conv = nn.Conv2d(in_ch,out_ch,1)


    def forward(self,x):
        x = self.conv(x)
        return x


class UNet(nn.Module):
    # 定义网络结构
    def __init__(self,n_channels,n_classes=1):
        super(UNet,self).__init__()
        self.inc = double_conv(n_channels,64)
        self.down1 = down(64,128)
        self.down2 = down(128,256)
        self.down3 = down(256,512)
```

```python
        self.down4 = down(512,512)

        self.up1 = up(1024,256)

        self.up2 = up(512,128)

        self.up3 = up(256,64)

        self.up4 = up(128,64)

        self.outc = outconv(64,n_classes)


    def forward(self,x):

        x1 = self.inc(x)

        x2 = self.down1(x1)

        x3 = self.down2(x2)

        x4 = self.down3(x3)

        x5 = self.down4(x4)

        x = self.up1(x5,x4)

        x = self.up2(x,x3)

        x = self.up3(x,x2)

        x = self.up4(x,x1)

        x = self.outc(x)

        return x
```

附 4 metric.py

```python
def get_dice(ground_truth,prediction,n_class=3):
    # ground_truth 为标签 , prediction 为预测的结果
    ground_truth = ground_truth.flatten()
    prediction = prediction.flatten()
    ret = np.zeros((n_class,))
    # 分别处理不同的类别
    for i in range(n_class):
        mask1 = (ground_truth == i)
```

```
        mask2 = (prediction == i)
        if mask1.sum() != 0:
            ret[i] = float(2 * ((mask1 * (
                ground_truth == prediction)).sum()))  / (
                mask1.sum() + mask2.sum())
    return ret
```

附5 main.py

```
import os
import time
import numpy as np
# 导入 PyTorch 相关库
import torch
from torch.nn import DataParallel
from torch.backends import cudnn
from torch import optim
import torch.nn.functional as F
from torch.utils.data import DataLoader
from torchvision import transforms


# 导入数据迭代器，数据增广，评价指标库
from dataset import DataIter
import transform as tr
from metric import get_dice


# 设置是否使用 GPU
gpus = "0"
os.environ['CUDA_VISIBLE_DEVICES'] = gpus
DEVICE = torch.device("cuda" if torch.cuda.is_available else "cpu")
```

```python
# 设置模型存储路径
output_model_path = "./model_save_path"
if not os.path.exists(output_model_path):
    os.mkdir(output_model_path)
# 设置最大训练步长
EPOCH = 100
# 设置学习率
lr = 0.01
# 设置批处理长度
batch_size = 4
# 设置学习的冲量
momentum = 0.9
# 设置权值衰减参数
weight_decay = 1e-4
# 设置类别
n_class = 3
# 设置导入的模型路径
# 可以从 output_model_path 导入模型
resume = ""
# 设置训练数据路径
train_path = "./TrainSetSplit"
# 设置验证数据路径
val_path = "./EvalSetSplit"

def main():
    # 设置种子，方便模型调试
    torch.manual_seed(0)
    cudnn.benchmark = True
```

```python
# 配置模型 UNet
from unet import UNet
net = UNet(3,n_class)


# 定义交叉熵代价函数
# 由于类别不平衡，设置了平衡因子
weight = torch.tensor([0.1,0.2,0.9])
loss = torch.nn.CrossEntropyLoss(weight=weight)


if len(resume) > 0:
    checkpoint = torch.load(args.resume)
    net.load_state_dict(checkpoint['state_dict'])


# 将模型等导入到对应的硬件设备
net = net.to(DEVICE)
loss = loss.to(DEVICE)
if len(gpus.split(',')) > 1:
    net = DataParallel(net)


# 设置模型训练的优化器 SGD
optimizer = torch.optim.SGD(net.parameters(),lr,momentum,
weight_decay)
# 自定义增广方法，类的调用可选
train_transform = transforms.Compose([
    tr.RandomZoom(),# 调用随机截取
    tr.RandomHorizontalFlip(),# 调用随机翻转
    tr.RandomRotate(),# 调用随机旋转
    tr.Normalize(),# 调用数据规范化
```

```
    tr.ToTensor(),# 转为 torch tensor
])
# 新建数据迭代器实例
train_dataset = DataIter(transform=train_transform,path=
train_path)
# 新建 Pytorc 封装的数据类
trainloader = DataLoader(
    train_dataset,
    batch_size=batch_size,
    shuffle=False,# 是否打乱数据排序
    num_workers=2)  # 设置数据读取进程数


val_transform = transforms.Compose([
    tr.FixedResize(),# 调用随机截取
    tr.Normalize(),# 调用数据规范化
    tr.ToTensor(),# 转为 torch tensor
])
# 新建数据迭代器实例
val_dataset = DataIter(transform=val_transform,path=
train_path)
# 新建 Pytorch 封装的数据类
valloader = DataLoader(
    val_dataset,
    batch_size=batch_size,
    shuffle=True,# 是否打乱数据排序
    num_workers=0)  # 设置数据读取进程数


# 设置监控指标
```

```
higher_dice = 0.
for epoch in range(EPOCH):
    # 调用训练函数
    train_loss = train(trainloader,net,loss,epoch,optimizer,
get_lr)

    # 调用验证函数
    eval_loss,eval_dice = evaluation(valloader,net,loss,
epoch)

    # 如果当前效果好于之前的效果，保存当前模型
    if eval_dice >= higher_dice:
        higher_dice = eval_dice
        print('model saved successful!')
        # 保存模型参数
        if len(gpus.split(',')) > 1 or gpus == 'all':
            state_dict = net.module.state_dict()
        else:
            state_dict = net.state_dict()
        torch.save({'state_dict':state_dict},
                os.path.join(output_model_path,'%d.ckpt' %
epoch))

# 设置学习率随学习衰减
def get_lr(lr,epoch):
    if lr < 0.0005:
        return lr
    if epoch > 0:
```

```
        lr = lr * 0.95
    return lr


def train(data_loader, net, loss, epoch, optimizer, get_lr):
    start_time = time.time()
    batch_plot = 5
    net.train()
    # 更新学习率
    cur_lr = get_lr(lr, epoch)
    for param_group in optimizer.param_groups:
        param_group['lr'] = cur_lr
        print('current learning rate is %f' % cur_lr)
    train_loss = []
    for i, sample in enumerate(data_loader):
        data = sample['image']
        label = sample['label'].squeeze(1)
        data = data.to(DEVICE)
        label = label.to(DEVICE)
        # 网络前向计算
        output = net(data)
        # 计算训练误差
        learn_loss = loss(output, label)
        # 初始化梯度
        optimizer.zero_grad()
        # 网络后向计算梯度
        learn_loss.backward()
        # 更新网络学习参数
        optimizer.step()
```

```
    train_loss.append(learn_loss.item())
    # 打印学习误差
    if (i + 1) % batch_plot == 0:
        print('Epoch[%d],Batch [%d],train loss is %.6f,using
%.1f s!'%
            (epoch,i,np.mean(train_loss),time.time() -
start_time))
  return np.mean(train_loss)


def evaluation(data_loader,net,loss,epoch):
  start_time = time.time()
  net.eval()
  eval_loss = []
  cur_label = []
  cur_predict = []
  dice0 = []
  dice1 = []
  dice2 = []
  total_dice = []

  for i,sample in enumerate(data_loader):
    data = sample['image']
    label = sample['label'].squeeze(1)
    with torch.no_grad():
      data = data.to(DEVICE)
      label = label.to(DEVICE)
      output = net(data)
```

```
    cur_loss = loss(output,label)
    eval_loss.append(cur_loss.item())
    cur_label.append(label.cpu().numpy())
    cur_predict.append(torch.argmax(output,1).cpu().numpy())
cur_dices = get_dice(np.concatenate(cur_label,0),
                np.concatenate(cur_predict,0))
total_dice.append(np.mean(cur_dices))
dice0.append(cur_dices[0])
dice1.append(cur_dices[1])
dice2.append(cur_dices[2])
print(
    'Epoch[%d],[entropy loss=%.6f],[mean_dice=%.3f,dice0=
%.3f,dice1=%.3f,dice2=%.3f],using %.1f s!'
    % (epoch,np.mean(eval_loss),np.mean(total_dice),np.
mean(dice0),
        np.mean(dice1),np.mean(dice2),time.time() - start_
time))
    return np.mean(eval_loss),np.mean(dice2)


if __name__ == '__main__':
    main()
```

第三章 智能中医学的产生与发展

　　人工智能技术是新一轮产业变革的核心驱动力,在提高社会生产效率、实现社会发展和经济转型等方面发挥重要作用,人工智能与医疗的结合,颠覆了传统的医疗诊疗模式,极大地提高了医学诊疗水平和服务能力,人工智能对于促进医学发展具有巨大的潜力。自 1988 年起,我国开始推进医疗信息化建设,随着计算机算力的提高,在大数据、云计算、物联网等新兴技术的推动下,医疗卫生行业正朝着标准化、集成化、智能化、移动化的方向蓬勃发展,促进了智能医学学科的形成和发展。同时,人工智能的快速发展为中医药的现代化提供了契机。

　　《2019 年我国卫生健康事业发展统计公报》数据显示,全国中医医疗卫生机构总诊疗人次达 11.6 亿次,中医药在全民健康服务中做出了重要贡献。随着信息科技的不断发展与医学模式的改变,中医诊疗面临着新的机遇和挑战。扎实做好智能中医标准化工作、突破核心技术、加快应用落地、完善中医药产业生态对促进智能中医药学科的形成和发展具有重要意义。

　　与人工智能的融合,使中医搭上了高速发展的列车,标准化是实现智能化的前提和保障。中医药标准化是指综合运用"统一、简化、协调、最优化"的原则,为中医药医疗、保健、科研、教育、产业、文化和管理等各个环节、过程和对象制定标准。随着标准化工作的广泛普及,智能中医基础共性数据库的建立、通用性中医诊疗平台的构建与应用、科学精密测量技术的研发,促使智能中医标准化体系的建立,为实现中医智能化提供了保障。

本章将从智能中医学的概念、发展现状、问题与挑战三个方面展开论述。

第一节　智能中医学的概念

早在 20 世纪 80 年代，美国匹兹堡大学的 Internist-I 内科计算机辅助诊断系统即可对 10 万种疾病的临床表现进行分析，从而辅助临床决策。随着科学技术的发展，哈佛医学院 DXplain 临床决策支持系统、IBM 公司"沃森医生"均能在一定程度上完成对患者临床症状和诊疗数据的采集分析，并根据数据分析的结果实现临床辅助决策功能。在我国，亦有研究团队推出了"CC-Cruiser 先天性白内障人工智能诊断决策平台""皮肤病人工智能辅助诊断系统"等多种智能医疗应用系统，辅助临床医生对疾病的诊断和治疗提供决策支持。

近年来，在中医智能化过程中，一系列围绕中医临床辨证施治、贯穿"理、法、方、药"全过程的智能中医辅助诊疗设备的研发，促进了智能中医学科的形成和发展。其中，中医四诊信息的智能化主要以四诊信息的标准化、定量化采集为主，以舌诊、脉诊、色诊为代表的科学测量技术逐渐成熟，形成了舌诊仪、脉诊仪、色诊仪等系列智能中医诊断设备。

同时，在中医诊疗信息分析方面，通过深度学习等算法将丰富的中医药数据表征为计算机能识别的数据，如提取中医经典著作、临床诊疗记录等关键特征信息并进行数据处理，最终形成中医基础共性标准化数据库。基础共性标准化数据库是实现中医诊疗信息智能化的关键。在建立基础共性数据库基础上，将提取的特征信息进行模型训练，通过构建智能辅助诊疗模型，实现自动化生成诊疗方案，智能辅助临床决策。

辅助诊断决策在临床广泛应用是智能中医学科形成的标志。目前，较为成熟的智能辅助中医决策系统多使用自然语言处理、机器学习等技术，通过数据清洗、模型训练，融合多模态的数据特征，通过映射关联等方法自动生成诊疗方案，辅助治疗。此外，以智能机器人模拟医生的操作来实现对患者的治疗，部分替代传统的针灸、推拿师的工作，节省人力成本，提高临床服务能力,也是智能辅助治疗的主要形式。

综上,智能中医学是以中医理论与诊疗实践为基础,融合人工智能技术,探索人的生命健康和疾病现象的本质及其规律,通过人机协同,推进中医临床防治病证及健康管理精准高效的一门新兴交叉学科。其核心内涵在于将复杂多维的"望诊、闻诊、问诊、切诊"四诊数据进行信息化和标准化处理,融合人工智能技术构建中医辅助诊断模型和治疗方案,用于防治疾病。

智能中医学是人工智能与中医学的交叉发展学科,两大领域有机、系统地结合必将会推动我国中医学事业朝着现代化、信息化、标准化、智能化及产业化的新方向不断蓬勃发展。

第二节 智能中医学的发展现状

目前,人工智能技术在医学中的发展与应用主要包括医疗大数据、智能药物研发、智能诊疗设备三部分。

医疗大数据:包括医疗文本数据与医学影像数据两大类。医疗文本数据主要包括电子病历、病理报告、医学影像文本资料和医学典籍等,其中既有结构化数据,也有非结构化数据。非结构化医疗文本数据通常是指数据所要表达的信息通过多样的形式隐含在文字描述中,而不能通过统一或规范的形式来呈现,如主诉、现病史等。目前,由于计算机无法直接识别非结构化的文本信息,当前大多数文本信息挖掘分析研究主要集中在对结构化文本的信息处理和数据挖掘,但现有的大规模的结构文本医疗数据,无法直接构成智能化所需要的数据集,所以对医疗文本数据进行预处理是实现人工智能在医学领域应用的必要前提。

目前,对于结构化医疗文本数据最主要的处理方法是自然语言处理,通过自然语言处理技术可以将大量庞杂的数据信息初步实现规范化和标准化。通常情况下,医疗文本数据的处理包括基本特征提取、基本预处理、高级文本处理、结构化和标准化五个步骤。

医学影像数据作为医疗大数据的重要组成部分,成为临床医生对患者进行精准诊断最主要的客观证据,其作用是通过影像设备的检测将疾病在人体的变化发展情况以图片等信息的方式表现出来,使医生能够更深入、直观地了解并把握患者病情。然而,由于医疗条件的限制,影像设备的数量有限,再加上患者就诊数量不断增加,导致现有的医学影像设备无法完全满足患者就诊的基本需求。人工智能与医学影像技术融合,极大地提高了医学影像分析的效率,能够有效解决医疗影像设备数量有限的问题。

智能医学影像分析,主要表现在应用人工智能技术对 CT、MRI、X 线片等医学影像技术扫描常用的图像和手术视频,通过深度学习等算法进行分析处理。在临床实践中,通过使用深度学习等算法对大量的医学影像数据进行训练,通过使用神经网络算法从图像中自动提取具有判别性的特征信息,并同时实现输入数据的自主优化,提高数据信息的准确度。因此,通过智能影像分析,可以实时、高效地处理海量影像数据,显著提高了阅片速度和诊断的精准度。智能分析技术不仅能够辅助医生诊断,初步生成诊断意见,辅助临床决策,还可以将影像医生从简单、烦琐的工作中解放出来,把精力用于分析疑似病灶区域,降低漏诊和误诊率,提高医疗服务能力。

智能药物研发:是基于人工智能的方法与技术,在药物研发过程的靶向研发、药物挖掘、候选药物、临床前开发、药品的申报与审批、新药监测六个阶段,通过强化学习、卷积神经网络等方法,提高研发效率、节省时间和人力成本,因本书着重阐述智能中医学的相关内容,故此部分内容不做赘述。

智能诊疗设备:是人工智能在医学领域应用的主要表现形式,目前此方面研究较为成熟的是外科手术机器人。机器人能综合医疗器械信息化、程控化和智能化的特点,主要涵盖了图像采集与三维重建、三维空间定位导航系统、人机接口技术、信息融合与控制系统、路径动态规划、多柔软度的机械臂等方面,在医学领域有着广阔的应用前景和巨大的潜力。

随着人工智能与医学技术领域的深入结合,智能中医学也得到进一步的发展。智能中医学是建立在智能中医标准化体系建设的基础上,通过深度学习等人工智能方法,实现对中医文本数据、影像数据等信息标准化的采集与分析,通过构建训练模型,实现中医临床智能辅助决策。

一、中医数据分析

目前,在中医领域已经建立了包括中医药期刊文献数据库、疾病诊疗数据库、方剂数据库、民族医药数据库、药品企业数据库和各类中药数据库在内的众多中医学数据库,涵盖数据总量 120 万条以上,在一定程度上促进了中医标准化体系的形成。未来,随着中医基础共性标准化数据库的建立,运用机器学习等人工智能技术对中医文献、病案进行特征信息提取和分析,从中挖掘出一些疾病与处方之间的隐藏规律,为自动化生成中医诊疗方案奠定基础。此外,通用性中医临床诊疗平台的建立也为中医智能化提供了保障,通用化诊疗平台通过以患者为中心,全面、规范、快捷、完整地收集临床诊疗信息并使其数字化,完成对临床数据的挖掘分析及临床诊疗的决策支持。目前已有临床科研信息平台在 20 余家国家级中医临床基地及全国近百家中医医疗机构得到应用,但尚未达到广泛应用。

二、中医影像分析

中医的智能影像分析以采集和处理四诊信息为主要内容,以舌诊、脉诊、面诊等为代表的智能中医诊疗仪器的研发,已经形成了舌诊仪、脉诊仪、面诊仪等系列中医智能诊疗设备。在望诊图像采集方面,已有专门针对舌色的智能分析系统,此外,研究者将深度学习图像分割引入到舌体分割任务中,提出适应分割网络 TS-Net,能够从原始的图像中准确地分割出舌体,精准度高达 99%,克服了传统的分割方法精准度差的问题;同时,针对芒刺舌、齿痕舌和裂纹舌之间的不同特征信息,通过对采集的舌体图像进行预处理,运用深度卷积网络 AlexNet 对三种舌体分类,准确率能达到 98%。

中医的脉诊信息具有模糊性,难以描述和客观呈现。因此,通过构建脉象分析系统以表征标准脉象图谱,从而实现脉诊的标准化和图谱信息的数据化。目前,常用的脉诊仪多以单片机为核心,使用脉搏传感器、信号处理器和无线模块等装置共同构成的脉搏智能检测系统,采集脉象的八要素等特征信息并进行数据化处理;同时,基于中医切诊的"最佳取脉压力"原理和薄膜网格受力变形时的空间位移测量原理,使用单目视觉脉搏图像传感器采集图像,匹配角点检测的信息和角点跟踪的信息相,实现脉搏搏动的三维立体重构,从而通过获取桡动脉的口径变化、位移变化、轴心运动和血流搏动等信息,实现脉诊信息的智能化识别。

目前,已有中医智能诊脉仪能实现对用户脉诊信息采集,并将采集的脉诊结果和图形数据自动传递给用户和云端的临床医师。此外,还有智能中医四诊仪,融合了大量现代先进科技和众多中医专家的临床经验,将中医舌诊、面诊、脉诊、问诊等系统整合集成,可实现采集分析并保存四诊原始图像,为健康状态辨识、中医辨证提供客观化依据,已广泛应用于开展中医健康管理服务。

三、智能中医诊疗设备

(一) 辅助诊断决策

自然语言处理技术可以用于临床决策支持系统的开发。通过自然语言技术处理电子病历中关于疾病种类、患者一般情况、诊疗经过等信息,并从中提取出结构化信息,辅助医生临床决策。

中医的问诊,通常采用问答的形式来完成医生对患者疾病信息的采集。通过借助语音识别技术实现对中医问诊信息的采集,语音识别是自然语言技术的重要组成。如果要实现问诊信息的采集,首先需要通过搜集大量临床病例和医生的临床经验建立病例数据库,同时要考虑上下文语义,选择基于关键词和关键词组合方式进行自然语言处理模型的训练,最后,建立自动问答的问诊系统,使计算机代替医生完成对患者的问诊信息采集。此外,采用机器学习方法、深度学习算法和大数据技术等人工智能技术实现对古今医案、临床指南、名医经验、养生方法、适宜技术等文本数据深度挖掘并提取特征信息,通过模型训练的方法建立智能中医诊疗模型,可实现对中医临床智能诊疗的决策支持。目前,智能闻诊系统已经问世,通过快速采集用户声音并进行智能分析,能精准识别其是否属于气郁、气虚、阳虚等中医体质,从而实现听音辨病,但关于闻气味的闻诊信息采集系统仍然处在探索阶段。

(二)中医专家系统

20世纪70年代,人工智能和中医学结合已经处于萌芽阶段,此时研发的专家诊疗系统主要通过将中医专家的诊断治疗经验表征为计算机所能识别的数据,构建一个有限的知识库,同时融合知识库中多个专家的诊疗经验,辅助临床诊断并自动生成对应的治疗方案。1978年,首个中医专家系统"关幼波肝病诊疗程序"面世,这标志着以数据库为中心的中医专家系统开启了中医走向智能化的帷幕。

接下来,在20世纪80年代,相关机构研发了系列中医专家系统,但受限于当时计算机的运算、存储能力和中医四诊信息采集的标准化和规范化等问题,由于无法实现实时、动态更新四诊信息,此阶段的专家系统只能利用知识库中现有的诊疗信息对疾病进行临床决策。由于知识库中体量有限,缺乏有效的自动获取知识的能力,对现有的经典中医药典籍和不断更新的诊疗案例等中医数据的使用效率很低,因此,无法对新的疾病做出准确判断,输出结果和中医专家真实诊疗的结果有比较大的差别,严重束缚了中医专家系统的推广应用。

2016年,百度医疗大脑问世,可以模拟医师问诊过程,根据患者描述的疾病信息生成诊疗建议,用于辅助诊疗。随之,中医云平台如华佗云研发的"基于深度学习的中医药智能诊疗信息化服务云平台"也相继问世。智能辅助诊疗系统以辨证论治为核心,将证型、药物禁忌、处方、知识条目凝聚成一套涵盖疾病证型、治法、体质、处方、配伍的云化解决方案,从而辅助临床诊断和智能生成治疗方案。随着人工智能与中医的深度融合,智能中医学科必将助力中医药的传承发展。

(三)智能中医治疗

目前,中医的临床治疗主要集中在基于经络原理的系列智能诊疗仪器的推广应用上。基于经络的治疗方法主要包括针灸、推拿、拔罐、刮痧等，这些方法都是通过刺激穴位来调节人体气血平衡，完成对疾病的治疗。基于刺激经络穴位治疗疾病的原理，智能医学传感器可检测人体异常区域，通过产生热效应和电刺激等作用于特定的穴位达到治疗效果。现有的智能电子穴位测定治疗仪的类型很多，功能大致相同。此外，采用机器臂控制技术模仿中医推拿手法，可通过模仿人的手掌和拇指，通过测量特定肌肉或肌腱的精准硬度，对柔性软组织实现精准感控，进行推拿治疗，在此过程中，还可以通过智能算法计算按摩过程中需要施加的压力的大小，提升治疗的效果。

（四）总结

综上，基于中医数据分析、中医影像分析和智能中医诊疗设备，智能中医学的发展也逐渐由感知智能、认知智能向决策智能过渡，但标准化和科学测量的问题，使得中医智能化的过程道阻且长。目前，智能中医的发展大致可分为感知阶段、认知阶段和智能决策三个阶段，智能中医已基本实现了第一阶段，正在人机结合的阶段不断积累，并开始尝试智能中医的探索。

1. 感知智能阶段　感知智能阶段通过智能传感器与智能感知技术实现对四诊等诊疗信息的可量化和标准化，将四诊的采集信息定量化显示，并根据模型训练结果进行定性化分析。通过自然语言处理、数据挖掘等技术从古今中医典籍、电子病历、医学文献中提取特征信息，实现中医诊疗信息的标准化，为智能认知奠定基础。

2. 认知智能阶段　认知智能阶段主要建立在感知智能基础上，将获得的标准化诊疗信息数据结构化处理，挖掘诊疗信息与疾病之间的规律，融合中医诊疗过程的多维度知识，精准施治，辅助诊断，为临床决策提供支持。

3. 智能决策阶段　智能决策阶段建立在前两个阶段的基础上，通过人工智能技术获得丰富的中医诊疗信息，并进行模型训练学习，通过挖掘诊疗信息与疾病之间的规律，构建智能诊疗模型，并同时实现诊疗信息的动态更新，不断优化其决策能力，使智能诊疗模型能够根据中医专家的思维,对疾病发展不同阶段进行准确地判断,并自动化生成治疗方案,即智能中医的高级阶段。

综上,智能中医是人工智能在中医领域的具体应用,不仅能承担复杂、耗时的中医诊疗信息的归纳整理工作,还能高效完成数据的标准化处理,通过构建智能辅助诊疗模型,实现对疾病的精准诊疗。

第三节 问题与挑战

一、中医诊疗信息复杂多维,难以构建标准化体系

(一)临床数据信息复杂多样

中医诊疗知识信息常常表现出零散多元、无规律性,难以批量性实现数据的标准化。中医诊断主要包括病名及证候两大类,辨证体系又包括八纲辨证、脏腑辨证、气血津液辨证、六经辨证等,导致同一疾病在不同证候框架体系下,辨证施治的结论具有差异性。同时,在临床实践过程中,医生通过"望闻问切"四种诊法采集疾病信息,采集的信息具有多样性,包括文本、图像、语音等多方面,再加上中医临床术语规范化程度有待加强等原因,导致临床诊疗信息的复杂多样,难以形成统一的标准。

(二)基础共性标准化数据库和通用的诊疗平台欠缺

伴随着人工智能技术的发展,计算机算力和智能化不断提高,已能为构建基础共性标准化数据库提供技术支撑,如图像文字识别技术能够获取中医典籍药方数据,云存储技术能够解决如何存储大量数据的问题,通过建立在线电子病历平台,不断更新和收集专家的临床诊疗记录。

目前,中医标准化尚处于起步阶段,通过对中医典籍、电子病历等信息所使用的中医术语进行标准化处理及对临床诊疗记录系统记录的诊疗信息实现采集的标准化,包括作为输入的病症、体征、检测的数据,也包括输出的证候类型、疾病轻重等数据,从而建立基础共性标准化数据库,为中医智能化提供保障。此外,中医的诊疗信息具有多维性和动态调整的特点,

亟待建立通用性的诊疗平台,保证患者临床诊疗信息实时共享。

二、诊疗特点主观性强,缺乏科学测量的工具

(一) 中医诊疗思维的特殊性

中医的核心内涵是整体观念和辨证论治,指导中医的临床实践活动。在"整体观"的指导下进行个体化辨证,具有较强的灵活性和思辨性。相比于西医诊疗思维中的定量分析诊疗方式而言,中医更加偏向于定性分析,这与临床医生的学识水平、见识广度、诊疗方式等密不可分,具有较强的主观性。

(二) 缺乏科学评价方法和精密测量工具

中医诊疗具有高度的个体化特征,如何将中医个体化证据和循证医学所需要的群体证据相结合,形成智能化所需要的规范化信息,需要科学的循证中医药评价方法。同时,用现代的科学解读中医药原理,客观呈现其疗效离不开精密的测量工具。目前,由于测量工具的限制,无法实现对中医临床疗效的精准测量。极弱磁技术、人工智能技术和新材料等在中医药领域的应用,为实现中医科学测量提供了新思路。

三、传统培养模式固化,学科发展有待突破

(一) 交叉学科之间缺少互通互联

目前,纵观中医的发展过程,中医科学研究仍多集中在中医药氛围浓厚与研究基础雄厚的高校和科研院所,相比于西医院校和其他综合类院校而言,其工科、理科等学科建设相对基础薄弱。此外,中医学科理论体系的独特性导致中医药学科发展相对孤立,与其他理工类院校的合作相对缺乏,难以发挥各自的资源优势,严重阻碍了中医学与理工、材料等其他学科的交叉融合。因此,加强学科之间的互联互通,充分发挥各自优势,有助于实现智能中医学科的发展壮大。

(二) 新型交叉人才培养模式欠缺

随着人工智能时代的到来,国内外的信息技术人员和科研团队纷纷

与各类医疗机构进行科研合作,人才培养模式不断推进,但医学相关专业的研究人员,在数据分析和处理能力方面,与专业人才相比仍有较大差距。同时,由于中医大数据具有复杂性、多维性、数据量巨大等特征,对计算能力的要求更高,但目前的模式多为仅具备中医知识背景的研究者和仅具备理工、生物等背景的研究者之间的相互合作,很难实现真正的学科之间的交叉合作。因此,需要培养一批具备多个专业背景的复合型人才队伍,只有这样,才能真正实现学科的交叉融合。

## 第四章

智能中医诊疗的标准化

随着信息科技的不断发展与医学模式的改变,中医诊疗面临着新的机遇和挑战。人工智能与中医的融合为中医疗效优势的客观呈现和中医精准诊疗提供了新思路。但中医临床诊疗信息多元复杂、诊疗数据质量参差不齐、诊疗标准不一等问题,严重制约了中医智能化的应用推广。临床诊疗信息标准化是实现中医智能化的基础。智能中医行业的发展离不开标准的引领,扎实做好智能中医标准化工作,对突破核心技术、加快应用落地、完善产业生态具有重要意义。本章将从中医诊疗信息特点、诊疗过程规范以及临床疗效评价的标准化三个方面展开讨论。

第一节　中医临床诊疗信息的特点

一、多源性

中医临床诊疗信息来源于多载体,主要包括经典著作、临床医案、医院信息系统和临床研究平台信息等。

(一)中医经典著作及临床医案

中医经典文献是对中医临床实践最直接、真实的记录,在中医理论形成与临床实践的结合中发挥着不可替代的指导作用,促进了中医的传承和发展。中医经典著作中包含了大量医案实例,记录了医家辨证论治的实践过程和总结分析。医案书写虽形成了一定的格式规范,但这些规范仅局限在结构和相关要素上,对于医案术语、计量单位等条目未作明确要求,在某种程度上仍然形式多样,尚未形成统一的规范。此外,现有病历规范多偏重于临床诊疗信息的记录,缺乏对医者经验的总结和提炼,中医医案的特色难以突出。现有诊疗信息主要以文本形式存储在纸质或电子数据库,其内容和体例并无统一的标准,在表达(如文言文、白话文)名词术语等方面存在不统一、信息欠完整等问题,仍需建立信息化处理的统一标准。

(二)医院信息系统(hospital information system,HIS)

经过 20 多年的信息化建设,绝大多数三级医院都已建成医院信息系统,即 HIS 系统。该系统记录了包括患者基本信息、图像和文本在内的临床信息,形成电子病历,是目前临床数据的主要载体。但目前 HIS 系统中存在的一些不良现象,如病历内容复制、粘贴,上级医师审阅修改不及时、不到位,病历内容不能如实反映医师的诊疗过程等,严重影响了中医诊疗信息的质量。此外,大多数医院的信息系统相互独立,成为"数据孤岛",无法实现信息互联互通,难以实现数据共享。

(三)临床研究平台

随着临床研究数量的日益增长,临床研究平台的搭建越来越受到重视。构建临床研究一体化平台能全面、规范和完整地收集临床信息并使其数字化,形成标准化体系,进而为临床诊疗实践提供决策支持。临床研究平台的构建需要循证医学方法、临床生物样本库、临床研究协同网络,以及研究型病房等各功能单元的相互协作。目前,现有的临床研究平台普遍存在缺乏统一标准、顶层设计、管理模式等问题,平台建设尚处于起步阶段,其获得的信息需要不断地完善优化。

(四)其他形式

中医诊疗信息除语言、文字、声音、图像、表格等有形载体呈现出来的显性知识外,还有大量的"隐性"诊疗信息存在于医者的诊疗实践过程中,隐性知识大多是在中医师承或学习经典文献、临床诊疗过程中形成的,多为个体感悟，难以用语言表达或文字描述的只可意会、不可言传的感知信息。中医隐性知识存在于理论和诊疗实践的全过程，数量庞大且内容繁杂，具有高度的个体化和特异性，很难进行统一的标准化操作，但往往具有重要的挖掘价值。同时，由于诊疗过程的辨证思维，使用现行临床病历系统难以全面记录和采集这部分数据，导致在标准化体系构建过程中难以形成统一的标准。

二、复合性

由于疾病发生发展过程复杂，涉及生理病理、病因病机、社会和心理因素等多方面，疾病的临床表现也并非都是典型症状，四诊采集的信息多维，诊疗信息呈现复合性。所以在临床诊疗过程要四诊并用，诸法合参，综合收集疾病信息进行疾病的诊断和治疗。

在疾病信息采集的过程中，望诊、闻诊、问诊和切诊分别从不同角度采集疾病的相关信息，采集的信息复杂多维，在进行病证诊断时需要四诊合参，互为参考。此外，在临床诊疗过程中，常常会出现"症、舌、脉"不符，甚至相反的情况，如"症舌相反""舌脉不符""脉症不相应"等，对于这种情况，切不可轻易舍弃某些病情，需要全面掌握疾病的发生和发展状况，结合四诊信息进行综合评判，才能得出正确的诊断。

三、多维性

辨证论治是通过中医四诊合参，对所收集的疾病信息进行归纳和分析，从而对疾病做出精准的诊断。通过"望、闻、问、切"四诊采集的不同信息均能在某种程度上揭示疾病的病因病机，望诊信息主要包含颜色和神态等信息，如望舌时，需要对舌体的舌质和舌苔两方面进行观察，舌质需要观察舌色、舌的形质、动态和舌下脉络，舌苔则需要注意苔质和苔色两方面；闻诊信息主要包括声音和气味信息；问诊主要记录患者的表现和疾病发生发展过程的信息，问诊内容不仅包括疾病的病因、症状体征，还包括既往史和家族史等信息；而切诊主要包含脉诊和按诊等感触信息，如在脉诊时，脉象八要素是主要采集的信息,即脉位、至数、脉长、脉宽、脉力、流利度、紧张度、均匀度。根据以上信息揭示疾病的本质,一般情况下,脉位深浅揭示疾病的表里,如脉位表浅的浮脉多为表证,脉位深沉多为里证。

因此,在诊断过程中需要四诊合参,结合望诊、闻诊、问诊和切诊的信息,对疾病病情进行综合判断。采集信息内容的不同,决定了采集的信息具有多维性。

四、异质性

中医诊疗信息的异质性主要体现在医生和患者两方面。在诊疗过程中,医生主观感悟的诊疗经验和对四诊信息的观察理解在临床决策中占据主导地位,导致对于同一患者,不同医生所采集的四诊信息不尽相同。

同样,对于患者而言,由于医疗知识有限,加之与医生的沟通障碍等原因,在主观描述疾病信息的过程中,无法做到准确表达疾病信息或者遗漏重要病情,导致诊断过程可能存在误解甚至是偏差。中医诊疗过程是个体化的动态诊疗过程,以"理 - 法 - 方 - 药"为基本治疗路径,根据四诊合参,判断证型,确定治则治法,最终组方用药。所以,医患双方信息的沟通不畅和理解偏差,往往导致所获得的诊疗信息具有异质性。

综上,中医临床诊疗信息由于以上特性,目前存在诊疗信息片面且零散,与临床的契合度较差,尚缺乏统一的标准化数据库和通用的临床诊疗平台等问题。因此,实现中医标准化,要保证获取信息的稳定性和可重复性,建立标准化的诊疗数据库和通用性诊疗平台,其诊疗过程的规范化是实现智能中医标准化的基础。

第二节 中医诊疗数据的标准化

中医药标准化建设包括建议、规范、指南和标准四个层面,是一个开放的系统。目前,我国中医药相关标准体系已见雏形,同时,我国的中医药标准化建设已经进入国际标准化建设的主流和基干范畴,如:上海设有 ISO/

TC249 秘书处,北京设有 ISO/TC249 国内技术对口单位。

中医药信息标准化在中医药标准体系中处于核心地位,在中医信息化中发挥关键性作用。中医药信息标准规定了信息采集、传输、交换和应用时所采用的统一规则、概念、名词、术语、代码和技术。目前,国内中医药信息标准化工作的重点是术语标准和数据资源标准的研制,在中医药学主题词表、中医临床标准术语集、中医药学语言系统等领域取得了一系列突破性成果。

一、中医诊疗数据的标准化

(一) 中医术语标准

中医术语标准是中医药信息化建设的基础,只有在统一概念和术语的基础上,才能实现信息的规范化,促进数据的深度共享和高效利用,目前已出版了《中医药学名词》《中医基本名词术语中英对照国际标准》《中医药常用名词术语英译》等专著。此外,也制定了一系列中医药术语标准(表4-1)。

表 4-1 中医药术语标准

序号	标准号	标准名称
1	GB/T 20348—2006	《中医基础理论术语》
2	GB/T 16751.1—1997	《中医临床诊疗术语·疾病部分》
3	GB/T 16751.2—1997	《中医临床诊疗术语·证候部分》
4	GB/T 16751.3—1997	《中医临床诊疗术语·治法部分》
5	GB/T 12346—2006	《腧穴名称与定位》
6	GB/T 13734—2008	《耳穴名称与定位》
7	GB/T 30232—2013	《针灸学通用术语》

具体而言,目前术语的规范研究主要集中在对中医病证、证候、中药等方面,其信息资源包括分类代码标准、主题词表和结构化术语集等。

1. 分类代码标准 通过代码的方式规定类别或范畴,从而优化行业内信息的组织、检索和交换。目前主要有以下标准(表 4-2)。

表 4-2　中医药数据分类代码标准

序号	标准号	标准名称
1	GB/T 15657—1995	《中医病证分类与代码》
2	GB/T 31773—2015	《中药方剂编码规则及编码》
3	GB/T 31774—2015	《中药编码规则及编码》
4	GB/T 31775—2015	《中药在供应链管理中的编码与表示》
5	GJB 791.22—1990	《全军后勤物资分类与代码·中药类》
6	GB/T 7635.1—2002	《全国主要产品分类与代码第 1 部分：可运输产品》
7	DB31/T 703—2013	《小包装中药饮片包装剂量规格与色标》
8	DB31/T 826—2014	《中药饮片包装编码与条码表示》

2. 主题词表　又称叙词表、检索表或词库，是规范化、有组织，能体现主题内容的已定义的名词术语集合体，作为文献与信息检索中用以标引主题的一种检索工具，目前主要有以下标准（表4-3）。

表 4-3　中医药主题词标准

序号	主题词表	发布单位	特点
1	《医学主题词表》(MeSH)	美国国立医学图书馆	国际广泛采用
2	《中文医学主词表》(CMeSH)	中国医学科学院医学信息研究所	MeSH 中文版，与中医相关的词条很有限
3	《中国中医药学主题词表》	中国中医科学院中医药信息研究所(IITCM)	与 MeSH 兼容为原则，成为全球范围医学界进行中医药文献标引依据

3. 结构化术语集　在信息工程领域，本体作为一种特殊的结构化术语集，更加适合计算机系统使用，特别是在医学领域中，本体技术以其强大的知识表达和推理能力得到了广泛应用。如美国国立医学图书馆（NLM）开发的"统一医学语言系统（Unified Medical Language System，UMLS）"，实现了一系列知识组织系统的整合与传播，中国中医科学院中医药信息研究所借鉴 UMLS 的成功经验，以本体论方法为指导，研制了"中医药学语言系统（TCMLS）"，对中医药学的名词术语进行了系统梳理，构建了中医

药概念术语的层次结构和复杂语义网络,已收录约12万个概念、30万个术语及127万条语义关系,包含中医基础、临床、病证、操作、治则治法和中药等中医临床诊疗术语,并建立了基于中医药学语言系统的文献检索平台。

(二)中医数据标准化

数据标准化是按照预定规程对共享数据实施规范化管理的过程,其相关标准包括数据集分类与编码标准、元数据标准和数据元标准等。

1. 数据集分类与编码标准 数据集分类与编码标准规定了特定领域中数据集分类和编码的原则与方法,对数据分类管理及导航具有重要意义。如采用面分类法将中医药数据分为中医药事业、中医、中药、针灸及古籍五大类,并在每个"面"下,应用线分类法分成若干层级的类目,形成一个有层次的、逐级展开的分类体系,实现对中医药数据集的制作管理、查找和共享等。此外,还有以标准和分类方法作为参考依据的分类方法,如《中医药学数据资源手册》,该分类方案基本涵盖了所有中医药数据资源,为中医药数据资源的整合和目录查询,提供了系统、规范、实用的分类和编目办法。

2. 元数据标准 元数据(meta data)指"定义和描述其他数据的数据"〔GB/T 18391.1—2009《信息技术 元数据注册系统(MDR)第1部分:框架》〕,又称中介数据、中继数据,主要是描述数据属性(property)的信息。元数据标准为各种形态的数据资源提供了规范和统一的描述方法,在数据资源的管理与利用中发挥了重要作用。目前,在国际上应用最广、影响最大的元数据标准被称为都柏林核心元数据元素集(DC),它定义了一组最核心的术语,通用性强,可用于描述各种资源。2010年,我国发布了中华人民共和国国家标准《信息与文献 都柏林核心元数据元素集(GB/T 25100—2010)》;此外,相关学者进一步研制出了《中医数据集元数据规范》,基本覆盖了中医数据集的共性元数据;另有学者针对中医古籍数据标准化开展了中医古籍元数据的研究。

3. 数据元标准 数据元(data element)是用一组属性描述其定义、标识、表示和允许值的数据单元（GB/T 18391.1—2009），可以理解为数据的基本单元。数据元标准为数据交换提供了在"数据"层面上统一且可共同遵守的数据交换规范。我国在完成健康档案和电子病历基本框架与数据标准研制的基础上，通过提取公用数据元，初步形成了卫生信息数据字典。2012 年，卫生部通知发布的《电子病历基本数据集（征求意见稿）》中包括了"中药处方子集""中医住院病案首页子集"等面向中医的数据元子集，适用于指导和规范中医电子病历基本信息的采集、存储、共享及信息系统的开发。中医专家已开始借鉴相关行业的数据元标准，遵循 WS/T 303—2009《卫生信息数据元标准化规则》、WS 363—2011《卫生信息数据元目录》等卫生行业标准，研究中医药数据元的提取规则与分类方法，从各种中医药数据库、住院病案中提取数据元，从而构建面向中医药领域的数据元目录。

（三）中医药标准化知识系统

1. 中医临床知识库系统　中国中医科学院中医药信息研究所研发的"中医临床知识库"系统，集成了中医药领域的领域本体、术语系统、文献库、知识库等多种知识资源，向中医专家和普通百姓提供知识检索、知识问答、知识浏览和知识推荐等多种服务。

2. 古今医案云平台　该平台由中国中医科学院中医药信息研究所中医药大健康智能研发中心经过十多年中医医案研究及在 40 万医案数据积累的基础上研发而成，集成诸多大数据、云计算等应用模式及智能信息处理技术，包含关联分析、贝叶斯、层次聚类等丰富的算法，挖掘病、证、方、药、穴位、治法、疗效等多角度之间的关系，为名医传承与经验总结中的方法学问题提供了便利的分析工具。

目前，已建立的医案数据库多因课题研究需要而建立，这些数据资源在数据结构、数据编码和数据语义等方面仍存在着一定的差异，所建立的数据库多数据量庞大，但功能却相对单一，很多数据库无法提供查询检索、集成分析等服务，导致难以实现数据在组织间的共享，成为阻碍中医药信息化发展的难题。

二、智能中医数据标准化体系构建

(一) 诊疗信息标准化

中医诊疗信息的标准化主要包括四诊信息术语的标准化、诊断术语的标准化和治疗术语的标准化三个部分。

1. 四诊信息的标准化　四诊信息的标准化主要针对望诊、闻诊、问诊、切诊所采集的疾病信息统一进行的标准化。中医对于症状等疾病信息的描述极其生动,且常用模糊性用语。因此,易出现概念不明、一词多义、一义多词等现象,如症状"多食易饥",在《黄帝内经》中称"消谷善饥",在《伤寒论》中称"消谷喜饥",后世医家又有"多食善饥""食欲亢进""好食易饥""贪食""多食""能食""易饥"等描述。诊疗信息标准化需要具备以下特征:①症状名称规范统一,选择恰当的名称作为症状正名,其他同义描述作为同义词或别名;②症状具有明确定义,诠释其内涵和外延,比如不欲饮食是指不想进食,或食之无味、食量减少,又称食欲不振、纳谷不香,而纳呆是指无饥饿感,可食可不食;③症状各自独立,尽量选取最小临床表现单元,减少症状含义的交叉和重叠;④避免诊断性术语,如"阴虚潮热"中"阴虚"即是诊断术语,可描述为"午后潮热";⑤具有轻重程度区分,一般可以按照无、轻、中、重来区分。

2. 诊断术语的标准化　中医诊断包括疾病诊断和证候诊断,由于目前存在疾病和证候混淆、疾病诊断术语不规范等问题,诊断标准化应主要从术语的统一、更正和拆分三方面进行。在对中医证候进行标准化处理时,有研究将证候拆分为病位、病性等基本证素,其中,病位或病性单一的证候,拆分为基本证素,如"肝肾阴虚证"拆分为"肝阴虚证"和"肾阴虚证";病位或病性复杂的证候如"脾肾不足证""心脾两虚证""肝郁脾虚证"则不进行拆分,具体中医临床证候术语见表4-4。

3. 治疗术语的标准化　中医治疗主要包括治则治法、方剂、中药等数据,其数据的处理主要包括对术语或名称的拆分和统一。

(1) 治法的标准化主要包括对术语的拆分和统一:①相对独立的治法

表 4-4 中医临床证候术语

证候	症状	舌	脉
气虚证	气短乏力,神疲懒言,自汗	舌淡	脉虚
气陷证	头晕眼花,少气倦怠,脘腹坠胀,脱肛,内脏,子宫下垂	舌淡苔白	脉弱
气脱证	面色苍白,口唇青紫,汗出肢冷,呼吸微弱	舌淡	脉细数
血虚证	面色淡白或萎黄,唇舌爪甲色淡,头晕眼花,心悸多梦,手足发麻,妇女月经量少,色淡,愆期或经闭		脉细
血虚动风证	面白无华,爪甲不荣,夜寐多梦,视物模糊,头晕眼花,肢体麻木,皮肤瘙痒	舌淡	脉细
血虚风燥证	皮肤粗糙,干燥脱屑,瘙痒,或枯敏皲裂,毛发失荣脱落,肌肤麻木,手足拘急,面白无华,爪甲淡白,头晕眼花		
血虚津亏证	面白无华,皮肤枯槁,唇甲淡白,鼻燥咽干,目涩少泪,小便短少,大便干结	舌红少津	脉细而涩
血脱证	面色苍白,头晕眼花,心悸征忡,气微而短,四肢清冷	舌淡	脉芤
阴虚证	潮热盗汗,午后颧红,五心烦热,头晕目眩,烦躁失眠	舌红少苔	脉细数
阴虚阳浮证	颧面烘热,两颧潮红,形瘦盗汗,午后潮热,盗汗颧红	舌红少苔	脉细数
阴虚血燥证	头晕目眩,口干咽燥,皮肤干涩,瘙痒,毛发不荣,妇女月经量多	舌红少津	脉细数
阴虚动血证	咳血,吐血,衄血,尿血,便血,妇女月经量多,午后颧红,形瘦盗汗	舌红少苔	脉细数
阴虚动风证	头目眩晕,肢体发麻,或手足蠕动,震颤,形体消瘦,形体惙瘀,五心烦热,口燥咽干,小便短黄,大便干结	舌红少苔	脉细数
阴虚津亏证	口渴引饮,皮肤干涩,眼眶凹陷,小便短黄,大便干结,五心烦热,形瘦盗汗	舌红苔少而干	脉细数
亡阴证	身热汗出如油,口渴饮冷,烦躁,面红	舌干无津	脉细疾数
阳虚证	畏寒肢冷,神疲乏力,气短,口淡不渴,或喜热饮,尿清便溏,或尿少浮肿,面白	舌淡胖	脉沉迟无力

续表

证候	症状	舌	脉
亡阴证	冷汗淋漓,身凉肢厥,神倦息微,面色苍白	舌淡苔润	脉微欲绝
虚阳浮越证	面红如妆,口咽干燥,皮肤灼热,下肢厥冷,尿清长,大便清		脉浮大无力
气血两虚证	神疲乏力,气短懒言,面色淡白或萎黄,唇甲色淡,心悸失眠	舌淡	脉弱
气随血脱证	面色苍白,四肢厥冷,大汗淋漓,气息微弱,甚至昏厥	舌淡	脉微欲绝,或虚大无力
气不摄血证	便血,肌衄,齿衄,妇女崩漏,月经量多,神疲乏力,气短懒言,面色无华	舌淡	脉弱
气血两虚动风证	神疲乏力,气短懒言,面色淡白或萎黄,唇甲色淡,头晕目眩,肢体麻木,手足拘急	舌淡	脉弱
气阴两虚证	神疲乏力,气短懒言,咽干口燥,烦渴欲饮,午后颧红,小便短少,大便干结	舌体瘦薄,苔少而干	脉虚数
阴血亏虚证	形体消瘦,面色萎黄,低热颧红,肢体麻木,头晕目眩,心悸失眠	舌红苔少	脉细数
阴阳两虚证	眩晕耳鸣,神疲,畏寒肢凉,五心烦热,心悸腰酸	舌淡少津	脉弱而数
津液亏虚证	口燥咽干,唇焦或裂,渴欲饮水,小便短少,大便干结	舌红少津	脉细数无力
津气亏虚证	神疲气短,烦渴欲饮,皮肤干燥,眼球凹陷,或汗出量多	舌红苔干	脉细无力
精气亏虚	头晕脑鸣,身材矮小,动作迟钝,智力低下,或精少精稀,阳痿早泄		
精血亏虚证	眩晕耳鸣,健忘,耳鸣,心悸,面白		
髓亏证	眩晕耳鸣,头脑空痛,腰脊酸软,动作迟钝,肢体痿软		

采用术语进行拆分;②有明显关联的治法,如"补气生血""养心安神""镇心安神""交通心肾""疏肝解郁""调和脾胃""平肝潜阳"等则不予拆分;③对于拆分后容易产生歧义的治法同样不拆分。

(2)方剂的标准化处理主要包括方剂名称的统一和拆分:①药物名称:参照《中华人民共和国药典(2020年版)》,统一别名、错别字、省略词等,如"苁蓉"规范为"肉苁蓉","勾藤"规范为"钩藤","萸肉"规范为"山茱萸","元胡""玄胡""延胡索"统一为"延胡索";②炮制方法:根据临床实际,对炮制不同、药效明显不同者视为不同药物,如"生地黄"与"熟地黄","生甘草"与"炙甘草";③《中华人民共和国药典》中未收录的中药,参照《中药别名速查大辞典》,使用相对规范的中药名称,并在数据库表中补充该药物的性味、归经、功效、常用剂量等内容,对中药字典进行完善补充;④2种以上药物合并书写者拆分为单个中药,如"合欢花皮"拆分为"合欢花"和"合欢皮","煅龙牡"拆分为"煅龙骨"和"煅牡蛎"等;⑤仅剂型不同者,视为同一味药,如"三七末""三七片"规范为"三七","西洋参粉"规范为"西洋参"等。

(二)诊疗数据采集的标准化

1. 诊疗数据采集的标准化 诊疗数据主要包括非结构化、结构化和半结构化信息。

(1)非结构化数据标准化:非结构化数据的典型特点是数据结构不规则或不完整,不需要预先定义数据模型。非结构化数据包括所有格式的文本、图片、XML、HTML、报表、图像和音频/视频信息等。非结构化数据在采集过程因其简便易行,在临床诊疗实践中应用广泛,同时,由于采集数据的多元性为后期数据的统一标准化带来了困难,而且,很多数据是在诊疗结束后进行补录,无法真实完整地还原缺失和定义歧义数据。

(2)结构化数据采集:结构化数据又称行数据,是一种高度组织和格式整齐的数据。主要采用二维表结构预先定义字段的名称、数据格式和长度范围,从而获取结构化的数据,并且采用关系型数据库进行存储和管理。结构化数据的内容一般是可以直接或简单转化后应用的最小有意义单位,因此,相对于非结构化数据,结构化数据的预处理工作量更小且效率更高。但临床实践活动的个体性、变动性和不可预测性给结构化数据的预先定义带来了巨大挑战,为实现数据的规范统一,可能会产生不必要的冗余数据,成为限制结构化数据标准化最大的瓶颈问题。

(3)半结构化数据采集:或称为自描述的结构数据,与结构化和非结构化数据相比,半结构化数据有数据结构,但结构灵活可变。主要通过相关标记用来分隔语义元素以及对记录和字段进行分层。因此,半结构化数据最大的优点在于其灵活性,同时包含了具有一定框架模式的数据信息,且这种模式可在数据库内调整改变。

(4)智能辅助采集系统:在诊疗实践的过程中,可借助智能辅助采集系统,在标准化基础上,完成诊疗数据的实时动态采集。为保证数据采集的标准化,需集成智能辅助采集系统与诊疗决策辅助系统、药物处置系统等,通过集成系统提高数据采集的效率,节省人力成本。智能辅助采集系统的基本模块包括人机交互、数据解析、数据存储、标准加载、数据更新等部分,通过智能辅助采集系统实现对诊疗信息的高效、实时动态和精准采集,实现诊疗信息的标准化。见图4-1。

2. **多源数据的标准化** 对于不同来源的临床诊疗信息,需要将数据进行ETL(extract-transform-load)处理(图4-2),即通过抽取(extraction)、转化(transformation)、加载(loading),直至实现不同数据源的临床诊疗信息与标准化数据库模式在语法上和语义上融合的过程。

针对中医临床诊疗数据,ETL处理一般包括两个连续的处理过程,每个阶段都需要由经验丰富的专家组完成。

(1)第一阶段:由熟悉临床诊疗信息载体的专家组成,通过识别与标准化数据库相匹配的数据元素,并建立该元素与标准化数据库元素的映射关系,以完成数据抽取。这一阶段要求专家必须熟悉原始数据库和标准数据库的数据结构和概念内涵,比如电子病历过程中的实施和使用专家、电子病历术语专家。

(2)第二阶段:由程序员通过数据转换和数据映射,将原始数据库的数

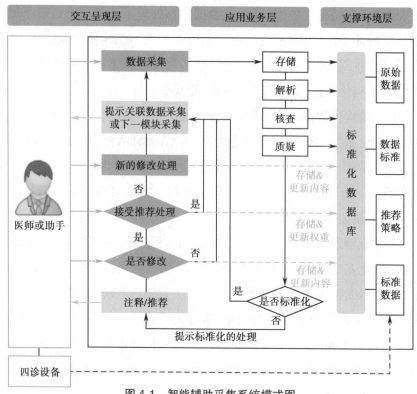

图 4-1 智能辅助采集系统模式图

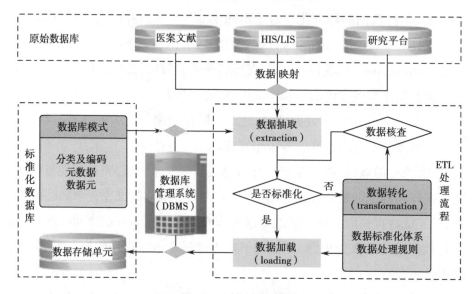

图 4-2 ETL 处理流程

据加载到标准数据库模式中。数据转换是将复杂数据进行清洗和标准化的过程，包括处理数据间的重复、矛盾和不统一，实现与目标数据库模式和代码相匹配，实现数据的加载。这一阶段需要使用数据库编程语言，如使用结构化查询语言（SQL）进行手动编程等。多数情况下，第二阶段的处理工作需要进行多轮次的调整和重复，以保证转换后数据的完整与准确性。

第三节　诊疗过程的标准化

中医临床的诊疗过程实质是医者对患者疾病的进展情况进行动态认知的过程。医者运用中医四诊合参、辨证求因等方法，在规范采集患者症状、体征等临床信息的基础上，通过中医诊断及辨证思维辨析临床表象信息间的内在联系，挖掘病变的本质，明确辨析疾病、证候，并进一步根据病证确立治则治法、遣方用药。整个诊疗过程可以概括为临床医生对信息的获取、理解、分析、综合、应用与评价。

中医诊疗过程的标准化是在中医学术语标准化工作的基础上，针对中医临床诊疗的关键环节，包括诊断、辨证、处方用药、技能操作等建立的标准化与规范流程。中医诊疗标准化工作自 20 世纪 80 年代开展以来，在国家标准化管理委员会、中国标准化研究院、全国团体标准信息平台、国家中医药管理局以及国内相关中医药学术机构等的大力支持与推动下，在中医诊断标准、病证分类、诊疗指南等方面取得了长足进展，形成了《中医基础理论术语》（GB/T 20348—2006）、《中医病证分类与代码》（GB/T 15657—1995）等国家标准，以及《中医皮肤科病证诊断疗效标准》（ZY/T 001.8—1994）、《中医儿科病证诊断疗效标准》（ZY/T 001.4—1994）等行业标准。

目前，中医诊疗过程标准化围绕四诊信息采集标准、疾病诊断与辨证分型以及临床治疗等方面展开。其中，中医四诊信息采集的标准化以"望、闻、问、切"四诊的客观化、量化及数字化研究为主要方向；中医临床诊断、辨证与治疗的标准化以中医临床实践指南、中医临床路径的制定与应用为基础。本节将从这几方面展开论述。

一、四诊信息采集的标准化

对患者临床信息的采集与整合是中医临床诊疗的第一步，"望、闻、问、切"四诊合参是临床信息采集的核心方法，是中医诊疗体系的重要支撑，故实现中医诊疗过程的标准化必须建立在标准的四诊信息采集基础上。

（一）望诊信息的标准化采集

1. 望诊采集环境的标准化　中医望诊主要包括面诊及舌诊，环境光线对于望面色、舌色有重要影响，故标准的望诊采集环境要求采用充足而柔和的自然光线，最理想的环境是在白天的、温和的自然光下进行。

目前中医面诊、舌诊设备的研发与应用广泛，在规范设计的仪器中通常采用人工调试后具有标准的色度、色温参数的光源，这类光源的稳定性强，不会受到时间、天气等不良因素的影响，逐渐成为公认的望诊信息采集的照明方式。

2. 望诊标准化

（1）面诊以望面色为要点，包括面部的青、赤、黄、白、黑五色变化，能够反映脏腑气血的盛衰变化。面诊的特点与中医辨证的对应关系基本可以概括为：①青色主寒证、痛证、瘀血、惊风；②赤色主热证；③黄色主虚证、湿证；④白色主虚证、寒证、失血证；⑤黑色主肾虚、水饮、瘀血。

在实际临床诊疗中，对于面色的描述存在很强的主观性和术语欠规范性，在望诊标准化过程中，望诊仪通过建立数字化的色彩空间，统一确定面诊信息的标准，色彩空间先通过数字方式定义每一种颜色及色泽，再通过应用空间坐标的具体数值唯一定义每种颜色，从而实现面诊采集信息的高度一致性。同样的规范也适用于对舌诊中颜色信息的采集。

（2）舌诊信息的采集主要包括舌质与舌苔两个方面。舌质与舌苔的信息体现在颜色特征、形态特征和质地特征几个维度。其中舌质、舌苔的颜色特征均可应用色彩空间的识别与分析标准。

舌质的形态特征包括：①舌的老嫩，对舌的纹理进行辨析，基于统计的纹理分析和基于小波分解的纹理分析能够进行纹理粗糙、细腻特征的量化,通过定量化的纹理分析实现舌质老嫩信息采集的标准化;②舌的胖瘦,通过辨析舌体的长宽比例、舌前部轮廓的形状,通过对舌的图像比例及局部分割后进行分析,实现了舌体胖瘦信息的标准化采集。

舌苔的质地特征包括:①苔的厚薄,分析舌苔覆盖下舌质的可见度,一般认为薄苔可以使医师较清晰地观察到其下舌质的颜色,而厚苔则完全覆盖舌质;在目前关于舌诊的研究中,常用图像灰度差分析对比,可实现舌苔厚薄的量化及标准化。②舌苔的润燥,通常以舌体的光反射特性对舌苔润燥程度进行辨析,舌苔润通常代表含有较多水分,其表面对光的折射率和角度与干燥的舌面相比,具有明显的差异,通过光反射模型可实现对舌苔润燥的信息进行标准化采集。

(二) 闻诊信息的标准化采集

闻诊包括闻气味与听声音,闻气味包括患者身体及其病理产物的气味;闻声音包括听语声、呼吸音、咳嗽、呕吐、呃逆、嗳气、太息、喷嚏、呵欠等声音。目前,中医闻诊的标准化及智能化研究多集中在智能语音及语义识别领域,在中医学术语标准化的基础上,以标准、规范的诊断学语言记录闻诊所采集到的各项信息。

闻诊信息标准化采集过程与中医诊断的闻诊类似,在疾病诊断过程中,通过对声音或呼吸音的大小、强弱、高低、清浊等信息的采集,实现对闻诊信息采集的标准化,这一部分内容的详述见本书第一章第三节。

(三) 问诊信息的标准化采集

问诊主要通过询问患者病史、疾病发生、发展过程及症状体征等重要临床信息进行疾病诊断。问诊信息标准化的主要采集内容在中医"十问歌"中已有具体体现,目前,中医问诊信息的标准化研究在中医学标准化术语的基础上,通过多中心、大样本的临床病例信息采集及分析处理,逐步归纳出疾病的相关证候以及特定症状的高频词汇,发掘不同病证的基本演变规律,形成规范化的中医问诊量表、标准化病例报告表及电子问诊表单等标准化采集工具,为中医问诊信息的标准化提供示范。

（四）切诊信息的标准化采集

中医切诊主要包括脉诊和按诊两个部分，其中脉诊是中医临床诊断过程中最具特征性的方法，在临床诊疗中应用广泛，以下详述中医脉诊信息的标准化。

脉诊是中医临床医生通过手指端的触觉切按患者腕关节桡动脉搏动处，感知脉动应指的特征信息，并根据采集的信息判断病情，辅助诊断。

1. 脉诊采集条件的标准化

（1）脉诊时间：清晨是诊脉的最佳时间，因为清晨尚未饮食及进行活动，阴阳未动，气血未乱，经络调匀，容易获得患者的真实脉象，对疾病做出准确判断。但根据临床实际情况，不可拘泥于清晨，脉象采集时使患者保持在平静的内外环境状态下即可。

（2）脉诊体位：患者取坐位或正卧位，手臂放平与心脏处于同一水平，直腕，手心向上，并在腕关节背部垫上脉枕，便于切脉。

2. 脉诊标准化采集的方法

（1）脉诊指法：医生面对患者，一般以左手切按患者的右手，或以右手切按患者的左手。

（2）脉诊定位：诊脉首先用中指定关，即医生用中指按在患者掌后高骨内侧关脉部位，接着用示指按关前的寸脉部位，环指按关后的尺脉部位。小儿寸口部位甚短，一般多用一指定关法诊脉，即用拇指统按寸关尺三部脉的方法。

（3）脉诊布指：在脉诊时，通常示、中、无名三指呈弓形，指端平齐，因指目感觉较灵敏，多以指尖与指腹交界处的指目触脉。手指分布应疏密相宜，根据患者的身长情况，如身高臂长者，布指宜疏，身矮臂短者，布指宜密。

（4）脉诊按指：当手指接触皮肤时应三指平布，同时用力按脉，称为总按，以感知整体的三部脉象。另外，分别用一指单按其中一部脉象，称为单按，用于重点体会某一部脉象特征。用指轻按在皮肤上称为轻取，用指重按在筋骨间称为沉取，指力从轻到重，从重到轻，左右前后推寻，以寻找脉动最明显的特征，称为中取；以上为仔细揣摩脉象特征的基本诊脉法。

3. 脉诊采集信息的标准化 脉诊信息可以概括为位、数、形、势四个方面,具体通过脉位、至数、长度、宽度、力度、流利度、紧张度、均匀度八个角度的信息体现。

(1)脉位:指脉的浮沉;反映了病位的表里、深浅。

(2)脉数:指脉的迟数;反映了病证的寒热、虚实。

(3)脉形:指脉的长度、宽度;反映了病证的虚实。

(4)脉势:指脉的力度、流利度、紧张度、均匀度,反映病证虚实以及气血盛衰等信息。

在实现了脉诊采集条件、方法和信息标准化的基础上,应用智能采集设备采集、传感、深度学习及数据分析、传输等技术和方法能够推进中医临床诊疗的信息化与数字化,真正实现脉诊采集信息的标准化。

临床实践中,中医四诊是诊疗的第一步,对于认识病证、揭示疾病的本质不可或缺。因此,四诊信息及其采集的客观化、标准化至关重要,是智能化临床诊疗的基础;另外,医工交叉学科的发展、大数据、深度学习及神经网络等人工智能技术又进一步促进了标准化中医四诊的完善,不断提升中医临床诊疗的精度与效率,以提供更优质的中医药临床服务。

二、中医辨证治疗的标准化

中医辨证治疗的标准化是指在中医诊疗行为中,临床医师的诊断、辨证和治疗方法应严格遵循一定的标准执行。随着中医标准化术语体系的日渐完善,循证中医药方法学体系的建立,中医辨证治疗的标准化工作进展迅速,在充分结合获得的客观临床证据的基础上,总结临床名老中医的诊疗经验,通过中医临床专家共识后形成中医诊疗规范、临床指南等在临床中广泛应用,极大地推动了中医临床诊疗的标准化进程。其中,成熟度最高、接受度最广的当属中医临床路径与中医临床实践指南的制定与应用。

(一)中医临床路径

临床路径(clinical pathway)是指针对某一疾病建立一套标准化治疗模

式与治疗程序,是一个有关临床治疗的综合模式,以循证医学证据和指南为指导来促进治疗组织和疾病管理的方法。

中医临床路径指的是围绕明确的中医病证,以中医药治疗为主体的临床路径。自 2010 年至今,国家中医药管理局已经发布了 490 余病种的 5 个版本的中医临床路径,是规范诊疗行为、保障医疗质量与安全、推进中医药临床诊疗标准化的重要举措。

1. 中医临床路径的制订 中医临床路径的制订包括成立临床路径工作组、确定核心临床问题、临床证据的评价与参考、临床路径的撰写与发布、达成临床一致建议及确立临床路径表单等多项综合流程,制订过程遵循循证医学当前最佳证据、临床专业经验和患者意愿三大核心要素的需求(图 4-3)。

(1)成立中医临床路径制定组:中医临床路径工作组是组织、协调、制定与撰写一份中医临床路径的最小工作单元,一般为某一临床科室、医院或独立医疗机构。工作组由中医临床路径专家委员会和中医临床路径编写小组构成。

(2)确定核心临床问题:核心临床问题决定了所制定的中医临床路径在实践中的应用范围。中医临床路径建立的终极目标是能够切实地解决临床诊疗实践中的具体问题,以提高中医药诊疗水平与临床疗效,为患者解除疾病痛苦、减轻经济负担。

中医临床路径的制定应严格筛选本科室或医院具有诊疗优势或亟待建立诊疗规范的疾病类型,并组织相关学科领域的专家评估,以明确制定中医临床诊疗路径的必要性与可行性。

中医临床路径的制定与实施,旨在强化临床诊疗优势、实现中医临床诊疗的规范化与标准化,故路径制定组应充分结合本科室(院)的主客观条件,在广泛征询专家基础上,确定该临床路径所能解决的具体临床问题和所重点关注的诊疗环节,将该路径的必要性与可行性落实到具体的临床实践中,切实执行能够促进科室及医院自身发展、提升整体诊治水平与提高医疗质量的中医临床路径。

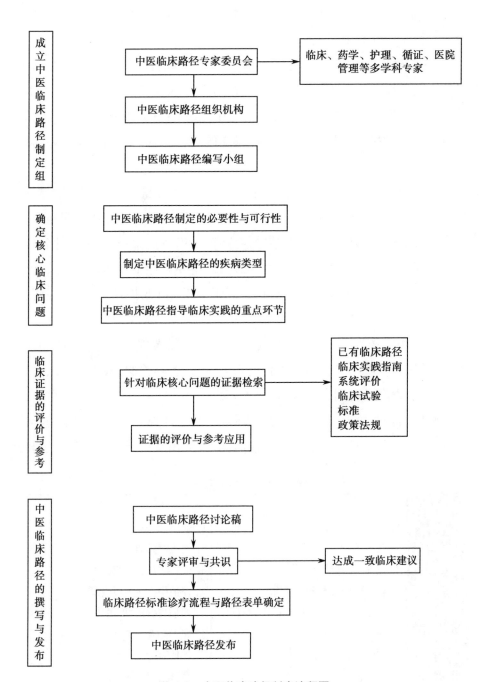

图 4-3 中医临床路径制定流程图

（3）临床证据的评价与参考：中医临床路径的制定亦需建立在充足、有价值的临床证据基础之上。

（4）中医临床路径的撰写与发布：中医临床路径需要经行业内专家评审后达成一致意见。专家评审的目的在于广泛收集临床、护理、检验、药学、循证研究、管理等多学科专家的意见与建议，确保中医临床路径在证据的可信度、临床诊疗的规范性以及临床操作的可行性等方面均具有良好的执行力。

医生版临床路径表单（表 4-5）：医生版临床路径表单中确定了不同诊疗时间的诊疗项目，将临床路径确定的诊疗方案与临床任务依时间顺序以表格清单的形式列出。表单包括的信息有：①患者信息登记：患者姓名、病历号、入院日期；②疾病类型、分型、分期；③主要诊疗工作：病情评估、辨证等；④医嘱内容：检验检查、临床用药、治疗操作等；⑤护理工作；⑥病情变化记录。

患者版临床路径告知单：是向患者告知其需要接受的诊疗过程的表单，是对患者入院后具体诊疗工作的梳理，包括各项检验、检查、治疗、医生查房、护士查房及时间安排等信息。

临床路径实施差异记录单：是记录和分析临床路径实施过程中差异情况的表单，主要包括临床实施差异的时间、具体出现差异的诊疗工作、出现

表 4-5　医生版临床路径表单

时间	___年___月___日 （住院第 5~7 天）	___年___月___日 （住院第 8~10 天）
主要诊疗 工作	□三级医师查房、明确诊断 □追踪、分析检查结果 □评估中医证候变化情况 □评估主要症状、并发症缓解情况 □完善必要检查 □评估有无退出路径指征 □完善治疗方案 □完善查房记录	□上级医师查房 □追踪、分析检查结果 □评估中医证候变化情况 □评估主要症状、并发症缓解情况 □完善必要检查 □评估有无退出路径指征 □完善治疗方案 □完善查房记录

续表

重点医嘱	长期医嘱 □护理常规 □分级护理 □饮食 □测生命体征及 $SO_2\%$ □中药汤剂辨证论治 □中药静脉注射剂 □服中成药 □其他中医药特色疗法(□中药离子导入治疗 □中药保留灌肠) □西医治疗 　□抗感染药物 □原剂量 □剂量减少 □剂量增加 □药物调整 　□氧疗(□鼻导管 □面罩) 　□辅助呼吸(□无创 □有创) 　□糖皮质激素 □原剂量 □剂量减少 □剂量增加 □对症治疗 **临时医嘱** □根据患者状况决定复查项目 □必要时复查异常指标 □病情变化时进行中医辨证	长期医嘱 □护理常规 □分级护理 □饮食 □测生命体征及 $SO_2\%$ □中药汤剂辨证论治 □中药静脉注射剂 □服中成药 □其他中医药特色疗法(□中药离子导入治疗 □中药保留灌肠) □西医治疗 　□抗感染药物 □原剂量 □剂量减少 □剂量增加 □药物调整 　□氧疗(□鼻导管 □面罩) 　□辅助呼吸(□无创 □有创) 　□糖皮质激素 □原剂量 □剂量减少 □剂量增加 □对症治疗 **临时医嘱** □根据患者状况决定复查项目 □必要时复查异常指标 □病情变化时进行中医辨证
主要护理工作	□观察患者病情变化 □饮食、日常护理指导 □指导陪护工作 □保持口咽部清洁,观察痰量、痰质及痰色并记录 □执行诊疗护理措施	□观察患者病情变化 □饮食、日常护理指导 □指导陪护工作 □保持口咽部清洁,观察痰量、痰质及痰色并记录 □执行诊疗护理措施
病情变异记录	□无 □有,原因: 1. 2.	□无 □有,原因: 1. 2.
责任护士签名		
医师签名		

差异性的原因,以及此临床差异对患者的治疗结局、住院天数和临床预后影响等内容。

制定完成的中医临床路径一般以专著、期刊论文的形式发布,由中医临床路径工作组组织召开路径发布、推广与培训等相关会议,以更好地促进路径的临床认知度、扩大路径实施的范围。中医临床路径表单可同时进入医院信息系统(HIS),供一线医护人员直接执行与实施。

2. 中医临床路径的实施　循证中医临床路径的实施包括一线医护人员培训、患者准入路径评估、执行路径的诊疗计划、路径实施差异记录与分析、患者退出路径评估、路径实施信息整理与统计六大流程。

(1) 一线医护人员培训:中医临床路径成功实施的第一步是对临床一线医护人员的系统培训,培训内容包括临床路径基础理论、管理方法与相关制度、临床路径中涵盖的诊疗内容与实施方法。其中,具体时间对应的具体诊疗工作、诊疗的实时记录、临床实施差异的处理、记录与分析等均是培训重点,使医护人员充分了解临床路径的实施流程,完整、清晰地执行路径所规定的诊疗工作。

(2) 患者准入路径评估:中医临床路径的实施对疾病类型、中医病证均有明确的规定与诊断标准,故需对患者的临床情况进行准确评估后方可决定是否准入路径。

(3) 执行路径的诊疗计划:一线医护人员严格按照中医临床路径执行表单开展临床诊疗工作,做好每一项工作的详细记录。临床路径执行表单在患者准入临床路径后即与病历附在一起,每一项医嘱、护理操作,患者接受的检验、检查与治疗均详细记录在表单中,直至患者完成路径执行评估、退出路径。

(4) 路径实施差异记录与分析:中医临床路径涵盖的是标准化临床诊疗的规范操作,但临床中的病证多具有非典型性,患者的临床状态难以完全标准化,在路径实施中均有一定的差异性。发现实施差异,需及时、详细记录差异信息、分析产生差异的原因。

(5) 患者退出路径评估:临床实施中出现以下情况时对患者进行退出

路径评估,以结束临床路径的执行:①中医临床路径实施完整,患者按时出院;②实施临床路径的过程中,患者出现严重的并发症,需要转入其他科室进一步诊疗;③实施临床路径的过程中,患者主动要求出院、转院或改变治疗方式;④患者诊断有误,不满足准入临床路径条件;⑤患者出现严重的医疗相关感染等不良事件,临床情况不适于继续实施当前临床路径。

(6) 路径实施信息整理与统计:临床路径实施完成或患者因各种原因退出临床路径,需对临床路径执行期间所有相关资料、信息与文本进行系统的整理与统计分析,开展患者临床满意度调查、医护人员临床路径执行力分析等,以评价中医临床路径的实施效果。

3. 中医临床路径的评价 中医临床路径的评价是在临床路径实施结束之后,对整个路径实施过程进行总结、分析、修正,不断完善与提高。包括差异分析、中医临床路径实施效果评价、中医临床路径实施成果报告、中医临床路径的修订与更新四个部分。

中医临床路径的目标是为患者提供最佳的中医诊疗服务,因此,需要进行周期性的回顾、修订与更新。定期地根据具体实施过程中出现的问题以及国内外有关疾病病因、诊断与治疗的最新进展,结合临床专科与医疗机构的客观条件与实际需求,对中医临床路径及时加以修改、补充和完善。推荐应用医院管理的"PDCA 循环"原理,即计划(plan)、实施(do)、检查(check)、处置(action)对中医临床路径进行不断的评估、修订与更新,不断整合最新的、高质量的临床证据,使中医临床路径更加合理、有效、标准化。

(二)中医临床实践指南

中医临床实践指南是在循证医学方法指导下实现中医诊疗标准化的具体表现形式之一。正如国家中医药管理局颁发的《中医药标准化中长期发展规划纲要(2011—2020 年)》指出,中医药指南的制订是未来 5~10 年中医药标准化工作的重要任务。在《中医药标准发展规划(2006—2010 年)》《中医药标准化中长期发展规划纲要(2011—2020 年)》等政策方针指导下,随着中医药临床研究的开展,每年有大量的中医药指南由中华中医药学会、中国中西医结合学会等权威机构发布,有学者对国内发布的百余篇中医药指南进行方法学质量评价,结果发现中医药指南总体质量高于国内指南的平均水平,对制订高质量中医药临床实践指南也越来越重视。

1. 中医药临床实践指南的制定

(1) 遴选指南主题:选题方面需考虑中医药的优势和特点,对于西医疗效不佳、副作用较大或成本较高,以及依从性较差的病种应该在制订指南时重点考虑。

(2) 注册与撰写计划书:在国际实践指南注册平台(International Practice Guideline Registry Platform,IPGRP)注册,并获取全球唯一注册号。计划书需要涵盖指南制订的目标、时间表、任务安排、重要的流程及方法。

(3) 成立指南工作组:一般而言,需成立由本领域资深专家组成的专家委员会或咨询委员会,实际参与指南制订。特别是需要一个多学科推荐的共识专家组,该专家组的成员人数可在 10~20 人之间,在平衡了专家级别、地域和性别的基础上,重点突出多学科性。

(4) 临床问题的调研、遴选与确定:一方面,指南制订小组成员通过系统检索本领域相关指南,对指南中的推荐意见进行分析;另一方面,通过 2~3 轮对一线临床医师的调研,收集和优选本指南拟解决的关键问题,并由指南工作组确定最终纳入的临床问题,与方法学家讨论后解构为人群(population)、干预措施(intervention)、对照(comparison)和结局(outcome)格式。

(5) 证据的检索、筛选与合成:应尽可能制作相关的系统评价/Meta分析。系统评价/Meta分析并不是最高级别的证据,也不能提供最好的证据,但可以通过这种方式提供有关该临床问题的证据体(evidence body),而非局部或片面的证据,并对纳入研究的质量进行严格评价,这样对研究的结果和解读会更客观。

(6) 证据质量和推荐强度的分级:对证据质量和推荐强度进行分级,是指南制订中最为核心和关键的环节。证据质量是指对观察值的真实性有多大把握,推荐强度是指对指南使用者遵从推荐意见对目标人群产生的利弊程度有多大把握。指南推荐意见需在综合考虑证据质量分级、患者偏好和价值观、干预措施的利弊平衡,以及所需的资源和成本的基础上决定最终的推荐级别。中医药领域指南的制订在证据分级和形成推荐意见时,在如何处理经典古籍文献和名老中医专家意见方面存在独特挑战,需考虑将中医特有的证据作为影响推荐意见的因素。

(7) 推荐意见共识与确定:需要清晰明确的共识规则,可应用德尔菲法、面对面专家讨论会共识,或者二者相结合进行。

(8) 规范化的撰写报告:可遵循国际实践指南报告规范——中医药指南扩展版,同时应特别考虑中医药干预措施的表述和呈现,力求推荐意见清晰、准确和具有可操作性。

(9) 外审、公示和获得批准:根据不同情况和要求,指南在正式投稿之前需要公开收集医务人员和患者及其他相关方的意见和反馈,应确保外审的有效性和独立性,以及获得主管部门的批准。

(10) 发布与发表:在相关学术会议、网站或媒体发布,或在学术期刊上以专著形式发表。

(11) 指南更新:指南制订出来后需要定期进行更新,一般来说,每2~3年需要对指南重新进行评估。这就需要在指南发布后定期追踪文献,当有重要的新证据出现时,重新对原有指南推荐意见进行合理的审议和修订,使其能充分利用前沿的科研成果,基于当前最佳研究证据,符合医疗水平的需求。

2. 中医临床实践指南的实施　中医临床实践指南的制订目的是为中医临床医师的标准化诊疗、科学决策提供指导和依据,故在临床中严格实施具体病证的指南推荐意见是实现其临床价值与意义的重要途径。

指南的实施需要在相关中医医疗机构开展培训与推广,使得临床医师真正地认识、掌握并熟练应用指南。但中医临床诊断、治疗的方法具有个体化的特殊性,临床实践存在较大差异,甚至对同一临床症状或证候可能有着截然不同的判断和处理方法;故指南推荐意见与临床实际相结合的应用在目前的中医临床诊疗工作中更具实践意义。

中医临床的诊疗过程是动态的、连续的、涉及复杂干预的过程。以往的传统中医认为中医的诊疗过程难以标准化,事实上,对于特定病例而言,其个体特征、临床症状、体征不会因诊疗者(医生)的不同而不同,患者临床信息是客观存在的,诊断、辨证、治疗的差异均来自于医者的判断与推理。因此,在临床医生诊疗行为的源头进行规范与标准化,是实现中医诊疗过程标准化的有效途径。

中医临床路径与临床实践指南的制定与实施是规范医生诊疗行为、促进中医临床诊疗过程标准化的关键。中医临床路径与临床实践指南为每一位中医临床医生提供了专业、系统的工作模式,在标准化的诊疗模式下进行临床实践,将会以极低的医疗成本与最少的资源实现最优的临床疗效,令患者实现最大限度的临床获益。

中医临床诊疗过程的标准化,旨在实现以中医临床思维模式指导同一类型数据进行高效率的临床实践,并取得较好的临床疗效。在标准化诊疗引导下,中医临床实践者们犹如站在巨人肩膀上,在自身诊疗能力提高的同时,为中医智能化奠定了扎实的基础。

第四节　疗效评价的标准化

临床疗效是中医的生命力和核心竞争力,疗效评价更是智能中医学注重的关键环节。对于已建立的智能辅助系统和工具,如何判断其是否有效、安全、可靠、适用,需要基于循证评价的原则,在临床研究与应用中评价与验证其效果。具体来说,遵循循证评价策略和方法,设计符合中医特点的中医临床研究方案,通过研究方案注册和高质量规范化实施,进一步规范研究过程与结果的报告,最后全面、系统地评价所获研究证据,并随着新证据的产生补充、更新评价结论(图4-4)。

一、疗效评价的研究设计方法

针对智能中医诊疗技术应用效果评价的问题,根据研究领域选择适合的研究设计与评价方法,是开展规范研究的前提。既包括经典的干预性与观察性研究方法,也包括一系列符合中医特点的创新评价方法。

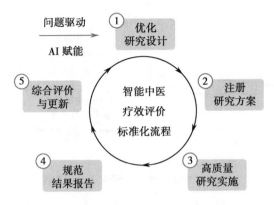

图 4-4 智能中医疗效评价标准化流程示意图

（一）干预性与观察性研究方法

在对临床诊疗措施进行疗效评价方面,干预性与观察性研究是常用的经典设计方法。在干预性研究中,研究者对特定人群给予特定的干预措施,并随访评价疗效结局;而观察性研究则是客观地观察和收集信息,不参与事件的发生发展过程,通过一定的数据分析策略,调整混杂因素,研究治疗与疗效结局的关联强度。根据全球医学人工智能(AI)临床研究注册数据统计,目前常用的研究设计类型是随机对照试验和队列研究。

1. 随机对照试验 随机对照试验(randomized controlled trial,RCT)是采用随机化的方法,将符合要求的研究对象随机分配到试验组和对照组,接受相应的干预措施,比如试验组应用中医智能辅助诊疗系统进行诊治,而对照组不应用该系统辅助诊治。在一致的条件或环境中,同步进行研究和观测,并用客观的效应指标对结果进行科学的测量和评价(图 4-5)。截至目前,高质量随机对照试验被国际视为评价干预措施效果的金标准。

随机对照试验的优点包括:①采用前瞻性设计,人为控制研究对象的条件和暴露情况,减少混杂因素影响;②标准化的实施,同时对结果进行标准化评价,验证其因果关系;③通过随机分组,使组间基线保持相对一致,组间可比性好;④在随机、对照、盲法基础上获得的数据,其统计分析结果及结论更为可靠。

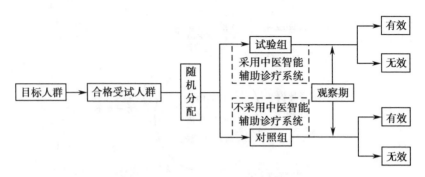

图 4-5   随机对照试验研究设计示意图

但 RCT 也存在一些不足,包括:①所需时间、人力、物力较多;②由于研究对象纳排标准过于严格,导致研究结果的代表性和外推性受限;③如不恰当地给予干预,可能出现伦理问题。

2. 队列研究   虽然随机对照试验是证明临床干预疗效的最佳设计,但由于难以充分体现中医药干预的特点以及对实际操作要求较高,观察性研究方法在中医药疗效评价中仍占据主要地位。其中,队列研究方法在 AI 评价领域较为常用。

队列研究(cohort study)是将一群研究对象按是否暴露于某研究因素,分为暴露组与非暴露组,比如暴露组接受四诊仪器智能诊断,而非暴露组不接受四诊仪器智能诊断,而是由中医师进行四诊诊断。随访观察适当长的时间,比较两组人群在这段时间内某一临床事件发生概率的差别,以此判断暴露因素与该临床事件的关联大小,即评价四诊仪器智能诊断对临床事件的预测效果(图 4-6)。

队列研究所获证据在循证医学证据等级中仅次于随机对照试验,可用于对效果的比较。优点是符合先因后果的时间顺序,验证因果关系论证强度较高;能对暴露因素所致的多种结局同时进行观察;无人为干预而更加符合临床实际,结果外推性较好。其缺点是研究周期长,需要大量样本;随访依从性难以控制,容易产生失访偏倚。

(二) 符合中医特点的创新评价方法

中医在临床诊治过程中灵活多样,体现在诊断与防治上的个体差异性

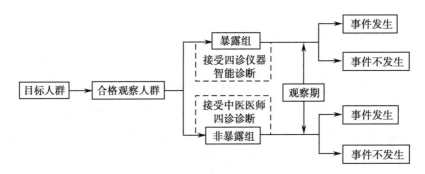

图 4-6 队列研究设计示意图

与精确性,具有突出的个体化特色,而经典的群体化研究方法很多情况下难以完全适应这一特点,因而发展出系列中医药个体化评价方法,可从方案设计、指标遴选、综合评价等方面为智能中医疗效评价提供方法支持。

1. **中医单病例随机对照试验研究方法** 单病例随机对照试验是以单个病例自身作为对照,采用随机、双盲、多次交叉的设计,受试者交替接受试验药与对照药,一般需要 2 轮或 3 轮以上的交叉对照,每轮中间设置药物洗脱期,从而比较两种干预措施的疗效。该方法所需样本量较小,其结果可得到对单个患者的"最"有效疗法或"最"合适剂量,提供适用于个体化的研究证据。主要适用于慢性疾病或罕见病的疗效评价研究,干预措施能够快速起效,且停止干预后作用快速消失,比如用于评价中成药牛黄降压胶囊治疗轻、中度原发性高血压的剂量 - 效应关系。单病例随机对照试验设计体现了"以病人为中心"的精髓,契合中医学以人为本、因人制宜的思想,其理念适于中医药临床疗效评价。

2. **中医临床研究核心指标集的确定方法** 常用的中医临床疗效评价指标可分为四类:①疾病临床终点指标,即反映患者生存状态等特征的指标,如死亡、总生存时间、某些重要的临床事件发生等。由于疾病的临床终点对患者影响最大,因此,又称为临床疗效的硬终点。但该类疗效指标的发生率低,需要长时间对大量样本进行观测,研究成本高,甚至有时会因不符合医学伦理而难以观测。②替代指标,即能够替代临床结局指标、反映和预测临床结局变化的指标,如用仪器设备检查生命体征指标、实验室检查指标等。替代指标应是根据流行病学、治疗学、病理生理学等证据,能够合理预测临床受益或者对临床结局指标存在疗效的指标。在直接评价临床获益不可行时,替代指标可用于间接反映临床获益。③患者报告结局指标,多用于评价患者感觉性症状或功能情况,如疼痛、瘙痒、失眠等,也可用于评估检查对日常生活或心理状态活动的影响。④复合指标,许多疾病往往表现出机体的功能、代谢、组织结构等多方面的综合改变,故将多个指标组合构成一个复合指标,如生存质量量表以及中医证候评分量表。

同类研究中评价指标选择多样化,缺乏规范性,且疗效评价标准不一致,导致各研究之间结果存在异质性,无法进行比较或合并评价。一定程度上降低了临床研究的价值与证据质量,并造成研究资源浪费。中医临床研究核心结局指标集的构建通过系统评价和访谈,旨在构建结局指标、结局指标测量工具及结局指标测量时间的最小指标单元集合;通过德尔菲调查,获得不同利益相关群体对结局指标重要性的观点;通过共识会议,最终确定纳入核心结局指标集的指标,并为每个结局指标推荐合适的测量工具和测量时间。

3. 中医循证目标成就评量法　中医循证目标成就评量法是在目标成就评量法基础上融合循证医学的评价方法,针对目标成就评量法中存在的主观性和自主性,将现有的最佳证据应用于其方法构建之中。该方法具体包含三项要素:①评价指标体系结合主观指标与客观指标;②循证医学的理念,即研究的每一环节均要搜集当前所有可得证据以获得支持,如指标的筛选、确定过程等;③评价实施按照目标成就评量法的设计思路。操作方法如下:

首先,由医生、患者及其亲属共同设定疗效评价指标,目标的主体是患者想要通过中医个体化治疗所实现的内容,表现在不同类型临床评价指标的动态变化方面,如"改善疼痛症状""减少药物使用"。评价指标的选择同时参考系统评价相关证据,最大程度突出循证医学理念的指导。一般根据"特定的、可测量的、可达到的、可行的、可预期的"原则设定 3~5 个目标作为评价的基础。之后,确定权重分值及疗效评价尺度。每个指标分别从困难度、重要性两方面确定权重分值,权重分值一般设定1分(有点重要)至3分(非常重要)。一般采用李克特5级评量尺度对治疗目标的实现程度进行分级,如-1分为治疗结果稍微低于期望目标,0分为与期望目标大体相似,1分为治疗结果稍微高于期望目标,定义的内容可以涵盖感情、行为、能力、技术等,此步骤同样需要医患共同参与制定。最后,根据治疗前后的评分及计算公式获得具体分值,如治疗后循证目标成就评量分数高于基线分数,则可得出患者经过中医个体化治疗疗效显著,达到患者预期水平。

4. 中医医患共建平行病历评价法　中医医患共建平行病历法以患者为中心,融入叙事医学与人文关怀,由医患双方共同参与病历记录及多维度疗效评价。构建医患共建平行病历涉及以下步骤:首先基于系统评价方法初步筛选相关结局指标,基于筛选的结局指标及拟定的指标分类,开展德尔菲专家咨询,引入层次分析法以建立层次结构模型与判断矩阵,通过结局指标的具体权重最终确定最优权重,并进行一致性检验,优选出核心评价指标,起草医患共建平行病历模板。最后召开专家共识会议,专家根据德尔菲调查情况、层次分析法计算结果,以及目前研究成果及存在的问题,对医患共建平行病历中的条目进行逐一确定,最终形成专家统一意见,从而进一步修订、完善医患共建病历,形成较为成熟的医患共建病历模板。

二、研究方案注册与实施

(一)研究方案注册

临床研究方案注册是保证研究质量、提高研究透明性的一项全球化举措,主要指在临床研究开始前,需要在特定的注册平台进行登记,公开研究设计信息,并报告研究进展与结果。

1. 研究方案注册的必要性　公开临床研究计划和结果有助于识别和防止不必要的重复研究和文章发表,识别和防止选择性报告研究结果,加强研究间的协作与交流,避免资源浪费,提高公众监督和参与程度。临床试验注册制度在全球范围内得到了广泛认可,国际医学期刊编辑委员会(International Committee of Medical Journal Editors,ICMJE)要求所有的前瞻性临床研究都要在纳入第1例研究对象之前进行注册。目前不只干预性临床试验需要注册,越来越多的医学期刊对注册研究的范围进行了扩大,要求与人相关的临床试验都要进行注册。研究方案注册已成为当今临床研究发展的主流趋势。

2. 研究方案注册的基本内容　临床研究注册的基本流程主要分为6步:①获取登录权限;②登录注册系统,完成注册信息表,提交数据;③提交所需文件;④完成注册;⑤同步更新研究实施信息;⑥发表研究结果。世界卫生组织(World Hearth Organization,WHO)国际临床试验注册平台(International Clinical Trials Registry Platform,ICTRP)要求进行注册时,需至少完成20项必备条目,可分为6个方面的信息:

(1) 关于研究识别信息:一级注册机构和唯一的试验编号,在一级注册机构注册的日期,可由负责人或其他相关方指定的次要识别号。

(2) 关于利益冲突信息:研究资金来源。

(3) 关于负责人及联系信息:主要负责人,次要负责人,负责招募咨询的责任联系人,负责试验相关专业咨询的研究联系人。

(4) 研究具体设计信息:简短的公共标题,包括干预措施、研究对象及结局的正式科学标题,研究的伦理学评价,所研究病变的情况,不同组别干预措施及持续时间,纳入和排除标准,研究类型,入选首位受试者的试验开始日期,目标样本量。

(5) 研究进展信息:患者募集情况。

(6) 研究结果信息:研究评价的主要结果及测量时间,关键的次要结果及测量时间。

3. 常用的临床试验注册平台

(1) 中国临床试验注册中心:中国临床试验注册中心(Chinese Clinical Trial Registry,ChiCTR)于2004年由四川大学华西医院筹建,也是WHO一级注册机构,其注册程序和内容完全符合WHO ICTRP和ICMJE的标准。

ChiCTR 要求所有在人体中和采用取自人体的标本进行的研究,包括各种干预措施的疗效和安全性的有对照或无对照试验(如 RCT、队列研究、病例 - 对照研究及非对照研究)、预后研究、病因学研究和包括各种诊断技术、试剂、设备的诊断性试验,均需注册并公告。要求招募第一个参与者前完成注册,在完成中文注册申请表后,必须于两周内完成英文注册申请表。如资料合格,审核完成后,自提交注册表之日起两周内获得注册号。ChiCTR 网址为:http://www.chictr.org.cn。

(2) 中医药循证医学研究注册平台:中医药循证医学研究注册平台(Registry Platform For Evidence Based Traditional Chinese Medicine,RPEBTCM)于 2019 年由中国中医药循证医学中心规划与建设,涵盖了中医药临床研究、系统评价、临床实践指南及临床研究核心指标集项目注册。其中,临床研究注册平台将成为中医药国际一级临床试验注册平台,注册要求基本与 ChiCTR 一致,但在内容上更加照顾到中医药临床研究的特点,融入了中医药临床研究报告规范的相关要求,如需要明确中医证型的诊断标准,详细描述中医的治疗方案等。RPEBTCM 网址为 www.ccebtcm.org.cn。

(3) 美国临床试验注册平台:美国临床试验注册平台(Clinical Trials.gov)于 2000 年由美国国家医学图书馆与美国食品药品管理局联合建立。该平台为全球临床试验注册研究数量最大、区域最广的平台。在该平台进行注册的研究类型包括干预性研究、观察性研究及拓展性研究。注册必须在招募到第一个受试者的 21 天内完成,可以在伦理委员会 / 机构审查委员会批准前完成。注册号获取一般需要 2~5 个工作日。Clinical Trials.gov 的网址为:https://www.clinicaltrials.gov/。

临床研究注册遵循实施地注册原则,即如果临床试验的实施地所在国有临床试验注册一级机构,就应在该国临床试验注册中心注册;而没有注册机构的国家则可选择任一国家的注册机构注册。若为跨国多中心临床试验,应在各分中心所在国的临床试验注册中心分别注册。为避免重复,则需在 WHO ICTRP 申请一个唯一试验号(Unique Trial Number,UTN),注册时将该号分别填在各注册中心相应栏目中,即可据此辨识与合并同一试验在不同注册中心的注册信息。

（二）研究实施与质量控制

临床研究符合操作规范、数据真实、结论可靠并具有推广性,是决定临床研究价值及能否进行成果转化的关键,也是医疗产品研发及监管部门共同关心的问题。我国《药物临床试验质量管理规范》(Good Clinical Practice, GCP)规定了我国临床试验质量控制的基本原则。为保证研究的高质量实施,其中几个实施环节尤为重要:

1. 确立组织结构与任务分工　为保证研究的高效率组织与实施,需要首先明确组织结构与任务分工,包括设立项目办公室以负责项目的管理与协调事务,设立独立的数据监察委员会以定期对临床研究的进展、安全性数据和重要的有效性终点进行评估,与第三方合同研究组织、数据管理中心合作提高管理质量和效率,对于多中心的临床研究要选择具有研究资质、研究条件及依从性较高的研究中心与研究者等。

2. 标准操作规程及相关研究材料的制定与培训　制定并完善研究方案、病例报告表、知情同意书、研究者手册、标准操作规程等研究材料,保证操作设计细节合理可行,并进行详细的说明、培训与考核,以保证操作的一致性。在研究推进过程中,不断加深研究者对标准化操作规程的理解与掌握。

3. 三级质量控制与数据管理　在基本质量控制基础上,采取三级质量控制措施,即监察、稽查与检查。监察(monitor)是由申办者委托监察员对临床研究过程进行访视与检查,保证受试者权益,确保研究记录与报告数据准确、完整、真实,严控研究实施遵循方案与标准操作规程等。稽查(audit)是指由不直接涉及研究的人员对临床研究相关行为和文件进行系统而独立的检查。检查(inspection)是监督管理部门对研究者、申办者、合同研究组织及其他承担临床研究有关工作的机构进行监督管理的手段。同时,申办者可委托不直接参与临床试验的数据管理中心,对研究数据进行核查、录入、锁定、统计和分析等,以保证研究结果的客观性。

三、临床报告规范与证据评价

(一)临床研究报告规范

临床研究质量直接影响到临床疗效的评价,需要建立临床研究规范用以指导研究的报告与设计,针对智能中医研究报告的相关内容,分别对中医临床研究相关的国际报告规范和人工智能临床研究相关的国际报告规范进行介绍。

1. 中医临床研究相关的国际报告规范 目前国际公认的报告规范有SPIRIT 声明、CONSORT 声明、TREND 声明、STROBE 声明等。其中 SPIRIT 声明(Standard Protocol Items:Recommendations for Interventional Trials) 多用于指导临床试验方案报告,声明描述了一个临床研究方案须报告的 33 个条目,旨在提高方案的透明度和完整性。CONSORT 声明(Consolidated Standards of Reporting Trials)用于指导随机对照试验报告,包括涵盖题目、摘要、引言、方法、结果和讨论部分的 25 个条目。TREND 声明(Transparent Reporting of Evaluations with Nonrandomized Designs)用于指导非随机对照试验报告,包括 22 个条目,强调非随机对照试验的研究报告要详细报告研究的假设(理论基础)、干预措施和组间比较的条件、研究设计,以及为调整可能的偏倚所采用的方法。STROBE 声明(Strengthening the Reporting of Observational Studies in Epidemiology)用于指导观察性研究报告,18 个条目对三种观察性研究设计是共用的,4 个条目根据研究设计而异,用于队列研究、病例对照研究或横断面研究某种特定的设计类型。

然而,已建立的国际临床研究报告规范很难完全适用于中医药临床研究,如缺少对中医药核心元素"证"和中医方剂质量控制的具体内容,必须制订能体现中医药研究特色、针对中医药临床研究的报告规范。在国内外学者的共同努力下,有关专家制定了多项中医药临床研究报告国际规范,形成了中医药临床研究报告规范体系:包括《中医药干预性试验方案报告规范》(SPIRIT-TCM Extension 2018)、《中医药临床试验注册报告规范》(WHO TRDS-TCM)、《中医药单病例随机对照试验报告规范》(CENT for TCM)、《中医方剂随机对照试验报告规范》(CONSORT-CHM Formula 2017)、《针刺临床试验干预措施报告规范》(STRICTA 2010)、《灸法随机对照临床试验报告规范》(STRICTOM)、《拔罐随机对照临床试验报告规范》(STRICTOC)、《中医病案报告规范》(CARC)、《中医药系统评价与 Meta 分析报告规范》(PRISMA for TCM)以及《中医药临床实践指南报告规范》(RIGHT for TCM)。这些规范体现了中医药特色,有助于提升中医药临床研究证据质量,提高中医药临床研究的国际认可度。

2. 人工智能临床研究相关的国际报告规范   随着 AI 技术在医疗领域应用的不断深入,干预性临床试验被越来越多地用于 AI 效果评价,由于 AI 技术的特殊性,需要建立新的规范来指导。2019 年同时发布了两项规范,即《AI 干预性临床试验研究方案报告规范》(Standard Protocol Items: Recommendations for Interventional Trials-Artificial Intelligence,SPIRIT-AI)和《人工智能干预性临床试验报告规范》(Consolidated Standards of Reporting Trials-Artificial Intelligence,CONSORT-AI)。这两项规范针对 AI 研究的特点进行了扩展:①在标题中,描述试验干预措施为 AI 并指出 AI 所用的模型,描述 AI 干预的预期用途;②在背景和目的中,描述临床路径中 AI 干预的预期用途,包括试验目的和潜在使用者,描述该 AI 干预以前的证据;③在研究地点中,描述 AI 干预应用到试验中所需的场内外条件;④在纳入标准中,描述受试者及输入数据的纳入排除标准;⑤在干预措施中,描述所使用 AI 算法版本,描述获取和选择 AI 干预输入数据的具体步骤,描述处理 AI 输入数据失败或低质量数据的方法,描述在处理输入数据时是否需要人机互换,及对使用者的专业技术水平需求,描述 AI 干预如何输出,描述 AI 干预的输出将如何对决策或临床实践做出贡献;⑥在不良事件中,指出识别和分析执行误差的方案;⑦在数据获取中,说明 AI 干预技术是否可以获取,以及如何获取,包括获取或再利用的限制。

目前,针对 AI 诊断或预后研究的相关规范也正在制订中,如《基于机器学习的个体预后或诊断多因素预测模型报告规范》(Transparent Reporting of a Multivariable Prediction Model for Individual Prognosis or

Diagnosis-Machine Learning，TRIPOD-ML)、《基于 AI 诊断准确性研究的报告标准》(Standards for Reporting Diagnostic Accuracy Studies-Artificial Intelligence，STARD-AI)。相关标准规范的不断完善，将有助于更好地提升 AI 临床评价研究的质量，提高结果的可信度和推广度。

（二）研究证据的评价与更新

若同一类干预措施的临床评价研究结论出现不一致，甚至截然相反的时候，便需要对现有研究证据进行系统评价(systematic review)。按 PICOS 要素(P 代表研究对象，I 代表干预措施，C 代表对照措施，O 代表结局指标，S 代表研究设计)分解待评价的研究问题，尽可能全面地检索搜集现有证据，并按照事先制定的标准和操作流程筛选相关研究，评价研究的证据质量，通过定性描述或定量分析解答疗效评价问题。

对于研究证据质量的评价和推荐强度分级标准，目前使用最广的是 GRADE(grading of recommendations assessment，development and evaluation) 方法。GRADE 依据研究设计、偏倚风险、不精确、不一致、间接性、发表偏倚、效应量、剂量反应及其他混杂因素，将证据质量分为高(非常确信)、中 (信心一般)、低(信心有限)、极低(几乎没什么信心)4 级；再依据证据质量、利弊平衡、价值观和意愿变化及资源利用因素，将推荐强度分为强(明显显示干预措施利大于弊或弊大于利)、弱(利弊不确定或无论质量高低的证据均显示利弊相当)2 级(表 4-6、表 4-7)，从而形成了基于证据的综合评价结论。

表 4-6　GRADE 证据质量分级详情表

证据级别	具体描述	研究类型	总分
高级证据	我们非常确信真实的效应值接近效应估计	RCT，质量升高二级的观察性研究	≥0 分
中级证据	对效应估计值我们有中等程度的信心：真实值有可能接近估计值，但仍存在二者大不相同的可能性	质量降低一级的 RCT，质量升高一级的观察性研究	−1 分

续表

证据级别	具体描述	研究类型	总分
低级证据	我们对效应估计值的确信程度有限:真实值可能与估计值大不相同	质量降低二级的 RCT,观察性研究	-2 分
极低级证据	我们对效应估计值几乎没有信心:真实值很可能与估计值大不相同	质量降低三级的 RCT,质量降低一级的观察性研究,系列病例观察,个案报道	≤-3 分

表 4-7 GRADE 证据推荐强度详情表

推荐强度	具体描述
支持使用某项干预措施的强推荐	评价者确信干预措施利大于弊
支持使用某项干预措施的弱推荐	利弊不确定或无论高低质量的证据均显示利弊相当
反对使用某项干预措施的弱推荐	
反对使用某项干预措施的强推荐	评价者确信干预措施弊大于利

随着数据量的积累,AI 临床诊疗仪器会不断扩展临床应用场景,故研究证据与评价结论也需要不断更新,而 AI 技术的介入必然会加速这一评价循环。在未来,经过优化研究设计、注册研究方案、高质量研究实施、规范结果报告以及综合评价与更新,不断完善和更新中医临床研究报告规范,并且结合人工智能临床研究报告规范,进一步形成和建立适合智能中医的临床研究报告规范,为中医智能化研究的设计、实施,以及疗效评价提供可参照的标准和依据,从而获得高质量的临床证据支持,将有效推动智能中医的发展。

第五章 智能中医诊疗技术及应用

第一节 四诊数据采集

中医四诊数据采集是将望诊、闻诊、问诊、切诊所获得的信息通过数据采集系统转换为机器学习可识别的数据，为智能诊疗提供数据基础。其中，"望诊"主要观察患者的神色、形、态、舌象、头面、五官、四肢、二阴、皮肤以及排出物形态等信息，为视觉信息。"闻诊"既包括患者的语言、呼吸、咳嗽、呕吐、嗳气、肠鸣等听觉信息，又包括患者发出的异常气味、排出物的气味等嗅觉信息。"问诊"主要是采集患者有关疾病情况、自觉症状、既往病史、生活习惯等信息，可简单归为听觉信息和文本信息。"切诊"主要包含脉诊和按诊，通过触压获取脉搏、皮肤相关信息，多为触觉信息。因此，智能中医的四诊数据采集首要任务是将视觉、听觉、嗅觉、触觉等各类信息转换为可识别的信号，保存为图片、视频、音频、文本等，通过规范化和标准化的信息采集，为采用机器学习等方法训练疾病模型做准备。

一、望诊

"望诊"获取的信息为视觉信息，将患者的神色、形、态、舌象等信息通过机器视觉传感器转换为电信号，得到图片或者视频格式的数字信号，再通过机器识别处理算法，识别出图片或视频中的有用信息。对于不同的检测对象，所检测的信息不同，例如面部信息采集即对人脸成像后，通过提取和识别颜色信息,获得脸部相关信息。

望诊主要包括面诊、舌诊和目诊等,现有中医望诊设备包括面诊仪、舌诊仪和目诊仪等,以下分别对面诊信息采集、舌诊信息采集及目诊信息采集系统进行概述。

(一)面诊数据采集

目前,中医面诊仪主要通过面部图像采集,并精确分割,提取出诊病需要的整体特征,然后再将面部皮肤分割为局部区域,提取出局部特征。在此基础上,进一步将疑似患者的当前面部特征与正常状态下的面部特征之间进行比较,通过机器学习手段进而实现诊断疾病的目的。

面诊仪主要由图像采集系统和面象特征处理系统构成。图像采集系统一般由光源环境、感光系统和采集环境三部分硬件组成。面象特征处理系统则由人脸识别、面象特征提取、色彩校正、图像分割等面部特征识别与分析软件组成。

1. 图像采集系统 在图像信息采集时,首先需建立数据采集的标准环境,以便获取高质量的面部图像,确保所获取图像的可靠性和重现性,为疾病诊断提供客观依据。基于此,光源环境的设计直接影响图像的成像质量,设计时需考虑用户的姿态与位置,避免因环形光源和面光源的光线叠加产生眩光问题,设计后须完成光源的稳定性、光线均匀性和光源环境的照度测试。目前多采用 2000 年国际标准化组织(ISO)制定的 ISO 3664 中所规定的标准光源:需同时满足 5 000~6 500K 色温及显示指数大于 95% 的发光光源;环境照度为 500~2 000Lux;照度均匀性大于 85%;环境背景颜色为中性灰;环境不受其他光线或颜色干扰。而感光系统(相机的选择)以及采集环境尚缺乏统一的质量标准,满足后期图像特征提取所需即可,有待进一步完善。

2. 面象特征处理系统 面象特征处理系统借助计算机理论与技术进行面象特征的提取和分析,通过计算机辅助,可量化分析面部颜色、纹理、轮廓等特征,识别人眼无法分辨的细微差别,将各特征值与特征数据库中的阈值进行比对,即可自动获取面象的分析结果。常用的面象特征处理技术如表 5-1 所示。

表 5-1　面象特征处理技术

面色量化分析	特征定位与区域分割	模式识别算法
1. CIE1976L*a*b 色量分析	1. Adaboost 人脸检测	1. LDA、sLDA 分类模型
2. HSV 颜色空间值分析	2. 模糊 C 均值聚类算法人脸特征定位	2. 基于贝叶斯聚类
3. YCbCr 颜色空间	3. 水平集方法和集合轮廓模型、主动形状模型轮廓提取	3. 支持向量机分类模型
4. 标准色卡修正算法	4. LevelSet 模型	

　　面部特征处理系统针对所采集到的图像,利用模版匹配与阈值分割的方法进行人脸定位,分割出人脸区域,提取人脸各个关键点的面象特征。由于人脸存在五官部位及皮肤瘢痕、黑痣、痤疮等差异,若直接利用整张人脸进行面诊易降低准确率,因此可将人脸分为额头,左、右眼睑,左、右脸颊,鼻头,嘴,下颌八个感兴趣区域,并将这八个区域通过肤色模型算法精细分割皮肤,对分割到的区域提取颜色特征以及纹理特征。

　　一般面诊信息采集处理流程如图 5-1 所示。首先将采集到的图像经过人脸定位和脏腑反射区定位,进行色、神、斑、痘及其他特征的识别,再结合四诊知识库对其进行辨证推演得出诊断结果,通过中医专家确认,进一步构建包含提取的人脸特征与专家诊断的面诊知识库。

　　目前,市场上已经出现了面诊设备,如 DS01-B 舌面诊测信息采集系统(图 5-2);DKF-Ⅰ中医四诊仪(图 5-3),以及 SMF-Ⅲ/S1 中医综合诊断仪(图 5-4)等。各设备对比如表 5-2 所示。以上设备可以实现面部图像采集,主要特征提取分析,面色、唇色、面部光泽等特征辨识,为中医望诊提供客观依据。

　　(二)舌诊数据采集

　　舌诊仪主要分为基于数字图像处理技术的舌诊仪和基于光谱法的舌诊仪。

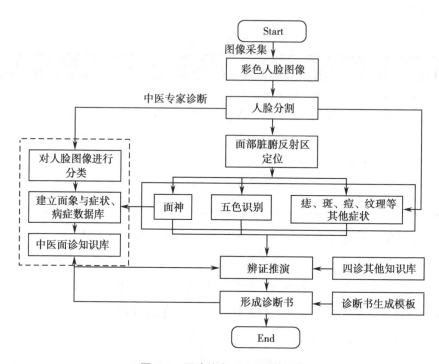

图 5-1　面诊信息采集处理流程

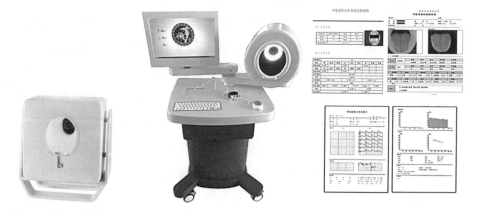

图 5-2　DS01-B 舌面
诊测信息采集系统

图 5-3　DKF-Ⅰ中医四诊仪

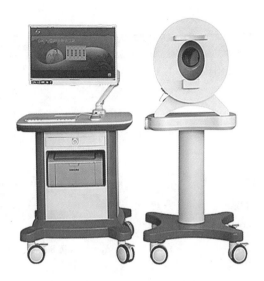

图 5-4　SMF-Ⅲ/S1 中医综合诊断仪

表 5-2　面诊设备对比

型号	光源	相机	系统功能
中医色诊图像采集系统	1. 高压氙灯 2. 色温 5 500K 3. 显色指数≥95	1. Canon 5OD APS 画幅 1 510W 像素 2. 类型：CMOS 3. 尺寸：22.3mm×14.9mm	实验室用于采集中医色诊图像
YM-Ⅲ 系列中医面诊仪	1. LED 标准光源 2. 显色指数≥90 3. 色温 5 000~6 000K 4. 照度 3 600±10% Lux	1. Canon 5OD APS 画幅 1 510W 像素 2. 类型：CMOS 3. 尺寸：22.3mm×14.9mm	实验室用于中医面诊
中医面色自动识别分析系统	1. LED 环形光源 2. 色温 5 600K 3. 显色指数≥90	1. Canon PowerShot 13 2. 类型：CMOS 3. 尺寸：1 英寸	实验室用于中医面诊
DSOl-B 舌面象仪	1. OSRAM 全光谱 L18/72-965BIOLUX 标准光源 2. 显色指数≥92 3. 色温 7 500K	1. KODAKDC260 数码相机，1 500W 像素 2. 类型：CCD	运用深度学习智能分析 50 余种舌面特征

续表

型号	光源	相机	系统功能
DKF-I 中医四诊仪	1. 环形光源 RI12045 LED 阵列 2. 色温 5 600K 3. 亮度 5 000cd/m²	1. Canon APS-C 数码单反,800W 像素 2. 类型:CMOS 3. 尺寸:22.2mm × 14.7mm	1. 分析 4 类舌象,25 种体征 2. 智能光线调节 3. 自动分析采集图像,并判断面部特征
S M F - Ⅲ/S1 中医综合诊断仪	1. LED 球面无影光 2. 显色指数≥95 3. 色温 5 000~6 000K	1. Canon 50D APS 画幅 1 510W 像素 2. 类型:CMOS 3. 尺寸:22.3mm × 14.9mm	1. 检测舌色 14 种,舌络 3 种,舌态 5 种,苔色 4 种,苔质 12 种 2. 检测唇色 6 种,面色 17 种,面光泽 3 种,局部特征 3 种

1. 基于数字图像处理技术的舌诊仪 通过对舌部进行成像,获得可见光图像,然后对图像进行分割和特征提取,获得舌象信息,主要由数字舌图采集系统和舌象特征处理系统两部分组成。其中,数字舌图采集系统主要由光源、照明环境和感光系统等组成,舌象特征处理系统主要由色彩校正、舌体分割、舌质舌苔分离等舌象特征提取与识别等部分组成。

(1) 数字舌图采集系统:基于图像处理的舌诊信息化处理的关键点在于精确采集舌部图像,要求有较高的准确性和稳定性。光源环境受色温、照度、显色指数、光谱分布等影响,会导致舌部颜色的呈现效果不尽相同。为减少自然光的不稳定对舌象信息采集的影响,通常采用人工光源代替自然光在暗房或暗箱中采集舌部图像。传统的"望舌"是在自然光下进行的,因此,选择的人工光源的各项指标应该尽量接近于自然光,以高度拟合传统的观察环境。

由于荧光灯的色温接近自然光源,同时还兼具较高的显色指数,因此多采用荧光灯光源搭建照明环境。目前,已知的用于舌象仪的光源有标准色温冷光灯(色温值约为 5 300K,照度约为 3 100Lux)、标准光源 D50、

OSRAM 全光谱荧光灯 L18/72BIOLux（显色指数 96，色温 6 500K）、松下 YPZ220/18-3U/E27 光源（显色指数 85，色温 6 500K）、PHILIPS YPZ220/18-3U.RR.D 型光源，以及 SERIC 的人工日光灯 XC-100A 等。近年来，LED 光源作为新兴光源，随着其光谱分布的逐步扩展，被逐渐应用到舌诊图像的采集中。

舌象仪采用图像传感器作为成像设备，有 CCD（电荷耦合器件）和 CMOS（互补金属氧化物半导体器件）两种，由于其分辨率和彩色深度的不同，对舌诊图像信息的采集具有直接的影响。目前，舌图采集的成像设备主要有 CASIO-3000EX 数码相机、KODAK DC260 数码相机、DH-HV3103UC 数字摄像机、Nikon D80 单反数码相机、德国 Basler 公司 aviator 系列 avA1000-120kc 相机、Canon 700D 相机等。

（2）舌象特征处理系统：舌的颜色是舌象特征的主要组成部分，采集图像颜色的真实性是后续舌象信息分析和实现舌诊精准性的前提与保证。舌诊图像颜色信息的一致性和重现性是实现舌诊信息化的关键，色彩校正为重中之重。目前，在舌诊图像的色彩校正中，主要采用的颜色空间有 RGB、HSV、CIE L*a*b*、YCrCb 等。

目前，舌诊图像的颜色校正方法包括多项式回归模型和神经网络模型色貌评价与三刺激值匹配相结合的在线色彩校正算法、国际色彩联合会（ICC）色彩管理方法、感兴趣色域的离线颜色重现算法、"拓扑剖分 - 还原"（TRM）模型、基于有限维模型的舌诊图像颜色校正方法，等等。

在舌象特征的提取与识别方面，主要有舌体区域分割、舌象裂纹分析、舌质与舌苔特征分析、舌体边缘检测、舌象颜色及纹理分割、舌体分割提取和舌质、舌苔同类区域划分，采用的方法主要有动态阈值的分割方法及 RGB 三色分量差值法、均值移动法及改进的区域生长法、形状先验主动轮廓模型、模糊 C 均值（FCM）聚类算法、K-means 分层聚类、学习矢量量化神经网络分类器等。

目前已有的舌诊仪如图 5-5~ 图 5-8 所示。

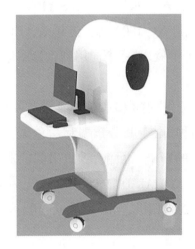

图 5-5 舌象分析仪

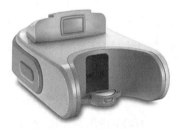

图 5-6 舌图像采集设备

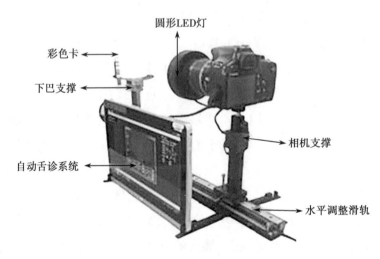

图 5-7 自动化舌诊仪

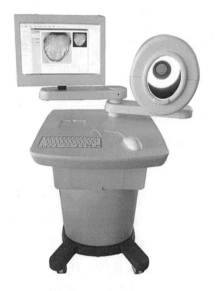

图 5-8 中医舌象仪

2. 基于光谱法的舌诊仪 反射光谱法是指光(电磁波)与舌体相互作用时,发生折射、反射、散射、干涉、衍射等现象。目前主要利用反射现象,通过测量光谱反射率来检测舌体物理特性。

(1) 采集与识别:舌象采集与识别是通过光谱设备获取有价值舌象信息的过程。常用设备多为微型光谱仪,如近红外光谱仪(波长范围853.59~1 737.26nm)、光谱仪(波长范围450~1 200nm)、VIS/NIR 可见近红外光谱仪(波长范围 360~1 000nm)、可见光光谱仪(波长范围 200~1 100nm),以及体表红外光谱仪(波长范围 1.5~16μm)等。通常情况下,多采用非接触式采集方式获取舌体表面信息。

(2) 数据预处理:是指对光谱设备输出的数据进行降噪和校正的过程,是提高数据质量的重要环节。所采用的方法有光调制技术、反射率归一化法、基于有限维模型的舌象图像颜色校正方法等。

(3) 舌象信息提取:光谱法在舌象信息的研究中主要集中于舌质和舌苔颜色方面。舌质色度方面,将反射光谱数据反演于 CIE-1964 色度图,可得出正常舌色的色品坐标、明度、主波长、色纯度等色度学参数。

采用可见光谱,通过 670nm 光谱能量强度与 590~780nm 红色域光谱能量比,可实现舌质色度的定量化。在舌苔色度方面,采用数学方法处理光谱特性内涵,通过归一化预处理的光谱曲线与舌象的联系确定舌苔色度识别。

值得一提的是,目前光谱法与中医舌诊的结合尚处于探索阶段,其在中医舌诊仪的应用价值和作用有待进一步研究。

（三）目诊数据采集

目诊是通过观察眼部的神、色、形、态变化来诊断疾病的一种方法,是中医诊断学的重要内容。目诊信息采集系统获取的是图像数据,采用光学系统对眼睛进行成像。目前,所开展的诊法包括中西医虹膜诊法、球结膜微循环诊法、观察视网膜血管及血流图诊法等。

由于目诊信息采集系统获取的是图像数据,故采用光学系统对眼睛进行成像,经过后端的图像处理技术实现眼部特征提取及关联分析。虹膜诊断是通过观察眼部虹膜的形态变化,如颜色、色斑、结构和瞳孔变化等进而对疾病进行诊断。图 5-9 是一种虹膜信息采集系统,由光学系统、图像传感器、USB 接口芯片及 PC 机组成。光学系统包括照明装置（光源、遮挡装置）与光学镜头,用于采集用户的眼睛虹膜图像、固定使用者的拍摄位置。首先,图像传感器对光学系统采集到的图像信息进行数字化和一些特殊效果的处理,之后传送数据到 USB 接口芯片,USB 接口芯片对数据进行格式转换,并快速上传至计算机主机端进行显示、存储等操作,最后由 PC 机对数据的采集和传输进行控制,显示并存储图像、进行图像处理、光源控制等。

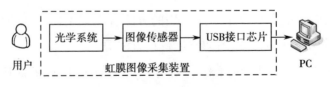

图 5-9　虹膜信息采集系统框图

虹膜信息采集系统多为接触式采集设备,使用时将遮挡装置紧贴眼眶,尽可能固定人眼到镜头的距离,但虹膜在视场中的位置并不能精确固定,因此可以将整个眼部纳入到成像范围内。光源、镜头、传感器和遮挡装置的位置关系如图 5-10 所示。

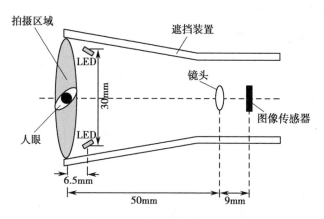

图 5-10 光学系统结构示意图

在光源的选择上,由于单色光的显色性较差,会极大影响观察到物体的颜色,而白光显色性很好,作为光源时能最大限度地还原虹膜颜色信息。目前,研究者多选用高指向性白光 LED,因为被采集者对这种光源几乎无不适感,一般选择功率 0.35W、工作电流 60mA、光源直径 1mm、发光强度 1 500~1 800cd/m² 。另外,CMOS 成像传感器的最低照度一般在 6~15Lux 范围内。

图像传感器是整个采集系统里最重要的器件之一,直接决定着图像采集的有效性。根据光源强度的特点,选择灵敏度高、动态范围广的 CMOS 传感器,以保证低光照条件下的成像质量。选择图像传感器时,分辨率是要优先考虑的硬性指标。人眼虹膜直径仅 10mm 左右,为了能够准确地进行医疗分析,要求图像分辨率必须达到标准,一般 30 万像素的图像传感器分辨率即能基本满足医疗诊断的需求。

此外,靶面尺寸是另一个重要的指标,要求尽量与镜头的大小相匹配。当传感器靶面比镜头的成像尺寸小时,对成像效果不会有太大影响,反之,未被镜头覆盖的靶面区域没有图像信息进入,则会影响成像。目诊信息采集系统获取到人眼图像后,经过后续的图像处理算法进行人眼定位、归一化、图像增强、特征识别与分类等,将眼部视觉信息转换为相应部位的数字化信息。

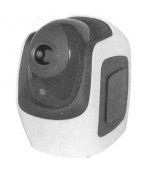

目前,已有的目诊仪如图 5-11 所示,可用于采集眼睛白睛部位图像,供辅助智能诊疗使用。

图 5-11 中医目诊仪

二、闻诊

闻诊包括听声音和嗅气味两个方面,所获取的信息为听觉及嗅觉信息。声音数据采集,需将患者的语音信息通过语音传感器转换为音频信号,经过智能语音识别算法识别出有用信息,作为智能诊断算法的输入数据。对于嗅诊数据采集,则需要对患者的气味信息进行检测,采用气体检测传感器,检测出气体含量,并按照预先设定的气味模型进行分类,得到量化的气味数据。

(一)声音数据采集

声音数据采集由声音传感器和微计算机声音采集分析系统实现。声音采集系统基本工作原理是利用话筒和声音传感器将人体生理声音转换成电信号,通过计算机的声效卡将其转换成以后缀名为 WAV 的声音文件并存入系统的数据库中。然后,将此电信号通过 A/D 转换卡转换成数字信号,送入微计算机,经处理后将其波形显示在显示器上,同时以数据集的形式存入系统的数据库中,为疾病诊断提供重要的参数依据,这对中医临床诊疗的智能化以及远程医疗服务具有重要意义。

目前,声音传感器和微计算机声音采集分析系统主要由硬件和软件两部分组成。硬件由人体声音采集仪和微计算机控制部分组成,人体声音采集仪由声音传感器、低噪声的单片运算放大器、采集话筒、A/D 卡组成。

在硬件方面,由于人体生理声音或病理声音属于低频(8~250Hz),具有声波压强低、信号变化和差异小、鉴别难度大等特点,多选择低噪声的单片运算放大器和采访话筒,可根据声音传感器的数量,选择 A/D 转换卡的通道数。在微计算机控制部分,只要求配备声效卡和分辨率较高的显示器即可。

在软件方面,整个系统软件要满足有数据库建立和数据库的检索调用两大功能,主要由以下几个部分组成:①主控程序;②数据采集和处理;③波形的描述和显示;④数据库系统;⑤远程通信及管理程序。

现以声音诊断系统为例,介绍其具体设计过程。声音诊断系统的主要设计内容包括硬件设计和软件设计两部分:

1. 硬件设计 主要包括麦克风和声卡的选择及隔音室的设计。其内容主要为确定声音采集硬件的各个部分的选型标准,确保最终实现系统具有高保真度,实现系统的可重复性。

麦克风的主要功能是将声音信号转换为电信号。高保真性保证了录制的声音能真实有效地呈现原始声音,是麦克风技术参数中最重要的参数,该参数具体可分为高灵敏度、高分辨率、心型指向、平坦的频率响应曲线以及高信噪比等。

一般来说,疾病状态的声音相比于正常声音,含有较多类似高频噪音的成分,其频率和幅度都存在微小波动,所以在后期需要进行降噪等操作,确保高灵敏度。此外,在录音过程中,除了录制声音等主要信息外,还需准确保留声音中的一些信息,即录音设备需具有高灵敏度和高分辨率。目前,电容式麦克风相较于动圈式麦克风具有更高的灵敏度。

指向性描述是指在采集声音过程中,基于不同角度的声音,麦克风的灵敏度分布情况。实际采样过程中,一般要求发音人坐在麦克风前进行发声,因此,具有心型指向的麦克风是最优选择。关于其他指向的选择则介于心型指向和全向性指向之间。

值得注意的是,麦克风的频率和信噪比也是灵敏度的重要影响因素。麦克风的频率响应指的是输入的各频率声波信号在入射角符合规范、声压稳定不变的情况下,麦克风的开路输出电压与该规范频率下的开路输出电压这两者之比,单位一般为分贝(dB)。信噪比(SNR)表示参考信号与麦克风输出的噪声水平的比值,通常以 S/N 表示,一般以分贝(dB)为单位。信噪比越大,则表示信号里的噪音越少,信号越接近原始信号。

表 5-3 为麦克风 AKG C214 的性能指标,可作为声音诊断系统的声音传感器。

表 5-3 AKG C214 麦克风指标

指标	数值	指标	数值
等效噪声级	13dB(A)	频率范围	20Hz 至 20kHz
开路灵敏度	−34dBV	信噪比	81dB(A)

当麦克风将声音信号转换成模拟电信号后,需配备声卡将模拟电信号转换成数字信号并传输给计算机处理。声卡的选择主要依靠采样频率、采样位数以及频率响应等指标。在实际过程中,需保证声音不失真,声卡选择需支持高采样频率和高采样位数。声卡通常可参考选用 QUAD-CAPTURE UA-55 声卡,如图 5-12 所示。该声卡支持高达 192kHz 采样频率,24 位采样位数,当声音频率在 20Hz 到 60kHz 之间时,频率响应在 0~−2dB 之间。另外,QUAD-CAPTURE 还提供低噪电源供应,低噪、宽频的电源供应可实现干净平衡的麦克风输入和输出。

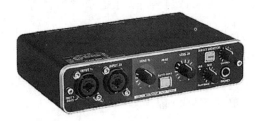

图 5-12 QUAD-CAPTURE UA-55 声卡

因医院环境较为嘈杂,噪音一般在 70dB 左右,采集到的信号包含较大噪音,为提高信噪比,可考虑设计隔音室,如图 5-13 所示,隔音室的主要性能参数为:当外部噪音小于 70dB 时,内部噪音小于 30dB,其大小为 1.1m(长)×1.1m(宽)×2.1m(高)。

2. 软件设计　主要为声诊平台的设计，基于搭建的硬件系统，实现声音采集、预处理、波形显示、特征计算和声音分类等功能。

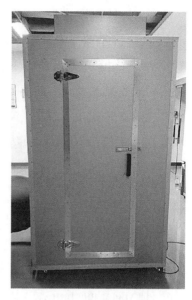

软件设计通常分为六个模块，分别是采集模块、预处理模块、特征提取模块、模型训练模块、模型评价模块以及运算结果显示模块。其中，采集模块负责采集声音和确保采集到符合要求的声音；其后，通过预处理模块对声音做采样频率转换、预加重、加窗、分帧、无声部分切除等处理；并将处理好的可被特征提取模块处理的数据交接给特征提取模块；由特征提取模块提取

图 5-13　隔音室正面图

每一个声音的多个特征参数，并将这些特征参数传递给模型训练模块；由模型训练模块对特征参数进行降维和归一化处理，并训练最终模型；最后，将最终模型传递给模型评价模块，由模型评价模块衡量模型好坏并将训练结果传递给运算结果显示模块，由运算结果显示模块显示最终结果。

现简要依次介绍以上各模块的主要功能和输入输出接口：

（1）采集模块：该模块的主要功能是采集声音。模块首先记录发音人的相关信息，然后指引发音人完成一系列发音，在发音过程中允许发音人重发其中的某个声音以及暂停发音，同时支持隔音室采样以及隔音室内外对话（在不使用通话系统的情况下，发音人在隔音室内听不见外界声音）。输入接口为麦克风，输出接口为未经处理的 WAV 音频文件。

（2）预处理模块：该模块的主要功能是对声音做采样频率转换、预加重、加窗、分帧、无声部分切除等处理，以及计算基音频率和 glottal closure instant（GCI）等参数。其中，基音频率和 GCI 最为重要，其精准度直接影响后续特征提取的准确度。一般情况，其输入接口为 WAV 音频文件，输出接口为经过处理的 WAV 音频文件以及音频基音频率等参数。

(3) 特征提取模块：该模块的主要功能为提取音频文件的特征参数。其输入接口是 WAV 文件以及音频基音频率等参数，输出接口为特征参数向量。该模块应用到许多算法，比如传统的特征提取算法如基频微扰(jitter)与振幅微扰(shimmer)，谐噪比(harmonics to noise ratio，HNR)与噪谐比(noise to harmonics ratio，NHR)，梅尔频率倒谱系数(Mel-scale frequency cepstral coefficients，MFCC)等。此外，也可应用目前较新的非线性算法如声门噪声 - 激励比(the glottal-to-noise excitation ratio，GNE)等。

(4) 模型训练模块：该模块的主要功能是训练模型。其输入接口是特征向量和样本标签，输出接口是模型、测试样本及其标签。进行训练前，该模块要将提取的特征进行归一化或主成分分析(principal component analysis，PCA)降维等处理，在处理完成之后应用机器学习算法支持向量机(support vector machines，SVM)等训练模型。

(5) 模型评价模块：该模块的主要功能是评价模型。其输入为模型、测试样本和标签，输出为识别率、召回率、精确度和置信度。设置该模块的主要目的在于方便使用者筛选评价方法。

(6) 运算结果查看模块：该模块的主要功能包括波形查看、特征值查看、模型评价结果查看等功能。波形查看功能允许使用者查看发音人的波形，包括预处理之后的波形(包括降噪和无声部分切除之后的波形)和缩放波形。特征值查看和模型评价结果的主要功能在于使用者能够查看提取的特征值和模型评价结果。

(二) 嗅诊数据采集

目前，嗅诊研究采用的主要技术方法包括红外吸收光谱法、气相色谱分析法和直接顶空分析法。现简要介绍各方法。

1. 红外吸收光谱法　简称红外光谱法，是利用光谱图吸收峰的波长、强度和形状来判断分子中的基团，对分子进行结构分析。当一定频率(能量)的红外光照射分子时，如果该物质分子中某一基团的振动频率和红外辐射频率相同时，则此物质会吸收红外辐射，使得分子由振动基态跃迁到激发态，光的能量通过分子偶极矩的变化传递给分子，这个基团就可以吸收一定频率的红外光,产生振动跃迁,同时将分子吸收红外光的情况用仪器记录就得到该样品的红外吸收光谱图。红外光谱具有很好的特征性,每种化合物都有自己特殊的红外吸收光谱,利用此现象可以进行物质的结构分析和定量测定,常用于中药化学成分的结构分析。

红外光谱法首先需要对样品气体进行红外光谱扫描,相应的探测器接收数据后得到红外光谱数据,经过多次扫描后,将测定的数据分为待训练样本集与待测试样本集两类,预测样本集则在此基础上进行随机选取,通常当预测样本集为训练样本集的三分之一时效果最佳。由于采集条件的限制,样本集需要进行预处理尽量减少数据集对训练结果的影响。同样,预测样本集也需通过预处理才能更好地适用于训练模型。当训练模型建立好后,要对其预测效果进行验证,预处理后的测试集则可对网络模型进行结果验证来判断模型是否合理。另外,可估计预测结果优化网络模型的参数,当误差在允许范围内时,则认为将此训练网络可用于未知样本的预测,如图 5-14 所示。

值得一提的是,气体传感器采集到的光谱信号由于背景气体和硬件平台的影响会产生噪声,因此,需要去噪处理后,才能作为样本数据进行

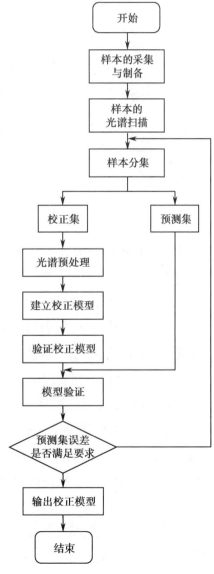

图 5-14 红外光谱分析流程图

建模。而当对混合气体识别时,则需在特定波段对混合气体光谱特征进行提取,对比气体的标准光谱,从而判断混合气体的成分。此外,对气体的浓度进行识别时,可通过主成分分析法、BP 神经网络、RBF 神经网络和支持向量机(SVM)等智能算法进行建模预测,整体流程如图 5-15所示。

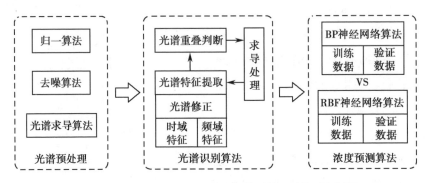

图 5-15 红外光谱预处理、识别与检测算法整体流程框图

2. 气相色谱分析法 一般多使用惰性气体或者性质比较稳定的气体(如氮气)作为流动相的载气。通常固定相由一层很薄的液体或者是吸附性很强的固体物质附着在一层不容易与其他物质发生化学作用的固体表面上构成,一般由金属或者玻璃制成的空心管柱来承载固定相。利用惰性气体作为载气,将被气化的待测样品流入色谱柱,利用各组分与固定相的物理作用,从而在不同的时间内分离出不同的物质,然后,被分离出的物质先后进入色谱柱后端检测器,通过监测其输出信号,记录处理后的色谱图,确定各组分的保留时间(从一种被分离出的样品进入色谱柱开始到出现最大的色谱峰之间的时间)和色谱峰的面积,然后通过相同条件下标准物质相关参数的对比,从而确定被测样品中的各组分,并进行定性和定量分析。

气相色谱仪就是基于气相色谱法,对待测气体样品或者在特定条件下可以转化成气体的样品进行分离分析的仪器。气相色谱仪的工作流程如图 5-16 所示。

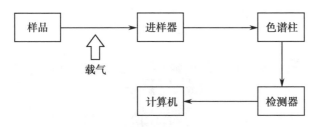

图 5-16　气相色谱仪工作流程图

3. 直接顶空分析法　直接顶空分析是通过样品基质上方的气体成分来测定这些组分在原样品中的含量,是一种间接分析方法。在一定条件下,气相和凝聚相(液相和固相)之间存在着分配平衡,因此气相的组成能反映凝聚相的组成。如果把顶空分析看作是一种气相萃取方法,即用气体作"溶剂"来萃取样品中的挥发性成分,故顶空分析是一种理想状态的样品净化方法。目前传统的液萃取以及固相萃取(SPE)都是将样品溶在液体中,某些共萃取物会干扰分析,而且溶剂本身的纯度也是影响分析的重要原因,这在痕量分析中尤为重要。因此,与传统萃取方法相比,气体作溶剂可避免不必要的干扰,可自动将挥发性化合物从几乎任何样品基质直接进样到气相色谱仪或气质联用系统中。气相色谱仪是将液体或固体样品中的挥发性组分直接导入气相色谱仪进行分离和检测的理想进样装置,而顶空分析可避免冗长烦琐的样品前处理过程,防止有机溶剂带入杂质干扰分析,从而减少对色谱柱及进样口的污染。

图 5-17 为一种顶空气味分析仪,结合了扩散式气体检测仪与顶空采样的优点。

顶空气味分析仪包括 3 个主要的组成部分:气体传感模块、信号处理模块和人机交互模块。气体传感模块是专门为了样品和检测挥发性物质而设计的,由八个金属氧化物气敏材料膜构成的气体传感器阵列和一个标准螺纹尺寸为 48mm 的可替换的样品瓶组成。信号处理模块的功能主要通过印制电路板上的微处理器实现,通过人机交互模块中 1.44 英寸的液晶显示屏和 2 个触摸按键,可发送操作命令和观察测试时的实时参数。顶空气味分析仪的工作原理如图 5-18 所示。

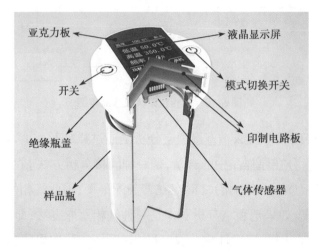

图 5-17　顶空气味分析仪结构示意图

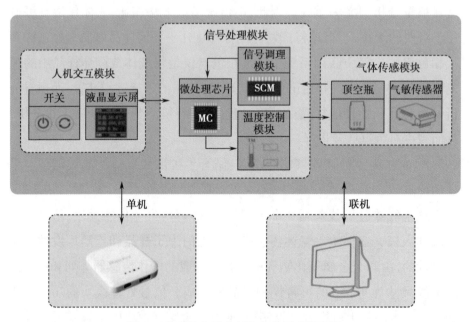

图 5-18　顶空气味分析仪工作原理示意图

目前常用的嗅诊设备即电子嗅觉系统为电子鼻，是一种化学分析仪器，能够感知和识别气味。它将仿生学、传感技术、信号处理、模式识别和计算机科学等多种学科融于一体，模仿生物感官——鼻子的功能。电子鼻工作原理如图5-19所示。

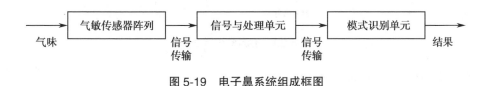

图 5-19 电子鼻系统组成框图

电子鼻主要由气敏传感器阵列、信号预处理和模式识别三部分组成。当某种气味与活性材料的传感器接触时，气味分子被气敏传感器阵列吸附，传感器将化学输入转换成电信号，经过信号处理系统进行处理和加工；并最终由模式识别系统对信号处理的结果做出综合判断。通常情况下，多个传感器对一种气味的响应构成了传感器阵列对该气味的响应谱，气味中的各种化学成分均会与敏感材料发生作用，所以称之为广谱响应谱。尤其是为实现对气味的定性或定量分析，需将传感器信号进行预处理（消除噪声、特征提取、信号放大等）后，再使用模式识别分析方法进行分析。

首先，电子鼻系统通过阵列气敏传感器，将性能重叠的多个气敏传感器组成阵列，模拟人鼻内的嗅觉感受细胞，借助精密测试电路，组成对气体瞬时敏感的检测器；其次，气敏传感器的响应经滤波、A/D转换后，将有用成分和无用成分进行分离，得到多维响应信号数据；最后，通过多元数据统计分析方法、神经网络方法和模糊方法等多种数据处理方法，将多维响应信号转换为感官评定指标值或组成成分的浓度值，得到被测气味定性或定量分析结果。同时，还可利用气敏传感器构成阵列对多种气体的交叉敏感性进行测量，通过适当的分析方法，实现混合气体分析。

基于电子鼻的原理，将整个系统设计为两部分：硬件系统和软件设计部分，其中硬件部分可再细分为传感器阵列模块、信号处理模块和处理器模块；软件部分则主要完成数据的转换、显示、分析和识别等功能。整个系

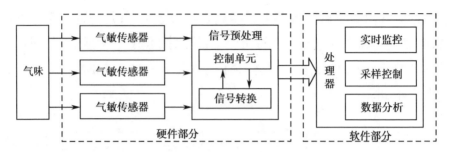

图 5-20   检测系统原理图

统功能模型的设计如图 5-20 所示。

在电子鼻系统中,气敏传感器是直接与待测气体接触,获得气味信息的部件。后续功能模块都是对气敏传感器的信号进行处理,所以,选择合适的气敏传感器是电子鼻系统的关键因素。如果气敏传感器阵列对待测气体不够敏感或者得到的数据误差较大,则无论后续功能模块处理能力多强大,整个系统也无法很准确地对待测气体进行分析。目前,电子鼻气体传感器的主要类型有金属氧化物传感器、导电聚合物传感器、压电类气体传感器、电化学型传感器以及光纤气体传感器。人体口腔气味主要成分为挥发性有机化合物(VOCs),还有 N_2、CO_2 以及 NH_3 等,其中与疾病相关的气体成分(病理气味)主要为 VOCs。因此,选择对 VOCs 敏感率高的气敏传感器至关重要。

电子鼻系统的硬件部分总体可以划分为 5 块:①传感器部分:提取气味样本数据,取得电流信号;②信号转换器:将传感器输出信号转化为标准电压信号;③信号放大电路:将信号放大适当倍数,保证处理器获得足够明显的信号变化;④模数转换模块:由单片机控制模数转换芯片进行转换,并将得到的数字信号送至处理器;⑤处理器:用于数据存储、分析和模式分类等。

软件主要功能模块如下:①参数设置:实现所需采集的测试参数的相关设定,如测试时间、所采用传感器的数量、采样频率、样本存储地址及文件名等。②图形显示:采用图形化的方式显示采样数据的响应曲线。以时间为横向坐标,电压为纵坐标,以不同的颜色画出各个传感器的整个响应曲线,可显示所指位置对应的电压信号值,同时界面中可还显示试验参数、各传感器颜色及实时信号值。在联机工作时,响应曲线为实时动态显示,时间坐标能够随着试验的进行自动刷新。③单片机通信:使用 Windows API 实现串口通信,提供与单片机通信的接口,并进行打开连接、数据读取及断开连接。④采样控制:主要包括采样频率设置并保存数据。采样时可选择不同频率进行采样,修改方式有在菜单栏中选择已有选项和修改 config 文件中采样频率 value 值两种方式。⑤数据文件预览:对已存储的测试数据文件重新载入,该功能可满足事后数据分析的要求。

三、问诊

中医问诊是指通过医患对话的方式,医生向患者及家属了解疾病的相关信息,为辨证施治提供依据,其在中医临床诊疗过程非常重要,尤其对于无明显体征的相关情况,询问患者主观感受的意义十分重要。

智能"问诊"系统获取的信息为多为听觉信息,与"闻诊"的听觉信息采集方法类似,采用麦克风等音频传感器将患者描述病情的语音信息转换为音频信号,经过智能语音识别算法获得相关信息,辅助诊断疾病。

为获取准确的"问诊"信息,需先识别患者的初步描述信息,经智能化处理后获得患者疾病的关键信息,并将最终识别的结果作为输入数据,辅助精准诊疗。

目前,中医问诊数据采集方法主要有以下几种:

(一)中医问诊专科量表

通过问诊量表可使人们获得更准确、详细的疾病信息。目前,已经研制了部分中医问诊专科的量表,主要集中在心系和脾系问诊量表。

中医心系问诊量表,针对性地对符合中医心系疾病诊断的患者,通过量表进行问诊信息的采集,并借助统计学的方法进行统计分析,筛选制作而成,最终确定的心系问诊量表共包含 8 个方面。

中医心系问诊量表包括基本信息、主诉、现病史(伴随症状)和既往史,并附望、切诊信息及中西医诊断结论。伴随症状即现病史的问诊,分为重点问诊和一般问诊两部分,共包括寒热、汗、头身胸腹、饮食口味、二便、睡眠、情绪、妇女等 8 个维度,如表 5-4 所示。

表 5-4 中医心系问诊量表

序号	类别		症状
1	重点问诊		X1 心悸(怔忡),X2 胸闷,X3 胸痛,X4 诱发(加重)因素,X5 发作频率,X6 发作持续时间,X7 气短/气急/憋气,X8 乏力懒言,X9 浮肿,X10 心烦,X11 健忘
2	一般问诊	寒热	X12 畏寒,X13 肢冷,X14 潮热,X15 手足心热
3		汗	X16 自汗,X17 盗汗
4		头身胸腹	X18 头晕/头昏,X19 耳鸣,X20 口舌生疮,X21 咳嗽,X22 咳痰清稀色白,X23 咳痰黄稠色黄,X24 咳泡沫痰,X25 善叹息,X26 胃脘胀满,X27 胁肋胀痛,X28 腰膝酸软,X29 腹部胀满,X30 身体困重
5		饮食口味	X31 口渴欲饮,X32 口渴不欲饮,X33 口渴喜热饮,X34 口渴喜冷饮,X35 纳呆食少,X36 口苦
6		二便	X37 便溏,X38 大便干结,X39 小便清长,X40 小便黄赤,X41 夜尿频数
7		睡眠	X42 失眠,X43 多梦,X44 嗜睡
8		情绪	X45 急躁易怒,X46 善惊易恐
9		妇女	X47 月经量少色淡,X48 夹血块,X49 乳房胀痛

而中医脾系问诊量表,主要从饮食、睡眠、寒热、汗、头身胸腹、二便、情绪、妇女问诊等 8 个方面进行研究,并开发了中医脾系问诊量表,主要包括一般情况、主诉、既往史以及与检查和触诊有关的信息,同时建立相关疾病数据库,通过对数据处理分析,辅助临床决策。

综上,中医量表已经初步运用于中医临床,但大多数均引用国外量表,缺乏中医特色,且自制量表数量很少,有待进一步研发。

(二)智能系统的开发及使用

中医学有着独特的理论体系和自身发展规律,在用现代科学技术阐明中医作用机制时,最有效的方法是运用数理模型对中医信息进行"梳理",

进而用数字化的方法进行处理,人工智能技术的广泛应用,为中医问诊规范化、程序化采集提供了技术保障。

自 20 世纪 70 年代以来,人工智能技术引入中医研究领域,中医智能化问诊系统的开发也随之而生,其研究形式主要是以中医诊断专家系统为依托开展。20 世纪 90 年代,中医专家系统在技术上引入先进的人工智能技术,使传统"专家系统"得到了进一步完善。

智能中医问诊系统不仅可以搜集患者的疾病信息,还极大提高了医生获取患者资料的效率,是中医智能化过程不可或缺的环节。目前已有学者应用数字化问诊系统对帕金森病的中医证型和症状进行数据挖掘分析,临床诊断获得了 90% 的符合率,具有相当高的应用价值。此外,相关学者通过借助复杂系统方法构建慢性胃炎中医问诊证候模型,针对中医问诊的整体性、动态性、非线性、复杂性的特征挑选出每个证型相关症状群,再通过复杂网格对数据关系进行挖掘,其模型准确率达 82.5%。

近年来,随着中医大数据应用和信息化建设的战略部署,中医智能辅助问诊系统发展前景良好。

1. 数字化中医问诊系统设计原理 数字化中医问诊系统由问诊软件包和计算机组成。软件包主要包括电脑屏中的前台模块、问诊处理模块、诊断模块、数据库管理模块。如图 5-21 所示。

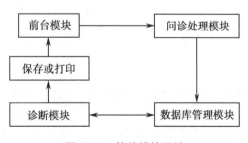

图 5-21 软件模块设计

前台模块主要给用户提供交互界面,通过前台模块调用问诊处理模块,采集用户基本信息及问诊信息,并储存至数据库管理模块,再依据问诊数据库中设定的标准,通过诊断模块进行问诊初步判定,最终判断结果可通过前台模块在交互界面的应用屏上显示。

2. 数字化系统诊断程序的主要步骤 对入选症状进行规范化处理，将具体症状进行定性和赋值，以"病名（胁痛、腹泻），证名（肝郁脾虚证）"为例，见表5-5。将每一个属性名称用一个数据库字段表示，各种症状表现及具体证型名称按照统一的字符进行标准化编码。同时，在具体应用时，症状编码符号可转换为对应的中医症状名称及病证证型名称。

表 5-5 入选症状的性质及相应赋值

入选症状	性质	赋值 / 分
胁痛	主症	4
胁肋胀痛，走窜不定	一级症状	2
胀痛，走窜不定	定性症	1
胁	定位症	1
引及胸背肩臂	二级症状	0.5
疼痛随情志变化增减	二级症状	0.5
胸闷腹胀	二级症状	0.5
嗳气频作	二级症状	0.5
得嗳气而胀痛稍舒	二级症状	0.5
纳少口苦	二级症状	0.5
腹泻	兼症	3
腹痛肠鸣、腹胀	一级症状	2
腹痛肠鸣、腹胀	定性症	1
腹	定位症	1
攻窜作痛	二级症状	0.5
矢气频作	二级症状	0.5

注：入选症状包括定性及定位症状，是判定相应证型的"金标准"。

通过交互界面电脑屏模块1输入主症、一级症状、二级症状，模块2输入兼症、一级症状、二级症状，上述各证候群分别对应相应的症状编码，可得出问诊的初步诊断2，如图5-22所示。

现阶段，中医问诊指标的客观化主要受限于以下方面：医生的主观性因素很大；症状、证候的规范化缺乏行业共识性标准；问诊信息采集方法和

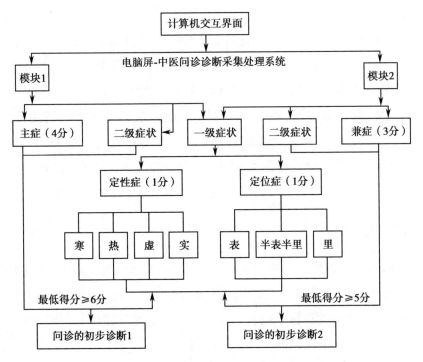

图 5-22　中医问诊数字化系统诊断程序

分析方法不统一、症状量化分级标准、量化标准不统一;认识疾病方面存在局限性等。综上,智能中医问诊系统只有解决主观性强、缺少客观的依据和规范的标准、采集方法不统一等问题后,才能真正实现智能化。

3. 市场上的智能问诊系统　目前,市场上关于智能问诊的系统有很多,比如:

(1) 智能问诊系统:基于证据,通过循序渐进的问答,给予患者对应的护理提示或就诊建议。系统提供300种临床常见症状、3 000多条处置建议,以及20多种分诊紧急程度,辅助基层或家庭医生精准识别,快速处置,智能分诊。

(2) 智能预问诊系统:智能预问诊系统以国家诊疗指南为内核,模拟临床医生诊疗思维,在患者挂号后到医生接诊前,通过智能引导式问诊,帮助医生规范、全面地采集患者的症状、体征、病史等信息,从而实现诊疗流程的优化和配置。

（3）中医人工智能辅助诊断系统：中医人工智能辅助诊断系统是以中医人工智能辅助诊断引擎为核心的医疗类软件，包含基于上千个"望、闻、问、切"四诊的多维度信息，上万个诊断规则及参数的辅助系统，可根据患者体征、症状、生活习惯、病史等问诊输入信息，完成对患者病情的智能诊断，并给出处方建议和治疗方案。同时，兼具科学的统计分析功能、丰富的医疗知识库以及便捷的医案管理体系，进一步实现医疗机构的全流程化管理。

四、切诊

中医切诊获取的信息主要为触觉信息，包含脉诊及按诊等。脉诊主要获取通过脉搏信号采集系统获得的脉搏信号，采用模式识别方式检测脉搏的频率、脉宽及幅度等脉象信息。按诊采集信息系统需要采集患者的皮肤弹性、润燥、压痛、肿块、湿度、温度等信息。

（一）脉诊数据采集

脉搏信号采集系统的主要功能是对脉搏信号进行高效准确采集，完整地记录脉搏信号，主要包括脉搏传感器及后端信号采集部分。脉搏传感器的传感原理及采集方法的正确选择对于脉搏信号的真实性和有效性起着决定性作用。由于脉搏信号属于强噪声背景下的低频微弱信号，脉搏传感器的选取应结合脉搏信号的特点。目前，脉搏测量的传感器可分为以下几种类型：压力式脉搏传感器、光电式脉搏传感器、传声器以及超声多普勒脉搏传感器。

1. 压力式脉搏传感器 主要是感受桡动脉处的压力变化进而间接采集脉搏信息。根据其传感原理的不同，又可将压力式脉搏传感器细化为压电式、压阻式和压磁式三种类型。

2. 光电式脉搏传感器 其检测原理是根据光电容积法进行脉搏测量，由于脉搏搏动导致血管内血容量的变化，通过对光线的吸收能力不同检测光线强度以获取脉搏信号。根据光线的接收方式不同，可将光电式脉搏传感器分为透射式和反射式两种类型。

3. 传声器　脉搏信号可当作一种振动信号,是振动沿动脉介质的传播,从而产生次声波。传声器主要以声波信息作为采集对象,用于检测脉搏振动所引起的次声波信号。

4. 超声多普勒脉搏传感器　根据超声多普勒效应所制成的传感器,能够获取多种脉搏生理信息,如血流速度、脉管宽度等。

各种脉搏传感器优缺点如表 5-6 所示。

表 5-6　各种脉搏传感器优缺点

传感原理	优点	缺点
压电式	结构简单,重复性和再现性好,机械性能优良,精度较高,与人体皮肤的特性阻抗相匹配	不宜进行静态压力测试,噪声干扰严重
压阻式	动态范围宽,抗过载能力强	黏合剂性能的优劣直接影响传感器工作特性,制约了它的精度、线性度及使用范围
压磁式	结构简单,输出功率高,信号强	信号采集电路复杂,噪声干扰严重
光电式	抗干扰能力强,灵敏度高、具有良好的线性度和频响特性	获取的脉搏信息较少,且检测原理不符合中医指压诊脉的特点
传声器	获取脉搏搏动引起的声波信号	检测原理不符合中医指压诊脉的特点
超声多普勒	除检测脉搏信息外,还可观察腔容积、血流速度、脉管三维运动	检测成本较高,且检测原理不符合中医指压诊脉的特点

下面以穿戴式脉诊仪为例,介绍脉诊仪的具体参数。脉诊仪的整体检测范围约为 80mm,需要对寸、关、尺和尺下 4 个诊脉部位实现全覆盖,同时诊脉部位所对应的机械结构都应是独立的部件,能实现单独施压的功能。而针对不同人的具体情况,可利用施压装置的调节槽进行长度和方向调整。如图 5-23 所示。

穿戴式脉诊仪包含两个部分:硬件部分与软件部分。硬件部分由穿戴单元、施压单元和测头单元组成,用于实现自适应穿戴、独立施压和传感器

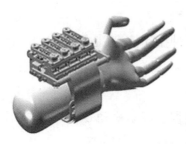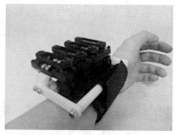

图 5-23　穿戴式脉诊仪整体结构

的固定与采集等功能。其中,测头部件采用仿生学结构,与手指有较高的相似性,结合脉搏信号采集技术的相关研究,保证采集的客观性和真实性。软件部分由采集软件和分析软件所组成,用于采集控制、数据保存以及数据处理分析。

穿戴单元主要用于实现自适应穿戴的功能,为整个脉诊仪提供固定与支撑。该设计的穿戴单元的机械部分如图 5-24 所示,主要由支撑座、腕带以及腕带伸缩部件三部分组成。

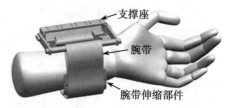

图 5-24　穿戴单元结构

施压单元采用丝杆传动的方案作为穿戴式脉诊仪的施压装置,如图 5-25 所示,其施压原理是以直流伺服电机作为驱动源,将同步带轮作为中间力传递介质,带动丝杆上下移动,该类结构不仅能够使测头单元对诊脉部位施以恒定的压力,同时也大大减少穿戴式脉诊仪的整体高度。

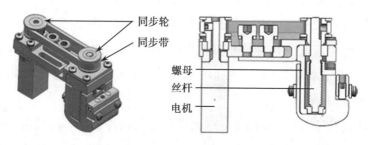

图 5-25　施压单元结构

　　测头单元设计是为实现简单高效的脉搏信息采集，同时基于手指内部构造的启发，结合诊脉的需求，能与施压单元紧密配合。如图5-26所示。

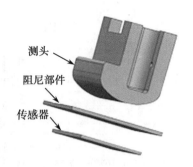

　　该测头单元由传感器、阻尼器以及测头三部分组成。传感器是模拟手指机械感受器的关键部件之一，采用聚偏二氟乙烯（polyvinylidene fluoride，PVDF）压电薄

图5-26　手指内部构造及测头示意图

膜，使脉搏信号的采集在精度、灵敏度、重复性和可再现性等性能方面有较好的表现。阻尼器采用弹性材料，用于模拟手指的皮下组织和脂肪部分，是测头单元中另一个关键部件，为接近或达到手指皮下组织的功能，所选用的阻力器材料在硬度方面必须加以考虑。测头用于固定和支撑脉搏传感器，模拟指骨的功能，因手指指腹表面具有一定的弧度，采用仿生学的方法，将测头的下表面设计为带弧度的曲面，使测头单元与手指有较高的相似性。

　　系统软件分为下位机与上位机两部分。下位机主要用于实现脉搏信号的采集、施压控制以及与上位机通信等功能。下位机在接收上位机发送的采集指令后，开始对脉搏信号进行采集、转换，并通过串口将数据传入计算机中，将其进行显示、保存与处理。与此同时，上位机可以通过控制电机完成施压过程。

　　系统的上位机软件由脉搏信号采集软件和脉搏信号分析软件两部分组成。脉搏信号采集软件主要用于实现脉搏信号采集过程控制、采样压力控制、人员基本信息控制等功能；脉搏信号分析软件主要用于实现脉搏信号的降噪处理，以及时域、频域和时频域分析的功能。如图5-27所示，该软件由信号调用模块、信号处理模块以及图形显示模块三部分组成。

　　目前市面上脉诊仪种类繁多，最大的区别就是传感器的不同。

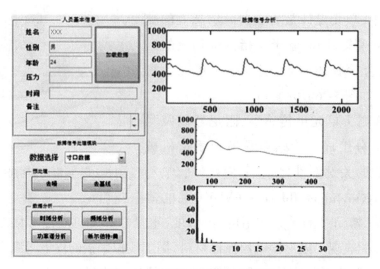

图 5-27　脉搏信号分析软件界面

（1）基于压力传感器的脉诊仪：包含单头式、双头式、模拟中医切脉的三头式压力传感器。基于压阻式压力传感器的双轴式脉诊仪可采集到距离桡动脉中心处半径 1mm 范围的相关系数在 0.99 以上的完整脉搏波，如图 5-28 所示。此外，从中医手指触觉的角度分析触觉接收器的大小、分布密度、分布面积等因素，采用绝压传感器研制的 64 单元的柔性阵列式压力传感器，得到脉搏三维图像。

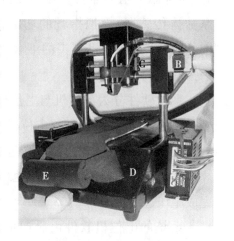

图 5-28　双轴式脉诊仪

（2）基于超声信号传感器的脉诊仪：该脉诊仪除能够检测脉搏信息外，还可观察腔容积、血流速度、脉管三维运动，表征脉象的相对位置、长短、大小、运动轨迹的直观信息。如图 5-29 所示，将多普勒技术引入到脉诊研究中，形成声力复合的脉诊探头，而图 5-30 所示的三部可调位调压脉诊探头则应用 MRI 和 B 超技术获取脉搏信息。

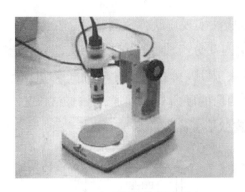

图 5-29　声力复合的脉诊探头

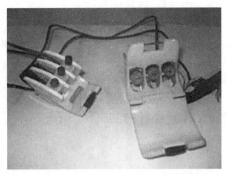

图 5-30　三部可调位调压脉诊探头

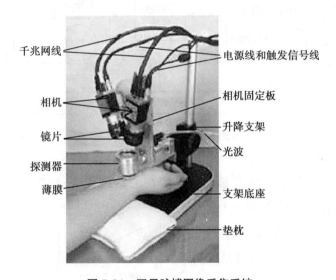

图 5-31　双目脉搏图像采集系统

（3）基于其他类型传感器的脉诊仪：如图 5-31 所示，基于 CCD 图像传感器设计了双目脉搏图像采集系统，模拟双眼获取景物的深度信息的方式，采用黑白棋盘格标定板在自制背光条件下采集立体脉搏图像。

（二）按诊数据采集

按诊所获取的信息繁多，对应的信息采集手段较多，如可通过抽吸法获取皮肤弹性，通过温度传感器获得皮肤局部温度，通过光触觉传感器测量皮肤肿块等。此处以皮肤弹性测量系统为例，介绍按诊数据采集技术。

无创型皮肤弹性测量系统采用抽吸法实现皮肤弹性测量,系统的总体设计框图如图 5-32 所示,整个系统由四部分组成,分为弹性探头部分、控制处理模块、输出部分和电源管理模块,其中,弹性探头中的抽气泵、电磁阀、气压传感器和测试探头均由一个四通的硬质导管连通,便于在测试过程中控制导管内的气压,而此气压与皮肤形变高度的测量有直接关系。

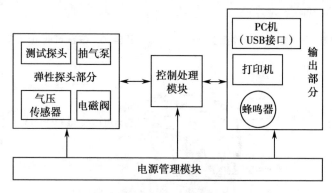

图 5-32　系统总体框图

图 5-33 是皮肤弹性测量结构图。在测量过程中,弹性探头四部分协调工作。抽气泵抽取四通硬质导管内的空气,使导管内形成负压气压,传感器实时测量并监控导管内的气压,电磁阀控制四通导管与外部空气的连通或阻断,使四通导管内的气压保持在一系列特定范围,保证采集的数据准确有效。测试探头感应皮肤在负压状态下的吸入深度,采用非接触红外收发管作为敏感元件,其输出电压与皮肤吸入的深度有关。图 5-33 中的测试探头实际装有两套红外发射接收

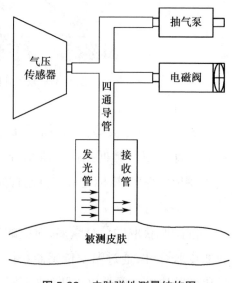

图 5-33　皮肤弹性测量结构图

管,分别放置在 X 轴线和 Y 轴线方向上(图中只画出了 X 轴线方向),考虑到皮肤具有各向异性,因此,通过从 X 和 Y 两个相互垂直的方向读取皮肤形变值即可计算出皮肤的弹性值。

图 5-34 所示为 MPA580 皮肤弹性测试仪,可自动得到皮肤弹性参数和曲线,如图 5-35 所示,能将数据和人员的详细资料存入计算机中。比较不同的皮肤测试曲线,并打印出曲线和数据资料。同时,通过更换不同的探头,可以测量得到不同的皮肤成分及其他参数。

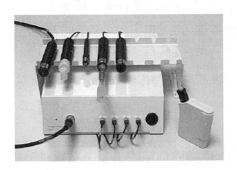 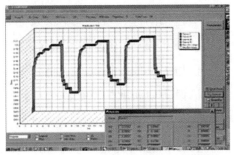

图 5-34　皮肤弹性测试仪　　　　图 5-35　皮肤弹性测试曲线图

第二节　智能辅助诊断

中医的诊断过程可简单地概括为采用"望、闻、问、切"四诊观察患者的症状和体征,通过四诊合参进行辨证施治,其辨证诊断的过程本质上是根据四诊信息与病证间的关联关系进行疾病诊断。因此,中医的智能辅助诊断是指基于四诊设备(详见上一节)采集的客观数据,利用人工智能技术挖掘信息与病证间的关联关系,构建智能辅助诊断模型,实现自动化辨证诊断,为临床决策提供参考。

中医的智能辅助诊断主要包含:特征信息处理、模型训练和模型推理。特征信息通常指从原始数据中提取的抽象表达,能够对数据的特点进行描述。模型训练是指采用机器学习或统计分析算法,优化参数使其能够反映四诊信息与病证之间的关联;模型推理是指利用训练后的模型对新采集到的四诊信息进行自动化辨证诊断。由于中医知识的复杂性和经验性,难以总结和归纳出可直接用于辨证诊断的规则,因此,本节主要介绍数据驱动的智能辅助诊断方法。

一、特征信息处理

特征通常是指从原始数据中提取出的抽象表达,能够对数据的特点进行描述。特征信息质量直接决定了智能辅助诊断模型的性能,主要包括准确性、完整性、一致性、时效性、可信性、解释性等多个因素。中医四诊数据主要包括图像、声音、文本及其他传感数据,通过相应的设备提取出对应特征,但同时需要考虑其他因素,例如望诊设备可以基于面部图像提取色、神、斑、痘等其他特征。本文将介绍在训练智能辅助诊断模型之前,如何对从四诊设备中获取的特征进行预处理。

(一)特征缺失处理

特征信息的完整性对智能辅助诊断模型的训练效果至关重要,特征缺失现象常见,其产生原因很多:部分患者的个别数据没有实时采集和保存,不同医院或检测机构检测的指标存在异质性,从而导致部分患者的个别项目缺失;或传感器偶发接触不良或程序错误导致个别时间点的数据缺失等。

针对上述问题,一般有以下几种处理方式:

1. 特征删除 是指对某些缺失数量较多而重要性较低的特征信息,比如一些次要的理化指标等,可以直接将该项特征删除,不纳入模型训练,这样既能减少模型学习成本,同时又可以避免信息量的缺失对模型训练造成的偏倚。

2. 内插填补 是指对于某些较为重要的、缺失数量较少的特征信息,可根据该特征现有类型和分布情况进行填补,目前常用的内插填补方式主要有均数填补、中位数填补、众数填补等。

3. 回归模型估计填补 常规内插填补都是使用同一数值对缺失特征进行填补,可能会导致特征信息趋于集中,影响模型的训练效果,为了让填补的缺失值更加接近真实特征,可以采用回归模型估计的方法对缺失值进行填补。回归模型估计填补通过建立相应的回归模型,用模型的拟合结果填补缺失值,使其结果更加符合真实特征。

（二）异常特征处理

异常特征是指在临床诊疗信息中出现的一些偏离数据主体分布的特征,这些相较常规变化范围而言显得过大或者过小的特征数据,会使训练的模型出现较大的误差,包含这些特征的样本被称为离群样本。针对离群样本,一方面可利用专业知识对特征进行筛选,例如设置特定筛选条件;另一方面,可通过统计分析方法对异常特征进行检测后进行筛选。对异常特征进行处理的方法主要有以下几种:

1. 数值分布　针对单个特征可利用正态分布假设进行分析。如出现可疑的离群样本,可以扩大样本量,通过采集相应特征信息,以验证该样本是否属于异常特征信息。如果条件限制并且离群值数量较少,则可考虑剔除相应样本,以免影响模型结果。

2. 聚类算法　针对多个特征,可采用 K-Means、DBSCAN 和 GMM 等聚类算法将样本划分为若干小簇,若某一簇中的样本量很少,且簇质心和其他簇的距离较远,则该簇的样本中极可能包含异常特征信息,可对其进行替换或者删除处理。

3. 其他方法　对于异常特征信息的处理,还可通过分箱和回归等方法进行处理。

（1）分箱:指将特征根据一定条件拆分放入不同“箱子”,然后使用每个“箱子”的均值或边界值来替换该“箱子”中的每个特征,以达到噪声处理的目的。分箱策略通常有等深分箱(每个箱中成员个数相等)和等宽分箱(每个箱的取值宽度相等)两种。

（2）回归:指利用函数对现有特征数值进行拟合,即让特征值拟合一个函数,以达到平滑特征数值的效果,从而实现识别及去除异常样本的目的。

（三）深度学习中的特征处理

深度神经网络能够自动化地提取抽象特征,建立图像、声音、文本、传感器等原始数据与病证之间的关联关系。进行深度学习之前,首先需要将不同类别的原始数据进行标准化处理,使其能够输出到神经网络中。

1. 图像数据 望诊采集的图像数据主要包含面部的肤色、色泽荣枯、形态及舌苔色泽等信息。首先,需选择合适的图像色彩空间,从而实现颜色信息的准确测量。目前,基于图像颜色提取、描述和分割的描述空间有 RGB、Lab、HSI、HSV、LCH 等。其中,RGB 是根据人眼识别颜色定义的颜色空间,基本涵盖了人类能够感知的所有颜色,但其表达的颜色欠直观、均匀,若将色调、亮度和饱和度三个量放在一起,则难以实现同时进行数字化信息采集;Lab 模型为均匀颜色空间,具有更广的色域,能够表达自然界中任何一种颜色,且与临床观察色彩的过程更接近,更适用于对舌色特征的分析;HIS 或者 HSV 等颜色空间,与 RGB 相比,更接近人类对彩色的感知经验,能直观地表达颜色色调、鲜艳度和明暗度,在图像处理中应用更广泛。

不同的图像描述方法适用于不同的应用场景,例如 Lab 空间更加适用于舌下静脉分割,可清晰表达舌下脉络的分布;LCH 颜色空间能够准确表现和区分不同的苔色;RGB、HSV、Lab 等三通道颜色则能够更好地保留面部光泽的数据信息。同时,在图像描述中也需要应用多种描述模型,以发挥不同颜色空间的独特优势,进而更加准确地表达图像的色彩空间。

此外,为增强对图像数据中感兴趣区域的表达,一般情况下采用图像增强方法来改善图像的视觉效果,这种方法可针对特定疾病有目的地强调图像整体或局部特性,将原来不清晰的局部图像变得清晰或强调某些感兴趣的特征,改善图像质量、丰富特征信息量,加强对图像的判读和识别。常用的方法包括空间域法和频率域法。

(1)空间域法:一种直接的图像增强算法,分为点运算算法和邻域去噪算法。点运算算法包括灰度级校正、灰度变换和直方图修正等;邻域去噪算法分为图像平滑和图像锐化两种,图像平滑常用算法包括均值滤波、中值滤波及空域滤波等,图像锐化常用算法包括梯度算子法、二阶导数算子法、高通滤波及掩模匹配法等。

（2）频率域法：一种间接的图像增强算法，主要分为低通滤波器和高通滤波器。低通滤波器的常用方法有理想低通滤波器、巴特沃斯低通滤波器、高斯低通滤波器及指数滤波器等；高通滤波器的常用方法有理想高通滤波器、巴特沃斯高通滤波器、高斯高通滤波器及指数滤波器等。

目前，尚未有任何一种方法能在所有应用领域中均取得最优效果。因此，在实际应用中，常采用多种方法进行反复实验，以确定最佳组合方式。

2. 文本数据　文本数据通常有两种主要表现形式，即基于量表的结构化数据和基于自然语言的非结构化数据。在智能辅助诊断模型训练过程中，首先需要对文本数据进行针对性的描述处理，以便训练模型。

（1）基于量表的结构化数据：按照类型可分为数值型和选项型，数值型变量可被计算机直接处理与应用；选项型变量则难以通过单个数值进行描述，通常采用 one-hot 编码。由于不同量表项所处的量纲不同，需要对数据进行归一化处理，将数据区间变换到 [0,1] 或 [-1,1]，以消除量纲对数据的影响。常用的数据归一化方式主要有以下几种：

1）线性变换法

$$y_i = \frac{x_i}{\max(|x|)}$$

2）极差变换法

$$y_i = \frac{x_i - \min(x)}{\max(x) - \min(x)}$$

3）Z-score 变换法

$$y_i = \frac{x_i - \mu(x)}{\sigma(x)}$$

其中，x 和 y 分别表示变换前后的数据，$\max(x)$、$\min(x)$、$\mu(x)$、$\sigma(x)$ 分别表示最大值、最小值、均值和方差。线性变换法将原始数据等比例缩小转换到 [0,1]；极值变换法则通过利用最大值和最小值将原始数据转换为界于某一特定范围的数据，从而消除量纲和数量级造成的影响。

（2）基于自然语言的非结构化数据：此数据主要来自患者对于自身病状的描述，需要将患者描述的信息转换为计算机能处理和理解的向量，常用的方法主要有词袋模型（bag of words，BOW）和词频－逆文本模型（term frequency-inverse document frequency，TF-IDF）。

1）BOW 模型：假设词表共有 N 个词，并将其进行编号，BOW 模型将一段自然描述文本转化长度为 N 的向量，其中每个元素表示该单词出现的频次。该方法简单直接，易于实现，但未考虑词和词之间的顺序。另外，词袋模型也无法反映一段文本中的关键词。

2）TF-IDF 模型：TF-IDF 是最常用的一种文本表示法，其核心是统计每个词出现的词频（TF），然后再为其附上一个权值参数（IDF），计算方法如下式所示：

$$词频（TF）= \frac{某个词在文本中出现的次数}{文本的总词数}$$

$$逆文档频率（IDF）= \ln \frac{语料库中的文档数}{包含该词的文档数+1}$$

$$TF\text{-}IDF = TF \cdot IDF$$

通常情况下，TF-IDF 的值与该词在文本中出现的频率成正比，与该词在整个语料库中出现的频率成反比。因此，TF-IDF 模型能够有效提取文本中的关键词，与 BOW 模型相比，TF-IDF 更加贴近临床实际。

3. 声音等传感器数据　在中医四诊信息的采集过程中，闻诊和脉诊等信息的传感信号通常以波的形式存在，具有一定的时序性，采集时需按照一定频率进行，且经过数模转换，转换为由离散数值组成的时间序列。根据香农采样定理，采样频率应不小于模拟信号频谱中最高频率的 2 倍，从而保证不失真地恢复模拟信号。因此，在闻诊和脉诊数据采集之前，需要根据应用需求，选择合适的采样频率，平衡信息损失和采集成本。

从整体来看，数字信号虽然是随时间变化的随机序列，但通常并不是平稳的随机过程。在较短的时间内，数字信号可被认定为近似平稳的随机过程，即在短时间范围内，其特性基本保持不变，接近准稳态过程，称为短时平稳性。因此，对于数字时序信号的分析和处理大多建立在"短时"基础上，分段分析信号的特征参数，其中每段称为一"帧"，例如声音的帧长一般设置为 10~30ms。对于整体信号来讲，分析的是由每一帧特征参数组成的时间序列。为了保证信号的连续性,要求在相邻两帧之间设置一定的重叠,其重叠部分一般占帧长的 1/3~1/2。

另外,在对数字信号进行分帧之后,为了对采样点附近的信号波形加以强调,需要进行加窗处理。具体来说,加窗处理即将一帧中对应元素转换为它与窗序列对应元素的乘积,如下式所示:

$$x'(n) = x(n) \cdot w(n)$$

其中 $w(n)$ 为窗函数,常用的有以下三种:

1) 矩形窗

$$w(n) = \begin{cases} 1 & 0 \leqslant n \leqslant N-1 \\ 0 & \text{其他} \end{cases}$$

2) 汉明窗

$$w(n) = \begin{cases} 0.54 - 0.46\cos\left(\dfrac{2\pi n}{N-1}\right) & 0 \leqslant n \leqslant N-1 \\ 0 & \text{其他} \end{cases}$$

3) 汉宁窗

$$w(n) = \begin{cases} 0.5\left[1 - \cos\left(\dfrac{2\pi n}{N-1}\right)\right] & 0 \leqslant n \leqslant N-1 \\ 0 & \text{其他} \end{cases}$$

二、智能辅助诊断模型

(一) 问题定义

智能辅助诊断模型构建主要在于寻找一个映射关系函数 $f:f(x) \rightarrow y$,其中输入变量 x 为提取的特征,输出变量 y 为辅助诊断结果。根据目标 y 的数据类型,辅助诊断可归结为分类(classification)问题或者回归(regression)问题。

分类问题属于定性判定,目的是根据特征确定样本属于某一类别,如是否罹患疾病。通常情况下,当输出变量 y 取有限个离散值时,多将其视为分类问题;回归问题属定量判定,目的是根据特征确定目标值,如根据体重确定身高。通常情况下,当输出变量 y 取连续值时,多将其视为回归问题。

然而,分类与回归并不是对立的,彼此之间可以相互转化,通过将连续的输出变量离散化,可将回归问题转化为分类问题;或将不同类别采用数值进行表示,亦可将分类问题转化为回归问题。

（二）模型构建

在确定智能辅助诊断模型需要解决问题的类型后,可据此选择相应的机器学习算法(详见第二章),并利用所采集的数据进行模型训练。根据输入特征不同,所构建的智能辅助诊断模型可分为机器学习模型和深度学习模型。

基于机器学习的智能辅助诊断模型,常采用四诊设备直接采集或人工手动计算提取特征信息。人工提取的特征信息通常具有良好的物理意义及临床可解释性,但设计完备的特征信息集合极为困难,导致提取的特征出现信息损失和特征冗余等问题,需要对特征信息进行分析和筛选,从而提升智能辅助诊断模型的精准度。

如上文所述,基于深度学习的智能辅助诊断模型,用于直接构建从原始数据到辨证诊断之间的模型,称为端到端的模型(end-to-end),需要通过复杂庞大的神经网络直接从数据中学习抽象特征,常用的深度模型有卷积神经网络(CNN)、循环神经网络(RNN)等。深度学习的本质是通过大量参数实现对任意函数的近似,其计算复杂度相对较高,且深度学习的"黑盒"效应可能导致学习出来的特征难以理解、缺乏临床可解释性。另外,深度学习通常需要大量的训练数据。

模型构建的算法可根据输入特征信息类型进行选择,若特征多为连续型数值,则建议使用网络型模型,如神经网络、逻辑回归、支持向量机等;若特征信息多为离散型数值,则建议使用树结构模型,如决策树、随机森林等;若特征复杂或未提取特征且数据量足够大时,则建议使用深度学习算法。

（三）模型评价

模型评价是进行选择模型的必要条件,选择何种评价指标评估和选择不同模型的性能,对构建智能辅助诊断模型具有十分重要的意义。

对于定量的回归问题,通常将输出值与真实值之间欧氏距离或均方根误差作为评估指标,即 $\sum\limits_{i}{(y_i - \hat{y}_i)^2}$,其中 y 和 $\hat{y}$ 分别表示真实值和模型预测值;对于定性的分类问题,主要评估分类结果的准确度,采用的指标主要有精确率、召回率、准确率、F-score 函数等多种评价指标。以二分类问题为例,若定义表 5-7 的混淆矩阵:

表 5-7 混淆矩阵

	真值为正	真值为负		真值为正	真值为负
预测为正	TP	FP	预测为负	FN	TN

则精确率、召回率、准确率和 F 函数分别表示为:

1) 精确率(precision,P):指分类结果为正的样本中正确分类的比率,计算方法如下:

$$P = \frac{TP}{TP+FP}$$

2) 召回率(recall,R):指真值为正的样本被正确分类的比率,计算方法如下:

$$R = \frac{TP}{TP+FN}$$

3) 准确率(Accuracy):指全部样本中被正确分类的比率,计算方法如下:

$$Accuracy = \frac{TP+TN}{TP+FN+FP+TN}$$

4) F-score 函数:常用于调和精确率和召回率,α 用于控制精确率在调和过程中的比重,其计算方法如下,其中:

$$F_{\alpha} = \frac{(1+\alpha^2)PR}{\alpha^2 P+R}$$

一般情况下,准确率是评价模型最常用的指标,准确率越高代表模型性能越好。但对于非均衡数据,其准确率很难反映模型性能的好坏,如 100 个样本中 90 个为正样本,10 个为负样本,若一个模型将全部样本分类为正样本,取得了 90% 的准确率,而另一个模型分类正确了 80 个正样本、

5 个负样本,虽然仅取得 85% 的准确率,但相比之下后者仍优于前者。究其原因,在于准确率和召回率在某些情况下呈负相关,当准确率高时,召回率低,反之亦然。因此,为解决上述问题,通常用调和精确率和召回率的 F-score 函数作为评价指标。

(四) 模型优化

1. 模型增量更新　智能辅助诊断模型的性能与训练数据的质量关系密切,但由于准备训练数据时难以涵盖所有情况,从而会导致数据集不全面。通过模型在临床应用过程中不断积累新数据,在原有模型的基础上,继续学习新的数据,则能完善辅助诊断模型的性能。目前,利用新数据更新模型的方式,主要分为以下两种:

(1) 离线方式:离线方式的模型更新是指将新数据与原有数据共同组成的新的数据集进行重新训练,从而得到新的辅助诊断模型。这种方式需要存储全部数据,要求具有较大的存储空间,而且随着数据量的不断增加,模型训练要求的计算能力和时间也随之增长。

(2) 在线方式:在线方式的模型更新是指在原有模型的基础上,仅利用新增数据对模型参数进行微调,从而达到模型更新的效果。类似于人类渐进式的学习过程,学习新知识时不需要重置原有知识体系,只需扩充旧知识体系即可。其优点在于无须保存历史数据,可以减少存储空间的占用,显著减少模型训练所需的时间。但是,由于在线学习方式进行增量更新的模型较为有限,容易产生"灾难性遗忘"现象。因此,应根据具体应用场景选择模型更新的方式。若更新的频率较低,且每次更新准备的数据量较大,可考虑采用离线更新的方式;若更新的频率较高,且每次更新的数据量不大,则建议采用在线更新的方式。

2. 非均衡处理　在获得医疗相关的疾病数据中,最常见的一类问题是数据比例失衡,即非均衡问题。以慢性疼痛为例,处于轻度疼痛(疼痛等级小于 5)的患者数量要远大于重度疼痛的患者数量。而由于大多数机器学习模型在优化参数时,其训练目标以全体数据的损失最小为最优,直接学习非均衡的数据可能导致无法获得有效的模型。因此,在模型构建过程中，可通过重采样方法来缓解数据的非均衡影响，常用的重采样方法有以下两种：

（1）过采样：是通过增加少数类样本来处理非均衡问题，常见的过采样方法有随机过采样和 SMOTE 算法。

1）随机过采样：是通过多次对少数类样本实施有放回的随机采样，以增加少数类样本的比例。但需要注意的是，由于随机过采样会导致少数类中包含重复样本，可能导致过拟合。

2）SMOTE 算法：SMOTE（synthetic minority over-sampling technique）算法是一种通过人工合成新的少数类样本，来进行样本扩充的过采样方法。通过计算与其他少数类样本的距离获得该样本的 k 近邻，然后从 k 个近邻中随机选择若干样本进行新样本生成，生成方式如下式所示：

$$x_{new} = x + rand(0,1) \times (x_i - x)$$

其中，x_i 表示第 i 个近邻，$rand(0,1)$ 表示随机生成 0 或 1 的函数。由于 SMOTE 算法人工合成了新的样本，一定程度上缓解了随机过采样所导致的过拟合问题。

（2）欠采样：是指通过减少多数类样本的比例来处理非均衡问题，常见的欠采样方法有随机欠采样和 EasyEnsemble 方法。

1）随机欠采样：与随机过采样相似，是从多数类中随机选择少量样本，与少数类样本组合形成新的训练数据集，从而实现数据均衡的效果，此方法不可避免会导致一部分样本的损失。

2）EasyEnsemble 方法：采用集成学习的思想，根据少数类样本的数量将多数类样本随机划分为 N 份，分别与少数类样本组合为一个训练集训练 N 个模型，以 N 个模型的平均或者投票作为最后的结果。

三、数据安全与隐私保护

临床数据是实现中医智能辅助诊断模型构建的基础和关键，只有足够的数据量才能够保证模型的泛化性和鲁棒性。目前包括单中心和多中心两种数据类型，其中单中心的数据采集模式难以在短时间内积累海量数据,而多中心模式又受个人隐私保护的限制,数据无法进行流通共享,难以直接进行协作建模。因此,数据脱敏是一种保护隐私的简单方法,但脱敏后的数据仍有可能利用公开数据对敏感数据进行恢复,造成隐私泄露。

值得一提的是,联邦学习是在能够保证用户隐私情况下实现多方数据安全共享的有效方法,使用多中心在本地进行数据存储和模型训练,无须传输原始数据,而是通过共享本地训练后的模型参数,汇聚多中心模型参数,实现智能辅助诊断模型的协同训练。联邦学习的方法不仅可防止在传输过程中发生数据泄露,同时可达到共同训练的目的。根据协作过程的不同,联邦学习主要分为横向联邦和纵向联邦两类。

横向联邦学习适用于多方机构间的特征指标重叠部分较多,而相同的用户较少的情况。通过将数据按照用户维度(横向)进行切分,获得特征相同但用户不完全相同的数据进行训练。具体来说,每个机构从服务器端下载统一初始化的模型,然后,基于本地数据对模型参数进行更新,接着将模型的更新信息在加密条件下(一般采用同态加密方法)发送给服务器端,最后,服务器端将所有机构上传的模型更新信息进行集成,更新服务器端的模型(常用的更新方法是取本地模型参数的平均值),反复循环上述步骤,直至模型收敛完成整个训练过程。

纵向联邦学习是指多方机构间具有较多相同用户,而特征指标重叠较少的情况。将数据按照特征维度(纵向)进行切分,取出相同用户但特征不完全相同的部分数据进行训练,包括样本对齐和加密模型训练,具体内容如下。

(一) 样本对齐

由于参与联邦学习的多方机构用户并非完全重合,利用加密的用户样本对齐技术,在不公开各自数据的前提下,确认共有用户且不暴露不互相重叠的用户,以便联合这些用户的特征进行建模。

(二) 加密模型训练

由于在训练过程中需要交换中间的计算结果,为保证交换数据的安全性,需第三方参与训练。以两方训练线性回归模型为例,假设 A 和 B 是参与联邦训练的两方,其中 B 具有目标标签,则训练过程可分为以下 4 步:第三方 C 将加密公钥分发给模型训练双方 A 和 B,用于对训练过程中需要交换的数据进行加密;A 和 B 之间以加密形式交换用于计算梯度的中间结果;A 和 B 分别基于加密的梯度值进行计算,同时 B 根据其标签数据计算损失,并把结果汇总给 C;C 通过汇总结果计算总梯度值并将其解密,并分别回传给 A 和 B,A 和 B 根据梯度更新各自模型的参数。迭代上述步骤直至模型收敛,以此完成整个训练过程。

联邦学习是一个用于训练模型的机器学习框架,需要与具体的机器学习算法相配合,且多中心间的相互配合需要成熟的计算工具作为支撑。

第三节 智能辅助治疗

中医治疗方案具有个性化、实时动态的特点,智能辅助治疗旨在通过人工智能技术,实现中医治疗方案的自动化生成与评估优化,使得治疗方案能够根据病情变化动态调整。中医智能辅助治疗方案的生成,首先需要构建治疗方案的标准库,尽量消除不同方案、不同疗法的表达差异;其次,需要根据患者自身特点考虑生成治疗方案的影响因素,从而保证生成个性化、智能化的治疗方案。本节通过讨论中医治疗方案数据库构建中的关键技术要素和治疗方案生成的影响因素,示范智能治疗方案生成与优化,并对智能辅助治疗效果进行评价。

一、治疗方案数据库构建

中医通过"望、闻、问、切"四诊合参的方法,探求病因、病性与病位,并分析判断疾病病机与人体内五脏六腑和气血津液之间的联系,进而辨证施治,使用中药、针灸、推拿、按摩、拔罐、气功、食疗等多种治疗手段,使人体恢复阴阳调和。

智能中医学以大数据和人工智能技术为依托,能够更全面、更高效和更可信地进行数据分析,进而辅助临床决策。由于中医治疗过程包含大量复杂多维的临床数据,需要构建治疗方案标准化数据库,方能与智能信息化技术更好结合。因此,本节主要介绍治疗方案标准化数据库的知识来源、数据纳入标准、特征信息提取等内容。

（一）知识来源

中医知识体系较为庞杂,蕴含丰富的隐性知识,其中有些可以通过语言、文字、图片等表达形成显性知识,随着信息化和智能化水平的提高,逐步形成了标准化、结构化数据,方便进行知识传播、理解和辨识。中医诊疗知识主要来源于以下三个途径:

1. 中医古籍资源　根据《中国中医古籍总目》整理统计,中国馆藏中医文献的种类为 13 455 种,包含了本草医药、养生、中医食疗、气功、古天文医学、针灸以及各少数民族医药等多种内容。中医古籍种类繁多,内涵丰富,发掘潜力巨大。中医古籍数字化建设已形成一定规模,并且数据库的构建日趋注重对知识服务的提供,如中国基本古籍库（http://igjk.er07.com/）、《瀚堂典藏》古籍数据库（https://www.hytung.cn/）、国医典藏中医古籍数字图书馆（http://www.gydc.ac.cn:81/）、中医古籍全文数据库（http://zygj.cmstp.com/static/library/entry.html）、古今医案云平台（http://www.yiankb.com/）、中医世家、中华医典、爱如生系列数据库等。

2. 中医文献资源　随着学术期刊发展,知识的共享与获取更加高效。中医文献发表了大量的中医临床经验总结、临床医案报道、中医疗法现代研究、中医临床诊疗路径与指南。常用的国内外医学文献检索平台或数据库,包括中国知网（https://www.cnki.net/）、万方数据知识服务平台（https://www.wanfangdata.com.cn/index.html）、维普网（http://www.cqvip.com/）、中国生物医学文献服务系统（http://www.sinomed.ac.cn/）、PubMed（https://pubmed.ncbi.nlm.nih.gov/）、Web of science（http://webofscience.com）、Embase（https://www.embase.com/#/login）等。中医专业知识数据库包括中医药知识资源总库（https://zyyt.cnki.net/）、中医药知识库（http://tcm.med.wanfangdata.com.cn/）、中医药系列知识服务平台（https://gb.tcm.cnki.net/）等。

3. 中医临床诊疗资源　中医诊疗方案个体化程度较高,而古籍、文献中存在大量缺失信息,仅依靠回顾性分析难以贴合真实的中医诊疗场景,而利用体量庞大、实时更新的中医临床数据,可直接对名老中医诊疗经验进行挖掘与学习。电子化病历系统的普及,使得对患者特征性信息、诊疗信息、评价信息的前瞻性采集更为高效,且有助于保证数据的标准化、结构化、完整性,方便进一步分析处理(详见第四章第二节)。

(二) 数据纳入标准

数据的纳入标准直接决定着临床数据的质量,根据标准化数据所需要的信息,选择符合标准的数据,通过规范化的数据处理,从而获得有用数据。此外,在具体实践过程中,可以通过投票法、判别法等方法对所选择的数据进行评估和优化。具体流程详见图 5-36。

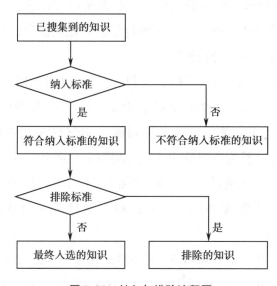

图 5-36 纳入与排除流程图

(三) 信息提取

信息提取的主要目标是从已获得的知识中提取所需要的标准化信息。一般情况下,根据中医"病 - 证 - 症 - 方 - 药"关联分析策略,通过 Matlab、Excel、Python 等统计分析工具或 Clementine 等可视化、图形化数据分析软件,利用数据挖掘、机器学习和深度学习等方法,分析"病"中主要的"证""症"和所用"方""药"、分析证候相关的症状信息,以及"药"与"药"

之间的组合、配伍关系。

1. **频数分析** 频数分析是最基础的信息提取方式,用于统计特定病、症、证、方、药等出现的频次和频率。以胃痛治疗为例,可统计胃痛各种证型、症状、处方、药物相关频次和频率信息。如,脾胃虚寒、肝气犯胃、肝胃郁热、脾胃虚弱和胃阴亏虚等各种证型出现的频次和频率分别为多少;在各种证型下,统计出现胃痛、胃隐痛、胃胀痛、胃痛喜温、泛酸和便溏等各种症状的频率信息;针对各种证型和症状,统计开具芍药甘草汤、木香槟榔丸、四君子汤、胃痛良方和良附丸等处方的概率;进一步分析各处方中甘草、白芍、枳壳、半夏、香附和白术等相关药材的使用频率。

2. **描述性分析** 频数分析侧重于数据统计,而描述性分析侧重于量化信息。描述性分析一般通过各种统计信息对使用信息进行定量化描述,最终建立相关的定量化分析模型。

3. **回归分析** 回归分析的主要目标是,通过建立回归模型 $logit(P)=\beta_0+\beta_1 x_1+\beta_2 x_2+\cdots+\beta_p x_p$($x$ 为自变量,β 为偏回归系数),发现因变量产生重要影响的自变量等。仍以胃痛为例,以脾胃虚寒、肝气犯胃、肝胃郁热、脾胃虚弱和胃阴亏虚等"证型"为自变量,以胃痛、胃隐痛、胃胀痛、胃痛喜温、泛酸和便溏等症状作为因变量,通过二分类逻辑斯蒂回归,可得到如下回归方程:

$logit(P|y=$ 脾胃虚寒$)=-2.313+2.185\times$ 胃冷痛 $+2.495\times$ 胃痛喜温 $+4.146\times$ 畏寒怕冷

$logit(P|y=$ 肝气犯胃$)=-1.534+2.078\times$ 胃胀痛 $+1.775\times$ 胃脘痞胀

$logit(P|y=$ 肝胃郁热$)=-4.627+1.398\times$ 胃脘痞胀 $+3.104\times$ 胃痛 $+2.309\times$ 口苦 $+3.243\times$ 便干

$logit(P|y=$ 脾胃虚弱$)=-2.330+1.234\times$ 便溏 $+1.064\times$ 神疲乏力 $+0.874\times$ 脉细

$logit(P|y=$ 胃阴亏虚$)=-3.475+2.366\times$ 胃隐痛 $+1.464\times$ 便秘

同样,以脾胃虚寒、肝气犯胃、肝胃郁热、脾胃虚弱和胃阴亏虚等"证型"为自变量,以甘草、白芍、枳壳、半夏、香附和白术等中药作为因变量,通过二分类逻辑斯蒂回归,可得到如下回归方程:

$logit(P|y=$脾胃虚寒$)=-3.213+2.394\times$肉桂$+2.006\times$高良姜$+1.894\times$吴茱萸

$logit(P|y=$肝气犯胃$)=-3.184+0.961\times$枳壳$+1.169\times$香附$+1.389\times$柴胡

$logit(P|y=$肝胃郁热$)=-2.788+1.237\times$苏梗$+1.242\times$黄连$+2.653\times$栀子

$logit(P|y=$脾胃虚弱$)=-2.33+1.036\times$白术$+1.644\times$茯苓$+1.316\times$党参$+0.874\times$麦芽$+1.032\times$神曲$+1.232\times$大枣$+1.624\times$砂仁$+1.640\times$橘皮

$logit(P|y=$胃阴亏虚$)=-2.880+1.679\times$麦冬$-3.668\times$肉桂

4. 关联规则　关联规则主要是反应事物(X)与其他事物(Y)之间的相互依存性和关联性,是数据挖掘的重要方法,用于在大量数据中挖掘有价值数据项之间的关联关系。一般而言,在关联规则学习中,常用的评估标准包括支持、置信度和提升度等,分别定义如下:

(1)支持度:度量几个关联的数据在数据集中出现的次数占总数据集的比重。

$$support(X,Y)=P(XY)=\frac{number(XY)}{num(AllSamples)}$$

(2)置信度:一个数据出现后,另一个数据出现的概率,或者说数据的条件概率。

$$Confidence(X\Leftarrow Y)=P(X|Y)=\frac{P(XY)}{P(Y)}$$

(3)提升度:表示含有Y的条件下,同时含有X的概率,与X总体发生的概率之比。

$$Lift(X\Leftarrow Y)=\frac{P(X|Y)}{P(X)}=\frac{Confidence(X\Leftarrow Y)}{P(X)}$$

二、治疗方案智能推荐模型构建

(一)模型构建

与智能诊断模型构建类似,治疗模型训练的本质也是建立映射函数

$f:f(x) \rightarrow y$，其中输入变量 x 为智能诊断结果，输出变量 y 为治疗方案。此模型按照输出变量 y 的类型，可分为分类模型和回归模型；按照输入变量 x 的类型，可分为离线模型或在线模型。另外，智能辅助治疗模型主要通过智能辅助诊断模型的判定结果来实现，因此，输入变量 x 多为离散型自定义特征。

（二）治疗方案的生成与优化

临床治疗方案的生成与优化是一个时序过程，需对比患者治疗前、中、后等各个时期的相关数据，根据患者数据的动态变化进行实时调整和更新，分析治疗效果的优劣。目前，有监督和无监督学习等常用的机器学习方法难以在连续动态变化情境中不断学习，无法用于中医治疗方案的生成与优化。强化学习是区别于上述两种方法的第三类方法，能够在交互过程中根据状态变化，实时学习新知识并更新模型，利用强化学习技术，能有效解决中医诊疗方案动态生成与实时更新的问题。强化学习按照映射函数的不同，可分为传统强化学习和深度强化学习。

1. 传统强化学习　强化学习强调如何基于环境决策，以取得最大化的预期利益，其灵感来源于心理学中的行为主义理论，即机体如何在环境给予的奖励或惩罚的刺激下，逐步形成对刺激的预期，产生能获得最大利益的习惯性行为。强化学习涉及多个学科领域，其本质是自动决策，包括离散决策和连续决策。

强化学习主要包含四个元素，即智能体（agent）、环境（environment）、行动（action）和奖励（reward），如图 5-37 所示。智能体是具有学习能力的主体，以"试错"的方式进行学习，通过与环境进行交互，获得正向或负向奖励进而指导行为。因此，强化学习的最终目标是使得其能力能够获得最大的奖赏。强化学习主要差异在于强化信号的不同，环境所提供的强化信

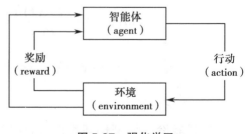

图 5-37　强化学习

号是对智能体产生动作的一种正向或负向反馈,而非明确告知强化学习如何生成正确的动作。受限于环境所提供的信息量多少,强化学习系统必须依靠自身在不断的试错过程中学习,通过在"行动 - 评价"的环境中获得知识,用以改进行动方案,适应环境。

强化学习可按照不同的方式进行分类:①按照强化学习的最终目标,可将强化学习划分为基于策略的强化学习(policy-based)和基于值的强化学习(value-based),基于策略的强化学习,其目标是找到最优决策策略,基于值的强化学习最终目标是找到最优奖励总和,智能中医诊疗方案生成应属于基于策略的强化学习;②按照是否有模型,可将强化学习分为无模型的强化学习(model-free)和有模型的强化学习(model-based),无模型的强化学习不尝试理解真实世界,仅根据尝试中真实世界的反馈采取下一步决策行动,有模型的强化学习先理解真实世界,建立模型用于模拟真实世界的反馈,通过想象模拟真实世界中采取的行动来预判后续情况,智能中医诊疗方案生成应属于有模型的强化学习;③根据是否进行实时学习,可将强化学习分为在线学习(on-policy)和离线学习(off-policy),在线学习需要现场学习,智能体通过主动学习的方式进行自我训练,离线学习通过其他智能体的学习体验和行为准则来进行更新,智能中医诊疗方案生成应属于在线学习。

大部分强化学习都可以通过马尔科夫决策过程(Markov decision process,MDP)表达。马尔科夫决策过程强调如何对完全可观测的环境进行描述和建模,可以将 MDP 定义为一个五元组 (S,A,P,R,γ),其中:①S 是有限状态的集合,即治疗过程中患者的身体状态;②A 是有限行为的集合,即采取的不同治疗方案;③P 是状态转移概率矩阵,$P(s,s')=Pr(s_{t+1}=s'|s_t=s,a_t=a)$ 表示在时间 t 状态为 s、行为为 a 的情况下,$t+1$ 时刻状态转移为 s' 的概率;④R 是状态转移后的奖励矩阵,$R(s,s')$ 表示状态由 s 转移为 s' 获得的直接奖励;⑤$\gamma\in[0,1]$ 是折线系数,体现未来奖励与当前直接奖励的关联关系。

通常,患者身体状况的不同状态构成 S 集合;医生可针对患者身体状态,采取不同治疗方案,构成 A 集合;假设患者当前身体状态为 s,治疗方案

为 a ,则其身体状态一定概率 $P(s,s')$ 会在下一时刻转换为 s' ;身体状态由 s 到 s' 的转变,可获取奖励 $R(s,s')$; γ 则用于控制治疗方案是专注于长期效果还是以贪心的方式进行决策,只看某种治疗方案对近期状况的改善。以中医诊疗为例,我们可以将强化学习转化为 MDP 的过程描述如下:环境中,假设 t 时刻,患者身体处于特定状态(s 状态),智能体(医生)可在环境中采取特定行为(如针灸、推拿、开药等);下一时刻,患者身体状态由 s 转变 s' ,环境状态随之发生改变,与此同时,智能体也将获得一定的奖励 $R(s,s')$,可再根据 $(t+1)$ 时刻的状态 s' 确定之后的行为。一般而言,环境状态(患者身体状态)的转变具有随机性,意味着智能体(医生)的行为也应当根据环境的转变做出调整,环境状态、智能体行为及相关规则,共同构成了马尔科夫决策过程。

此外,智能体在决策过程中,不仅需要考虑即时奖励,还应该考虑未来可能得到的奖励,因此,MDP 引入了 γ 参数,用于权衡即时奖励与未来奖励。对于智能体而言,最有价值的奖励是当前立即可获得的奖励,但未来奖励同样重要。如对于偏头痛的患者,可通过一些镇痛药物即时缓解患者症状,获取较高即时奖励,但此类方案无法根治患者,未来奖励较低;反之,因病施治虽见效较慢,但却可以使患者逐渐康复,此类治疗方案即时奖励较低,但未来奖励较高。

2. 深度强化学习 深度强化学习将深度学习的感知能力和强化学习的决策能力相结合,可直接根据输入的数据进行控制,是一种更接近人类思维方式的人工智能方法。传统强化学习通常适用于动作空间和样本空间都较小的离散决策场景,而复杂的、更加接近实际情况的任务则往往具有较大的状态空间和连续的动作空间,深度强化学习弥补了传统强化学习的不足,具备高维度状态空间和动作空间处理能力,可处理高维度数据信息。

序贯诊疗是中医临床诊断与治疗的重要特点,临床医生往往通过连续多次就诊,实时动态地调整患者不同疾病发展阶段的治疗方案,动态的临床诊疗决策过程和智能中医诊疗方案生成都属于序贯诊疗范畴。在诊疗过程中,医生根据患者病情开具处方,经过一个疗程治疗后,再根据患者的病情变化,确定新的治疗方案。中医序贯诊疗方案的目的在于通过连续的诊疗取得有效的治疗效果。基于深度学习的中医治疗方案生成过程,其本质也是一个序贯诊疗过程,设计目标是根据患者的体征信息进行处方选择,并根据治疗前患者的症状和用药,推断患者用药后的症状变化,进而优化处方。一般情况下,中医序贯诊疗方案优化模型主要由两部分构成,一是深度强化智能体,即根据患者的症状使用深度强化学习算法智能地生成治疗方案;二是深度强化学习环境模型,即基于当前已知的疾病信息,构建深度强化学习"环境",从而根据患者的症状和用药,智能生成治疗方案。

三、智能辅助效果评价

(一)模型效果的评价

中医治疗方案的智能化生成,其本质上也是机器学习的过程,可使用准确率、精准率、召回率、F_1 值等机器学习中常用的评估标准(详见第五章第二节);另外,在基于深度学习的中医治疗方案生成过程中,还可使用交叉熵损失、合页损失、指数损失等损失函数描述模型的收敛率。区别于其他机器学习方法,基于强化学习的治疗方案生成还可以使用最大化累计奖励 R 作为模型的损失函数,形式化为:

$$R = R_t + R_{t+1} + R_{t+2} + \cdots + R_T$$

接下来,引入参数 γ 权衡即时损失与未来损失,当 $\gamma=0$ 时,智能化模型"目光短浅",只考虑眼前利益;当 γ 接近于 1 时,智能化模型"目光长远",考虑未来的整体利益。引入 γ 的损失函数,可形式化为:

$$R = R_t + \gamma R_{t+1} + \gamma^2 R_{t+2} + \cdots + \gamma^{T-t} R_T$$

(二)智能辅助疗效的评价

对于已建立的中医治疗智能辅助系统和工具,如何判断其是否有效、安全、可靠、适用,需要基于循证评价的原则,在临床研究与应用中评价与验证其效果。首先选择适合的临床研究设计与评价方法,进行研究方案注册和高质量规范化实施,进一步规范研究过程与结果的报告,最后全面、系统地评价所获研究证据,基于证据质量评价以及推荐强度,形成智能辅助疗效证据的综合评价结论(详见第四章第四节)。

除基于数据统计的评价指标外,针对中医治疗方案评价的特殊性,还要考虑以证据质量、推荐意见强度等作为质量方案的评价指标。接下来,将分别讨论基于证据质量的治疗方案评价方法和基于推荐意见的评价方法。

基于证据质量的治疗方案评价方法以中医文献和国际公认的 GRADE 证据质量分级方法(详见第四章第四节)作为基础,可将临床医生、方法学家和患者意见相结合,从用户角度,赋予分级人员权重和评价内容,集成三方评价结果,实现对治疗方案质量更为全面、客观和实用的评价。最终,集成的评价结果可与强化学习相结合,作为对治疗方案的奖励,强化优质的治疗方案,弱化不够理想的治疗方案。

此外,基于 GRADE 证据质量的评估方法明确界定了治疗方案质量和推荐强度,能够对不同中医治疗方案的疗效进行评价,有明确、综合的评价标准;同时,在对治疗方案的认可度方面,分别从临床医生、患者和制定者等不同利益相关方的角度进行了明确的说明,相关人员可根据其价值观、意愿和相关背景知识等进行评价。

(三)基于推荐意见的评价方法

接下来是基于推荐意见的评价方法,该方法以"中医药临床指南/共识中推荐意见强度分级标准"为基础,结合 GRADE 和 RIGHT(Reporting Items for Practice Guidelines in Healthcare)评价指标,融合两种评价指标各自优劣,从而确定推荐意见强度分级。

基于推荐意见的评价方法旨在综合多个专家的推荐意见,评价临床治疗决策的优劣,同时将专家的评价作为强化决策模型的奖励,指导决策路径的调整和优化。如表 5-8 所示,基于推荐意见的评价方法可将专家推荐意见分成"强推荐""弱推荐""不推荐"和"不确定"四个层次,每个层次的推荐意见,可对应强化决策模型的不同奖励值。

表 5-8　中医药临床指南和专家共识中推荐意见强度分级及含义

推荐级别	具体内容	表述
强推荐 [a]	综合考虑影响因素后,大多数专家 [b] 认为该干预措施利远远大于弊,强推荐使用	强推荐使用
弱推荐	综合考虑影响因素后,大多数专家 [b] 认为该干预措施利略大于弊,弱推荐使用	弱推荐使用
不推荐	综合考虑影响因素后,大多数专家 [b] 认为该干预措施弊大于利,不推荐使用	不推荐使用
不确定	根据目前已有的信息,无法确定该措施的利弊情况,因而无法做出推荐	对利弊情况存在不确定性,实施者应根据临床情况判断使用

注:a. 若出现某种干预措施利远远大于弊,但是不同目标人群患者意愿差别较大的情况,此时应单独针对不同目标人群产生推荐意见;b. 指南制订专家组规定的达成共识所需的一定比例的专家。

第四节　典型应用:中医慢性疼痛智能诊疗

慢性疼痛病程迁延难愈,严重影响患者生活质量,已成为社会广泛关注的国际性健康问题。中医认为"不荣则痛"和"不通则痛"是慢性疼痛发生的主要病机,通过外在的生理表征反映慢性疼痛患者的病机及疼痛等级,是中医诊断和疼痛等级判定的主要依据。随着人工智能技术与医学的交叉融合日趋深入,具有非侵入性、能够实时精确感知人体生理表征等特点的可穿戴设备技术的快速发展,为实现慢性疼痛的客观精准评价提供了新的契机。本节从慢性疼痛智能中医四诊信息采集、智能辅助诊断,以及辅助治疗几方面列举人工智能在中医慢性疼痛诊疗中的应用。

一、慢性疼痛概述

(一) 慢性疼痛问题现状

疼痛已被世界卫生组织(WHO)列为除呼吸、脉搏、血压、体温之外的第五大生命体征。慢性疼痛是指疼痛时间至少持续 3~6 个月的疾病,主要包括炎性疼痛、神经病理性疼痛和癌性疼痛。在全球范围内,慢性疼痛患病率约为 38%,我国慢性疼痛患者数量超 3 亿人,且每年以 2 000 万的速度增长。慢性疼痛病程迁延难愈,严重影响患者生活质量,致残率及致死率仅次于心脑血管疾病,居第三位。2013年全球医药市场的疼痛治疗费用达到365亿美元,造成了严重的家庭和社会财政负担,已成为国际社会广泛关注的健康问题。

中医治疗慢性疼痛的优势在于强调整体观念和辨证施治,通过外在的生理表征反映慢性疼痛患者的病机及疼痛等级。中医认为,"不荣则痛"和"不通则痛"是慢性疼痛发生的主要病机:气血津液偏虚,脏腑经络失养,则"不荣则痛";气血津液偏实,阻滞脏腑经络,则"不通则痛"。因此,气血津液失常是导致慢性疼痛的主要原因。在临床上,"气血津液"以人体温度、湿度、皮肤弹性、皮肤色泽及脉象等生理特征为主要呈现形式,是慢性疼痛等级判定和中医诊断的主要依据。

由于慢性疼痛临床诊疗主要基于患者的主诉和评分量表等信息,判定疼痛等级并形成治疗方案,具有较强的主观性,缺乏客观可量化的诊疗指标,制约了慢性疼痛的精准评价,严重影响了治疗效果,目前国际上尚无公认的有效解决手段。随着人工智能技术的产生与发展,国内外研究学者尝试采用人工智能技术解决慢性疼痛诊疗主观性和难以量化的问题。如图5-38所示,通过挖掘多模态生理表征信息的深度特征,结合中医临床诊疗方法,构建慢性疼痛智能诊断和辅助治疗模型,并针对人群、感知数据以及临床诊疗方案的动态性,研究模型的在线更新方法,最终建立中医气血津液生理特征信息与慢性疼痛的映射关联,生成慢性疼痛智能中医诊疗方案。通过人工智能技术采集数据、构建模型、设计诊疗方案,加速推进中医的现代化和国际化。

（二）慢性疼痛的智能诊断方法

近年来,人工智能技术在医疗健康领域的应用,大大提高了临床疗效。在慢性疼痛智能诊断测量方面,主要包括基于患者主观评价和基于客观传感数据的方法。

在患者主观评价方面,Kaltenhauser等人和Adams等人分别基于智能手表和智能手机研究设计交互友好的用户界面,帮助医生更准确地理解患

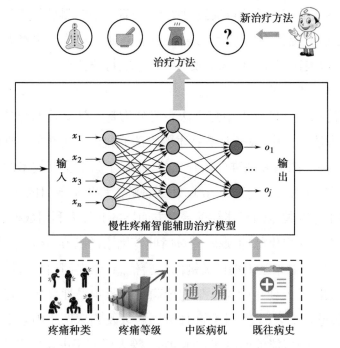

图 5-38　慢性疼痛智能辅助治疗方法

者对慢性疼痛的自我评估。该方法虽然能够应用于患者的日常生活,更好地支持患者对慢性疼痛的自我管理,但自我评估的主观性仍然是阻碍临床精准诊疗的主要因素。

　　在客观传感数据方面,Kafri 等人和 Seyed 等人分别利用磁共振图像和超声成像,通过计算机视觉技术识别患者图像,实现慢性疼痛的有效诊断;Du 等人和 Caza 等人针对慢性腰部疼痛,采用表面肌电图信号分析方法实现对非特异性症状患者的慢性疼痛识别;Aung 等人利用多模态数据,建立了面向体育锻炼慢性疼痛患者的自动识别系统,该系统通过面部表情和身体运动行为与慢性疼痛程度的关联关系,实现了疼痛的自动诊断;Chan 等人采用智能手机测量慢性腰痛患者的步态,建立了疼痛关键特征集,达到了 92.5% 的疼痛识别准确率;Pliakos 等人综合了多模态感知数据和患者的自我评估数据,实现了慢性疼痛的智能诊断,帮助临床医生更好地掌握患者的疼痛水平。

慢性疼痛的智能诊疗可通过对图像、声音、气味、触感等信息进行智能化处理,为后续提供多模态生理表征数据,并通过智能算法对数据进行深度挖掘,获得表达疼痛不同病机及等级的关键特征信息。

(三) 慢性疼痛的智能辅助治疗方法

慢性疼痛的智能辅助治疗方法主要分为基于计算技术和基于新型交互技术的方法。其中,基于计算技术的方法通过改进传统的慢性疼痛治疗方法,能实现更高效和精准的治疗效果;而基于新型交互技术的方法则通过虚拟现实、自然人机交互等方式,达到缓解慢性疼痛的目的。

在基于计算技术的智能辅助治疗方面,Singh 等人利用数据分析技术,为临床医生治疗提供脉冲频率、持续时间等因素的精准、定量信息,指导其治疗过程,并为临床医生提供关键的先验信息,以提高治疗慢性骨痛的成功率;Militello 等人使用数据框架理论确定了影响慢性疼痛治疗方案制定的因素,如患者个人因素、社会和环境因素以及临床医生因素等。在基于新型交互技术的智能辅助治疗方面,Tong 等人研究了虚拟现实技术对癌症患者疼痛管理的作用机制,能够指导设计更适宜疼痛缓解的游戏;Gromala 等人设计了一种适用于慢性疼痛患者的虚拟现实系统,该系统能够帮助患者通过冥想的方式缓解疼痛。

目前,慢性疼痛智能辅助治疗在国内外虽然取得一定成绩,但局限于缺乏共识性的评价标准,无法满足临床治疗方案的标准化、个性化、复杂性需求,难以为患者提供精准的治疗方案。

二、四诊数据采集

中医慢性疼痛的主要病机在于"不荣则痛"和"不通则痛",气血津液失常是导致慢性疼痛发生的主要原因,因此,通过气血津液的特征信息能够反映慢性疼痛的中医病机。气血津液的外在生理特征信息主要呈现形式为人体温度、湿度、皮肤弹性、皮肤色泽、脉象等,与慢性疼痛中医病机具有关联映射关系,进而能够反映慢性疼痛的不同病机和疼痛等级。

如本章第一节所述,中医信息采集将中医诊断所需的各种信息转换为机器可识别的数据,为智能诊疗提供数据依据。中医诊断学的"望诊""闻诊""问诊""切诊"就是医生获取患者信息的过程,四种诊法获取的信息都不一样。针对中医慢性疼痛,可以将中医四诊中获取到的外在生理特征信息,通过相关设备进行数据采集,将视觉、听觉、嗅觉、触觉信息转换为电信号,作为智能算法输入数据,再利用智能算法输出诊断结论。

（一）面向慢性疼痛的智能"望诊"

中医认识疾病和治疗疾病的基本原则为辨证论治,其中望诊在辨证论治中占有重要地位。望诊是通过观察患者整体或局部的神色、形态变化,并结合自身的临床知识对患者的健康状况进行分析,中医望诊获取的信息主要为视觉信息。

慢性疼痛患者的外在信息主要表现在:面部或气血不足见面色淡白,或气血瘀滞见面色晦暗;轻者为少神,两目晦暗,目光乏神,重者精神萎靡,目光呆滞;患者因病痛困扰,面部可出现痛苦、疲惫面容和表情;伸舌因气血不足可见舌色淡白,舌体偏瘦,舌质纹理粗糙,舌软弱无力,舌苔薄白等。

在中医慢性疼痛的智能望诊中,使用面诊仪对脸部进行成像,提取出诊病需要的整体特征,然后在获得的面部图像中对人脸皮肤进行精准分割,将面部皮肤分割为各局部区域,分别提取出局部特征,并将可疑患者目前特征与可疑患者正常时期脸部特征进行比较;使用舌诊仪对舌头部位进行成像,并对口腔津液进行采集,在获得的舌部图像中对舌部进行舌体分割,提取舌质、舌苔颜色等。综合以上特征,通过数据分析,获得"望诊"方面数据分析结果,为中医诊断提供依据。

智能望诊采集系统借助计算机理论与技术进行面象、舌象特征的提取和分析。通过计算机辅助,可量化分析面部舌部颜色、纹理、轮廓等特征,识别人眼无法分辨的细微差别,将这些特征值与特征数据库中的阈值进行比对,自动给出分析结果,极大地提高了望诊的准确性。

（二）面向慢性疼痛的智能"闻诊"

由于人体内发出的各种声音和气味均是在脏腑生理和病理活动中产生的,因此声音和气味的变化能反映脏腑的生理和病理变化。闻诊主要包括听声音和嗅气味,所获取的信息为听觉及嗅觉信息。听觉信息包含诊察患者的声音、语言、呼吸等各种声响,主要是判别声音的大小、高低、清浊;嗅觉信息则包含口中气味、排泄物气味、病室气味等。

慢性疼痛患者气血不足,可闻语声低微细弱,少气懒言,声音断续;气滞血瘀,可闻语声高亢洪亮,声音连续;患者常因受疼痛困扰,或常伴有呻吟,或因疼痛突然加重伴惊呼,其声尖锐。此外,患者的问题对答情况可提示患者的神志状态。

在中医慢性疼痛的智能闻诊中,需要采集患者的语音、语调、问题对答情况等听觉信息,将患者的语音信息通过语音传感器转换为音频信号,经过智能语音识别算法识别出有用信息,获取慢性疼痛患者的语音语调、慢性疼痛的部位情况等信息作为智能诊断算法的输入数据。对于嗅觉信息,则需要对患者的气味信息进行检测,采用气体检测传感器检测气体各成分含量,并按照预先设定的气味模型进行分类,得到量化的气味数据。利用模型分析听觉与嗅觉信息后,形成对慢性疼痛的初步闻诊诊断。

智能闻诊采集系统利用语音传感器和气体检测传感器对患者的声音和气味进行检测,可以量化声音大小、气味种类等特征,获取人耳、鼻无法分辨的细微特征差异。同时,由于采用了传感器采集的方式,避免了医生与患者间产生不必要的尴尬。最终,通过在大量中医学经典专著、临床教材、在线数据库中的快速信息检索,自动给出中医诊断分析结果,提高闻诊的效率,降低漏诊率。

(三)面向慢性疼痛的智能"问诊"

中医问诊是指医生通过对话的方式,向患者及其家属了解疾病的发生、发展、诊治经过以及当前症状等相关信息的方法。传统问诊的信息来源于医生的耳闻、患者的口述,其主观性强、模糊性大、可重复性差,严重束缚智能化的进程。"问诊"获取的信息内容以各种叙事性及描述性信息为主,可通过听觉信息获取方法和自然语言处理算法分析提取重要信息。

在对慢性疼痛进行中医诊断时,通常需要患者对病情进行初步描述,重点关注患者起病原因、病程长短、诊治经过等。针对疼痛症状需要关注疼痛部位、性质、程度以及缓解情况等,例如疼痛部位是体表还是内脏,是四肢还是躯干;疼痛性质是刺痛、胀痛、冷痛、灼痛、绞痛、隐痛、走窜痛或是固定痛;疼痛程度是剧烈还是隐隐作痛,是否能忍受,可结合视觉模拟评分法(VAS)进行综合判断;此外,疼痛在什么情况下能缓解对病因判断也尤为重要,如有些进食前胃痛,有些表现为进食后胃痛。因慢性疼痛病程长,常伴随其他症状,应强调在智能问诊中对慢性疼痛患者睡眠和心理情况的关注,可结合目前临床相关问卷如匹兹堡睡眠质量指数(Pittsburgh sleep quality index,PSQI)、汉密尔顿抑郁量表(Hamilton depression scale,HAMD)、医院焦虑抑郁量表(Hospital Anxiety and Depression Scale,HADS)等进行综合判断。

在中医慢性疼痛的智能问诊中,智能问诊系统采集患者对于病情的初步描述,并针对不同病情与患者进行交互,充分采集患者的叙事性信息,结合预设数据库中的数据对患者的叙事性信息进行处理与分解过滤,并对其中的关键词进行匹配,形成患者的初步问诊诊断。为获取准确的慢性疼痛问诊信息,需识别患者的初步病情描述信息后,对中医数据库等进行检索,深度挖掘中医慢性疼痛问诊方面的相关信息化数据,探索不同慢性疼痛的个性特征和共性表现,智能化调整问诊的问题,充分获得患者的病情以及病史的详细信息,识别出关键词,将最终的结果作为智能诊断算法的输入数据。

智能问诊系统借助数据库集成技术,充分挖掘所需要的患者病情相关数据,保证对患者病情病史等数据采集的全面性。同时,利用网络平台,智能问诊系统还可以全天随时对处在世界各地的患者进行采集。通过结合各种语言的语音识别及内容翻译,甚至配合手语、盲文设备,可以突破传统的时间、地域、语言等限制,达到更为全面的问诊信息采集,为智能诊断系统提供更详细的信息。

(四)面向慢性疼痛的智能"切诊"

切诊是中医诊断过程中一种独具特色的诊断方法。切诊是医生用手指或手掌对患者的某些部位进行触、摸、按、压,从而了解患者的健康状态、诊察病情。切诊涵盖了脉诊和按诊两部分,所获取的信息为脉象和皮肤冷热、润燥、软硬、压痛、肿块等异常变化信息。通过切诊信息,可以了解气血虚实、阴阳盛衰、脏腑功能强弱以及邪正力量的消长;此外,通过触摸按压获得的按诊信息能推断疾病部位、性质和病情轻重等情况。

在对慢性疼痛患者进行切脉时,若气血不足,其脉象多表浅、轻按可得、重按则减,脉搏跳动频率缓慢;或因疼痛加重出现快慢不调,脉管充盈度较小,脉细,搏动幅度较小,脉体柔软无力;若气滞血瘀,其脉象多深沉、轻按不得、重按乃得,脉搏跳动频率较缓,脉管弹性差、欠柔和,通畅状态较差,因气血瘀滞严重导致脉来艰涩不畅,脉搏慢而出现不规则的间歇。在切皮肤时,可感知皮肤的温度、湿度,如患者气血不足,机体失于温煦、卫外不足,触皮肤温度不高,或常因剧烈疼痛伴冷汗淋漓;如患者因气滞血瘀,机体失于濡养,触皮温正常或偏高,皮肤粗糙、干燥,弹性降低。通过切全身,可感知全身部位有无压痛,有无包块(包括对包块的大小、质地、活动度等进行描述)以辅助慢性疼痛诊断。

在中医慢性疼痛的智能切诊过程中,需要通过脉搏传感器对脉搏信号进行采集,通过模式识别技术检测脉搏的脉位、脉势、脉速、频率、脉宽、脉长及幅度数据,形成可视化脉搏波,与脉搏波标准数据库进行比对,从而判断慢性疼痛患者的中医证型。慢性疼痛的按诊,应用传感器与皮肤接触测量温度、湿度、张力、软硬度、压痛、肿块等相关生理表征数据,还有疼痛部位、范围、程度数据信息,结合数字信号处理技术,提高测量精度,对采集到的信息进行量化,为慢性疼痛的智能诊断算法提供切诊数据依据。

智能切诊采集系统凭借脉搏传感器、皮肤传感器对患者的脉象和疼痛部位性质进行检测,能够量化脉搏频率、宽度和疼痛部位皮肤温度、湿度等特征,避免了医生个人经验所导致的脉象辨别差异。同时,传感器对于皮肤基础数据的采集也比用手按触更加精确。将这些数据与标准数据库进行分析、比对、计算,给出诊断结果,使切诊更加客观和准确。

三、智能辅助诊断

智能中医诊断模型将慢性疼痛中医诊断和人工智能技术相结合,利用智能四诊采集系统所采集的图像、声音、文本、传感等数据,提取可用于机器学习的抽象特征,构建多模态深度特征融合的慢性疼痛智能诊断模型,通过训练、优化模型参数,实现慢性疼痛的自动化、智能化诊断。

基本流程包括:①在训练模型参数之前,针对不同类型和模态的传感数据进行预处理;②在经过预处理的数据中,提取并选择具有表征能力的疾病特征;③利用特定模型进行分类判断,并基于训练数据不断优化模型参数,从而实现精准的中医智能化诊断。

具体而言,首先,构建多模态深度特征融合的慢性疼痛智能诊断模型。对多模态生理表征数据进行深度挖掘,获得表达疼痛不同病机及等级的关键特征。

然后,参照"多诊合参"的中医临床诊断方法,通过多模态关键特征融合,构建生理数据与慢性疼痛的关联关系,实现"不荣则痛"和"不通则痛"不同中医病机及疼痛等级的量化评估。

最后,针对采集到的慢性疼痛数据层(数据分布)和特征层(特征维度)的动态变化,结合诊断模型的数据及特征在线增量自适应方法,通过计算增量数据与旧模型的拟合度,判定数据分布变化的剧烈程度,采用增加拟合度加权差异项的方式,约束模型的在线增量自适应过程。通过优化求解,可更新在输入数据分布发生变化时的模型参数,实现智能诊断模型的数据增量自适应。同时,通过约束条件下的局部极小,以逼近全局极小,实现模型的特征增量自适应。

(一) 慢性疼痛数据预处理

1. 针对智能望诊的预处理方法　在中医慢性疼痛的智能望诊中,获取的信息主要为视觉信息,因此采用针对图像的预处理方法。将图像看作二维的数字信号,通过对平面上的连续函数进行采样,将每个连续样本量化为一个整数值,得到的矩阵构成了离散图像。

通过面诊仪和舌诊仪拍摄得到面部及舌部的清晰图像,首先对图像进行灰度化处理,以减少数据量、提高系统的处理速度;其次对灰度图像进行空间变换,主要的变换包括平移、转置、镜像、旋转、缩放等,该变换用于修正图像采集过程中的系统误差和传感器位置等因素导致的随机误差,使判断更为准确;再次针对不同的场景,可选择性地对图像进行增强处理,有目的地强调图像整体或局部的特性,将原来不清晰的图像变得清晰或强调某些感兴趣的特征,改善图像的视觉效果;最后对得到的图像进行直方图均衡化处理,以增加像素灰度值的动态范围,避免图像失真(图 5-39)。

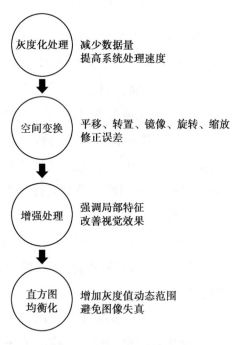

图 5-39　智能望诊预处理流程

2. 针对智能闻诊的预处理方法　在中医慢性疼痛的智能闻诊中,获取的信息主要为听觉信息,因此采用针对声音的预处理方法,将声音通过麦克风转化成电信号,并转换成语音波形图进行处理。

通过专用麦克风得到患者的声音波形图,第一步进行声道转换操作,将多声道的信号转换成单声道,获得多个声道的算数平均值;第二步进行声音的预加重,保留人体语音信号频率范围的信号,消除声门激励和口鼻辐射的影响;第三步进行重采样,以降低由于录制设备不同导致的参数不同对信号处理的影响;第四步对语音信号进行分帧,确保所有的语音信号分析和处理都建立在"短时"基础上;第五步进行加窗处理,达到对采样点附近的语音波形加以强调而对波形的其余部分加以减弱的目的。

3. 针对智能问诊的预处理方法　在中医慢性疼痛的智能问诊中,获取的信息主要为自然语言相关的语音或文本信息,因此,首先将语音的数据通过语音识别转化成文本数据,随后采用针对自然语言的预处理方法转换成词频矩阵。

通过麦克风采集得到患者或其家属的叙述性内容录音,继而将录音数据进行语音识别,转化为文本信息,或者通过问诊文字录入系统,获得初步叙述性文本信息,若有外语文本还可以通过机器或人工翻译转换为统一语言。随后,对获得的文本信息进行去除无关的空格、标点符号等处理。之后对文本进行分词处理,将叙述性文本拆分成最小语义的词语矩阵;对同义词进行合并替换,转换为标准化词语;然后对词语矩阵进行编码,如 one-hot 编码、TF-DIF 编码等,将中文词语矩阵转换为数字编码矩阵,减小数据存储空间并且便于后续数据处理(图 5-40)。

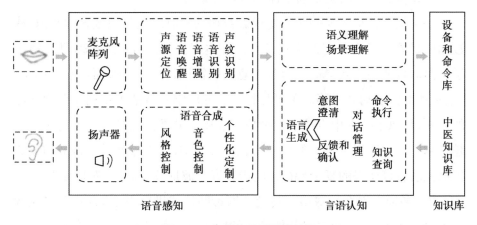

图 5-40 智能问诊预处理流程

4. 针对智能切诊的预处理方法 在中医慢性疼痛的智能切诊中,获取的信息主要为触觉信息,因此采用针对触觉数据的预处理方法,将压力、温度、湿度、张力、面积数据过滤噪声后转化为计算机能够处理和理解的向量。

通过传感器得到患者相应部分皮肤的压力、温度、湿度、张力、面积大小。这些数据中含有来自硬件设备的随机噪声、干扰,可采用卡尔曼滤波器进行处理。对温度这样的一维数据,噪声的影响大小需要用方差来计算。

由于测量误差,传感器无法直接获取温度真实值,只能获取在真实值附近的一个近似值。假设测量值在真实值附近服从高斯分布,对温度值进行循环反复的预测观测,通过上一次的值估计出下一次的值,然后将此次的估计值和测量值分别取一定的权重,求出最优值。对于脉搏波这样的多维连续数据,需要引入协方差矩阵,进行滤波处理,然后把数据流分为多个片段,便于后续分析处理。

(二)慢性疼痛智能诊断模型构建

1. 特征提取与选择 特征提取的目的在于从多模态数据中提取能够表达和识别不同疾病症状的特征信息,在慢性疼痛智能诊断模型中,特征提取主要分为两部分:手工提取特征和深度学习特征。两种特征提取方式相互补充、侧重不同,是目前主流的特征提取方式。

手工提取特征主要基于特定模态数据的固有属性与领域先验知识,从数据中计算出具有一定意义的特征。在本案例中,通过专家知识库,使用手工提取特征的方式提取具有临床意义的特征,如:声音振幅频率、疼痛时长、身体部位震动频率等简单可见特征。深度学习特征主要利用深度学习的方式,从原始数据中直接学习抽象特征用于分类。其在近年来的应用中越来越广泛并取得了良好的效果。在本案例中,使用深度学习特征的方式提取无法直接获得的复杂特征,如:声音音色波形、图像颜色对比度等。

2. 多模态融合与决策 传统中医诊断往往讲求"四诊合参",只强调某种诊法的重要性,而忽略其他诊法的做法都是不对的。四诊合参实际上是中医整体观念在诊断学上的具体体现。四诊合参对于全面了解病情,识别真伪,探求本原,具有非常重要的意义。"四诊合参"是多模态融合思想在早期的中医学中的具体运用。

在进行慢性疼痛的智能中医诊断模型构建时,针对慢性疼痛诊断的主观性和难以量化问题,在构建面向慢性疼痛的智能中医诊断模型时,采用精准测量的多模态生理信息,结合中医临床诊断方法,构建慢性疼痛智能诊断模型,实现"不荣则痛"和"不通则痛"中医病机慢性疼痛等级的自动、量化、客观分类(图5-41)。

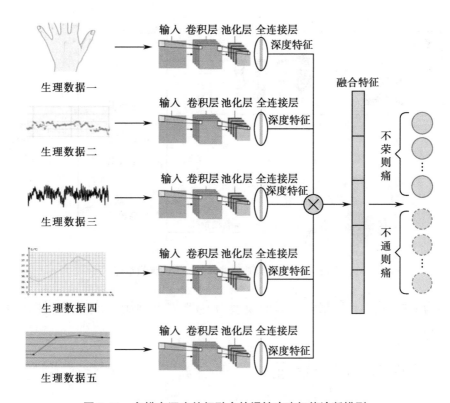

图 5-41 多模态深度特征融合的慢性疼痛智能诊断模型

3. 慢性疼痛智能诊断模型的增量更新 慢性疼痛作为一种常见的复杂疾病,在患者体质及病症表现方面具有多样性和动态性,导致初始智能诊断模型无法自适应于动态变化的数据分布及特征维度。因此,针对数据层(数据分布)和特征层(特征维度)的动态变化,我们需要进行智能中医诊断模型的在线增量自适应(图 5-42)。

(1)数据层模型在线增量自适应方法:患者个体间存在普遍的差异性,导致难以构建完备的训练数据集,使旧诊断模型在诊断新患者时有可能产生偏差,即诊断模型的"概念偏移(concept drift)"问题。因此,通过计算增量数据与旧模型的拟合度,判定数据分布变化的剧烈程度,采用增加拟合度加权差异项的方式,约束模型的在线增量自适应过程。具体而言,假设已有模型参数集合为 $\{\omega^{old}, b^{old}\}$,增量样本为 $x_i, i=1,\cdots,N_1$,对应的病症类

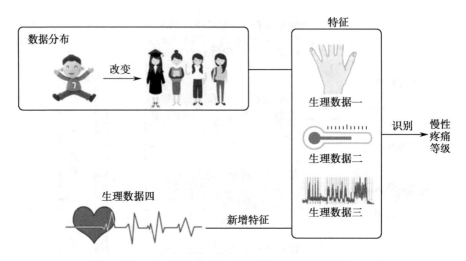

图 5-42　慢性疼痛智能诊断模型的增量更新

别为 $y_i \in \{+1, -1\}$，增量学习后的模型为 $\{\omega^{new}, b^{new}\}$，则增量的优化目标可表示为：

$$minJ(\omega^{new}, b^{new}, e) = \sum_{i=1}^{N_1} (1 - [1 - y_i g(x_i)]_+) \|\omega^{new} - \omega^{old}\|_2^2 +$$

$$\|\omega^{new}\|_2^2 + \lambda \sum_{i=1}^{N_1} e_i^2$$

$$s.t. y_i(\omega^{new} f(x_i) + b^{new}) = 1 - e_i, e_i > 0$$

其中 $g(x_i) = \omega^{old} f(x_i) + b^{old}$ 表示增量样本 x_i 与已有模型的拟合度，$f(\cdot)$ 为输入空间到特征空间的映射函数，$[\cdot]_+$ 为损失函数。通过以上优化求解可更新在输入数据分布发生变化时的模型参数，实现智能诊断模型的数据增量自适应。

（2）特征层模型在线增量自适应方法：在构建机器学习模型过程中，传统方法通常将最小化输出结果和预期结果的误差作为目标函数（即全局极小问题），但对由于特征增量引起的全局特征不等长问题，难以实现全局参数寻优。因此，通过约束条件下的局部极小，以逼近全局极小，实现模型的特征增量自适应。具体而言，假设有 N_0 个输入数据 $x \in R^m$，初始模型的参数集合为 $\{\omega^{old}, b^{old}\}$；有 N_1 个增量数据 (x'_i, y_i)，其中 $x'_i \in R^{m+m_0}$，$y_i \in \{+1, -1\}$，即特征维度增加了 m_0 维；增量学习后的模型参数为 $\{\omega^{new}, b^{new}\}$，其中 ω^{new} 可近似表示为新旧特征的参数集合 $\omega^{new}=[\omega^{old}, \omega_{m_0}]$。增量的优化目标可表示为：

$$minJ(\omega^{new}, b^{new}, e) = \begin{pmatrix} \omega^{old} \\ \omega_{m_0} \end{pmatrix}^T \begin{pmatrix} \omega^{old} \\ \omega_{m_0} \end{pmatrix} + \lambda \sum_{i=1}^{N_1} e_i^2$$

$$s.t. y_i \left(\begin{pmatrix} \omega^{old} \\ \omega_{m_0} \end{pmatrix}^T \begin{pmatrix} f(x'_m) \\ f(x'_{m_0}) \end{pmatrix} + b^{new} \right) = 1 - e_i, e_i > 0$$

其中 $f(\cdot)$ 是神经网络中输入层到隐藏层的映射函数。

四、智能辅助治疗

智能中医治疗方案的生成方法将慢性疼痛中医治疗和人工智能技术相结合，在前期利用多模态深度特征融合诊断模型对病因进行诊断的基础上，围绕慢性疼痛不同分类，如炎性疼痛、神经病理性疼痛、癌性疼痛等，建立慢性疼痛不同中医病机的智能辅助治疗方案。并针对慢性疼痛中医治疗方法在临床上具有动态变化的特点，对治疗模型进行实时更新优化。慢性疼痛智能中医诊疗系统将有助于慢性疼痛的精准智能中医诊疗，从而提高临床疗效。

中医治疗方案各有其针对性，既能相互替代，又可互为补充，其丰富的治疗手段导致了医生诊疗过程的差异性。与西方医学建立诊疗标准不同，不同的中医专家有其不同的中医意象模型，其采取的中医诊疗方式也有所不同。因此，我们根据中医辨证论治思想，结合患者当前的病证特点及既往病史，考虑既往病史病程长度不定、存在时序依赖关系，通过深度强化学习的方式构建智能诊断模型，从而实现智能中医诊断。

(一) 深度学习

针对慢性疼痛存在既往病史病程长度不定，且存在时序依赖关系的问题，使用深度学习中长短时记忆神经网络的方式，通过慢性疼痛种类、等级、中医不同病机以及患者既往病史等信息，构建基于序列的深度强化学习治疗模型，生成辅助治疗方案。

长短时记忆神经网络通过模型神经元连接关系，记忆患者病程信息，具体结构如图 5-43 所示，其中 A 表示神经网络模块，f={k,r,c} 表示疼痛种

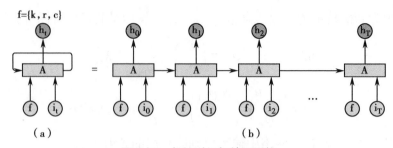

图 5-43 长短时记忆神经网络

类、疼痛等级、中医不同病机，$i_0, i_1, \cdots, i_T$ 表示既往病史，h_t 表示网络记忆的信息。针对患者既往病史病程长度不定的问题，长短时记忆神经网络能通过序列补足的方式，避免因患者信息输入特征长度不一致造成的识别困难。

（二）强化学习

针对慢性疼痛患者的个性化问题，采用强化学习的方法，将患者治疗前、中、后期体征数据进行对比，根据数据的变化进行模型的动态调整与改进。

解决强化学习问题，一般都将问题转化为马尔科夫决策过程，具体的解决过程已在前文提及，在此不做过多叙述。

中医治疗方案的智能生成旨在通过深度强化学习技术，实现治疗方案的自动化生成与评估优化，使得治疗方案能够根据治疗阶段演进不断调整。综上，首先构建治疗方案的标准库，消除不同方案、不同疗法的表达差异。其次，根据患者自身特点，考虑治疗方案生成中的关键影响因素，如治疗费用、治疗周期、患者年龄、性别、职业等，生成个性化、智能化的治疗方案。最后，依据患者诊疗过程中的反馈，有针对性地调整治疗方案，完成方案的智能优化。

因此，开发面向慢性疼痛的中医治疗方案的智能化生成设备，在中医诊断客观化研究基础上，运用人工智能、大数据等技术和新材料来提高中医诊断设备的便携化、智能化、易用性和精准性；建立基于"云＋端"的便携式中医健康数据采集设备的人机交互、数据传输和分析规范，开发便携式智能中医目诊仪、面诊仪、智能问诊闻诊系统和可穿戴式穴位探测仪,同步开发多诊合参设备、建立多诊合参模型,衍化针对特定疾病的识别算法及建立中医诊断知识库;下一步,构建面向慢性疼痛的中医治疗方案智能化生成系统,结合中医四诊,对气血津液进行智能化评估;最终,通过智能化特色望诊技术、智能中医问诊系统和闻诊系统、可穿戴式穴位探测设备(智能切诊系统)采集中医表征数据,建立中医健康数据采集和分析规范,通过智能化积木式多诊合参设备和分析模型,实现患者可选配的多模态智能中医治疗方案的确定,完成对慢性疼痛的智能诊断和中医治疗方案的智能生成和优化。

第六章 智能中医学的科技布局

第一节 国家战略布局

21 世纪以来,传承创新发展中医药成为了新时代中国特色社会主义事业的重要内容,对发挥中医药原创优势、推动我国生命科学实现创新突破、弘扬中华优秀传统文化、增强民族自信和文化自信具有重要意义。其中,中医智能化以创新为引领,融合多种先进科学技术,以期实现对中医药特色和优势的守正创新。

1996 年 7 月,国家科委(现科技部)、国家中医药管理局组织开展了"中药现代化发展战略研究",由此开始了中药现代化的实施。

2003 年 4 月,国务院颁布《中华人民共和国中医药条例》,其中第四条"发展中医药事业应当遵循继承与创新相结合的原则,保持和发扬中医药特色和优势,积极利用现代科学技术,促进中医药理论和实践的发展,推进中医药现代化"。该条例明确提出了要实现中医药现代化的战略目标,对推动我国的中医药事业持续、健康发展产生了积极的影响。

2009 年 5 月,国务院出台《国务院关于扶持和促进中医药事业发展的若干意见》,强调了中医药在深化医疗卫生体制改革中的重要作用。该文件从宏观层面指明了中医药发展方向,并强调要按照中医药的特点和规律管理和发展中医药。自此,中医药的发展步入了快车道。

2016 年 2 月,国务院印发《中医药发展战略规划纲要(2016—2030 年)》

（以下简称《规划纲要》），将中医药发展上升为国家战略。《规划纲要》中明确提出要总结利用好中医药经验，同时运用现代科技手段加快中医药创新，指明了中医药发展方向和重点，即实现中医药标准化、信息化、产业化、现代化，提升中医药治理体系和治理能力现代化水平，推动"互联网+"中医医疗，大力发展中医远程医疗、移动医疗、智慧医疗等新型医疗服务模式。同年，国家发展改革委、科技部、工业和信息化部和中央网信办联合印发《"互联网+"人工智能三年行动实施方案》，明确指出支持包括健康医疗在内的重要领域开展人工智能应用试点示范，推动人工智能的规模化应用，全面提升我国人工智能的集群式创新创业能力；支持在医疗健康领域的智能家居产品、智能终端基础软硬件、智能可穿戴设备、智能机器人等的研发与应用，人工智能在中医领域的应用逐步深入。

2017年6月，科技部和国家中医药管理局共同印发《"十三五"中医药科技创新专项规划》（以下简称《规划》），提出到2020年，建立更加协同、高效、开放的中医药科技创新体系，解决一批制约中医药发展的关键科学问题，突破一批制约中医药发展的关键核心技术，加速推进中医药现代化和国际化发展，构建更加符合中医药传承与创新特点的研究模式和技术体系，显著增强中医药科技创新能力，进一步提升中医药防治重大疑难疾病的能力和中医治未病的优势。本规划提出了发展前沿关键技术与创新方法、深化中医药理论传承与创新、提升中医药防治重大疾病水平、发展中医药健康服务技术等9项重点任务。此外，还包含前沿关键技术与创新方法、名老中医经验传承研究等31个专栏。《规划》要求，加强系统生物学、大数据、人工智能等多学科前沿技术与中医药的深度交叉融合，为中医人工智能发展提供了科技支持。

2017年7月1日，《中华人民共和国中医药法》正式实施，这是中医药领域第一部综合性、全局性和基础性法律，是开展中医药工作的基本遵循和依据，明确了中医药的重要地位、发展方针和扶持措施，为进一步促进中医药传承创新与中医药事业健康发展提供了法律保障。同年，国务院印发《新一代人工智能发展规划》，提出了科技引领、系统布局、市场主导、开源开放的基本发展原则,同时提出要推广应用人工智能治疗新模式新手段,建立快速精准的智能医疗体系。

《中华人民共和国中医药法》的实施,《中医药发展战略规划纲要(2016—2030 年)》《"十三五"中医药科技创新专项规划》《新一代人工智能发展规划》等系列政策的落实,推动了中医药现代化和智能化进程,中医药振兴发展迎来天时、地利、人和的大好时机。

2018 年 4 月,国务院办公厅印发《关于促进"互联网 + 医疗健康"发展的意见》(以下简称《意见》)。该《意见》提及"智能"共 16 处,明确了医疗健康与人工智能融合发展的重点领域和支撑体系,特别指出要支持中医辨证论治智能辅助系统应用,并且正式将"中医辨证论治智能辅助系统"纳入国家鼓励发展的项目,成为中医智能化前进道路的强心剂。同年 10 月,习近平总书记在中共中央政治局集体学习时进一步提出,人工智能是新一轮科技革命和产业变革的重要驱动力量,加快发展新一代人工智能是事关我国能否抓住新一轮科技革命和产业变革机遇的战略问题,要"构建数据驱动、人机协同、跨界融合、共创分享的智能经济形态"。

2019 年 10 月,《中共中央 国务院关于促进中医药传承创新发展的意见》(以下简称《意见》)印发。该《意见》指出要以信息化支撑服务体系建设,进一步提出要开发中医智能辅助诊疗系统,推动开展线上线下一体化服务和远程医疗服务;促进现代信息技术在中药生产中的应用,提高智能制造水平,中医药与人工智能进一步深度融合。

2020 年 12 月,国家药品监督管理局印发《国家药监局关于促进中药传承创新发展的实施意见》,全面落实"四个最严"的要求,从深化改革、传承精华、坚守底线、创新发展四个方面,促进中医药创新发展。

2021 年 2 月,国务院办公厅印发《关于加快中医药特色发展的若干政策措施》(以下简称《政策措施》)。《政策措施》强调在人才培养、学科建设、新药审评、财政投入、知识产权、中西医结合等方面支持中医药发展的具体政策措施。同年 3 月,《中华人民共和国国民经济和社会发展第十四个五年规划和 2035 年远景目标纲要》发布,明确实施"中医药发展"专项,同时在《"十四五"优质高效医疗卫生服务体系建设实施方案》等有关国家专项规划中,都将中医药重大工程项目纳入其中,包括"以基本建设为重点的中医药重大工程项目"以及"以能力提升为重点的中医药重大工程项目",进一步振兴中医药发展。同年9月,国家新一代人工智能治理专业委员会发布《新一代人工智能伦理规范》,旨在将伦理融入人工智能全生命周期,为从事人工智能相关活动的自然人、法人和其他相关机构等提供指导。

人工智能时代与中医药现代化同频共振,一系列利好政策频出和实施落地,人工智能赋能中医跨越前进,推动了智能中医学科的形成和发展。

下面简单梳理一下中医药现代化相关政策(表6-1)。

表 6-1 中医药现代化相关政策

时间	名称	要点
2003	《中华人民共和国中医药条例》	明确提出中医药现代化
2009	《国务院关于扶持和促进中医药事业发展的若干意见》	强调中医药和西医药互相补充、协调发展
2012	《中医药事业发展"十二五"规划》	推进中医药科技继承与创新
2015	《中医药健康服务发展规划(2015—2020年)》	1. 这是我国第一个关于中医药健康服务发展的国家级规划 2. 要求充分发挥中医优势,开展中医特色健康管理,推动中医药健康服务走出去
2016	《中医药发展战略规划纲要(2016—2030年)》	着力推进中医药创新,加强中医药理论创新、重大疑难疾病攻关和重大新药创制,健全中医药协同创新体系
2016	《中华人民共和国中医药法》	第一次从法律层面明确了中医药的重要地位、发展方针和扶持措施,为中医药事业发展提供了法律保障
2018	《关于促进"互联网+医疗健康"发展的意见》	正式将"中医辨证论治智能辅助系统"纳入国家鼓励发展的项目
2019	《中共中央 国务院关于促进中医药传承创新发展的意见》	进一步提出要开发中医智能辅助诊疗系统,推动开展线上线下一体化服务和远程医疗服务

续表

时间	名称	要点
2020	《国家药监局关于促进中药传承创新发展的实施意见》	促进中药守正创新
2021	《关于加快中医药特色发展的若干政策措施》	在人才培养、学科建设、新药审评、财政投入、知识产权、中西医结合等方面对中医药发展提出了具体政策措施

第二节　学术布局

近年来,在国家系列政策的大力支持下,我国的人工智能事业突飞猛进,智能中医的发展也迎来了契机。

一、科技基金支持

中医药科研院所和事业单位在人工智能与中医药结合研究中,主要依托国家科技基金支持。随着科技重大专项、重点研发计划及国家自然科学基金对中医药及人工智能相关研究项目的资助力度逐年增加,资助方向也越来越多样化。

(一)国家科技重大专项

2020 年 3 月 25 日科技部发布《科技创新 2030—"新一代人工智能"重大项目 2020 年度项目申报指南》,重大项目的总体目标是:以推动人工智能技术持续创新和与经济社会深度融合为主线,按照并跑、领跑两步走战略,围绕大数据智能、跨媒体智能、群体智能、混合增强智能、自主智能系统等五大方向持续攻关,从基础理论、支撑体系、关键技术、创新应用四个层面构筑知识群、技术群和产品群的生态环境,抢占人工智能技术制高点,妥善应对可能带来的新问题和新挑战,促进大众创业万众创新,使人工智能成为智能经济社会发展的强大引擎。该重大项目将在新一代人工智能基础理论、共性关键技术、新型感知与智能芯片、人工智能提高经济社会发展水平创新应用等 4 个技术方向启动 22 个研究任务,拟安排国拨经费概算 5.6 亿元。

2017 年,科技创新 2030—重大项目全面启动实施,经过千余名专家开展 4 轮论证,凝练形成 15 个项目立项建议,最终研究形成"科技创新 2030—重大项目"实施方案编制工作安排,脑科学与类脑研究为首先启动的四个项目之一。

2021 年 9 月,《科技创新 2030—"脑科学与类脑研究"重大项目 2021 年度项目申报指南》正式发布,该重大项目围绕脑认知原理解析、认知障碍相关重大脑疾病发病机制与干预技术、类脑计算与脑机智能技术及应用、儿童青少年脑智发育、技术平台建设 5 个方面开展研究,共部署指南方向 59 个,国拨经费概算 31.48 亿元。其中"类脑计算与脑机智能技术及应用"涉及"新型无创脑机接口技术""支持在线学习的类脑芯片架构""面向类脑芯片的深度增强学习方法""仿生智能无人系统""高可信类脑听觉前端模型与系统研究""面向癫痫诊疗的反应性神经调控脑机交互技术"等 10 个研究方向。

(二)国家重点研发计划"中医药现代化研究"重点专项

重点项目被看作是带动中医药高质量发展的重要引擎。目前,我国正在加紧推动《中华人民共和国国民经济和社会发展第十四个五年规划和 2035 年远景目标纲要》中医药重点项目落地实施。2017 年 8 月,国家科技部发布《关于发布国家重点研发计划食品安全关键技术研发和中医药现代化研究重点专项 2017 年度项目申报指南的通知》,正式公布 2 个重点专项。其中《"中医药现代化研究"重点专项 2017 年度项目申报指南》指出,专项的总体目标是:突出中医药的优势特色,继承与创新相结合,充分利用现代科技,加强中医原创理论创新及中医药的现代传承研究,加快中医四诊客观化、中医"治未病"、中药材生态种植、中药复方精准用药等关键技术突破,制定一批中医药防治重大疾病和疑难疾病的临床方案,开发一批中医药健康产品,提升中医药国际科技合作层次,加快中医药服务的现代提升和中医药大健康产业的发展。同时,指南明确以中医药防治重大疾病、中医"治未病"、中药开发及质量控制三大领域为重点,从基础、临床、产业三个环节进行全链条、一体化设计,将专项研究任务分解为中医药理论传承与创新、中医药防治重大疾病、中药资源保障、中医药大健康产业科技示范、中医药国际化、民族医药传承与创新6大任务。2017年围绕上述6大任务部署了19个研究方向,经费总概算约为5亿元,其中涉及人工智相关的任务包括"中医传承平台构建与方法研究""中医智能诊断系统研发"以及"中药饮片智能调剂与煎煮设备关键技术研究"。

2018年度"中医药现代化研究"重点专项继续围绕6大任务部署25个研究方向,经费总概算约为5.6亿元,其中涉及人工智相关的任务包括"名老中医特色方法技术和重大疾病防治经验研究""中药饮片智能化生产模式的建立""特色炮制方法的工艺与设备现代化研究""智能化脉诊仪设备研发""家庭或个人用便携式健康数据采集设备关键技术研究"以及"中医康复评定与治疗设备研发"。

2019年度"中医药现代化研究"重点专项围绕6大任务部署了32个研究方向,经费总概算约为5.3亿元。其中涉及人工智相关的任务包括"中医药治疗优势病种证据系统建设及转化应用研究""中药信息化与连续化先进制造关键技术研究""中药材净切关键技术与相关智能设备研究""家庭或个人用便携式健康数据采集设备关键技术研究""小型化智能化中医治疗、康复与保健设备研发"。

2021年度"中医药现代化研究"重点专项,进一步完善专项任务布局,2021年在中医药防治重大疾病方向,围绕中医药防治新发传染病研究部署定向项目,其中涉及人工智相关的任务包括"中医药防治新冠肺炎关键技术及经典名方作用解析研究"。

（三）国家自然科学基金

2017年8月,《国家自然科学基金人工智能基础研究应急管理项目指南》发布,主要面向以下三个方面支持人工智能相关研究开展：

1. 人工智能前沿基础　包括人的认知行为的信息处理机制、反映认知功能与脑结构的类脑模型与新型计算架构,以及如何正确测试机器智能。

2. 智能自主运动体 包括从确定条件下人工智能向非确定条件下自主智能的跨越、从特定任务导向的人工智能向场景适应多任务人工智能的跨越和从单个自主智能体向群体协同智能体的跨越。

3. 复杂制造过程智能决策理论与关键技术 围绕供应链、计划、调度、工艺运行指标、控制系统设定值等智能决策问题深入开展智能优化决策的基础理论、关键技术与应用验证研究。

二、学科发展

2007 年,科技部、卫生部、国家中医药管理局、国家食品药品监督管理局等 16 部委联合印发的《中医药创新发展规划纲要(2006—2020 年)》首次全面、系统地规划了中医药创新发展的蓝图,对中医药的发展进行了全面部署。在学科建设方面中指出,多学科结合是中医药发展的必然途径。中医药具有自然科学和人文科学的双重属性,要认识和挖掘中医药的科学内涵并加以丰富和发展,必须博采众长,充分运用现代科学的新理论、新技术和多学科交叉渗透的思路和方法,通过多学科、跨领域、产学研、海内外的合作加以突破。

为推动中医药学科发展,中央财政投入力度大幅提升,为中医药创造了良好的发展与提高的物质条件。在中央财政科技计划(专项、基金等)框架下,研究设立国家中医药科技研发专项、关键技术装备重大专项和国际大科学计划,深化基础理论、诊疗规律、作用机制研究和诠释,开展防治重大、难治、罕见疾病和新发突发传染病等临床研究,研发一批先进的中医器械和中药制药设备。建立了国家中医临床研究基地为重点平台的临床科研体系,中医药防治传染病和慢性病的临床科研网络得到完善。

中国中医科学院屠呦呦研究员因发现青蒿素获得 2015 年诺贝尔生理学或医学奖,实现了我国科学家获得诺贝尔奖零的突破,是中国医学界迄今为止获得的最高奖项,也是中医药成果获得的最高奖项。诺贝尔生理学或医学奖的获得是以屠呦呦研究员为代表的一代代中医人才,辛勤耕耘,为发展中医药事业、造福人类健康作出重要贡献的生动诠释。

2016年10月,中共中央、国务院印发《"健康中国2030"规划纲要》,将中西医并重作为健康中国建设的指导思想与基本原则。为推动健康中国建设,国务院印发《中医药发展战略规划纲要(2016—2030年)》,将中医药事业发展提升到国家战略的高度。2019年10月,《中共中央 国务院关于促进中医药传承创新发展的意见》,从健全中医药服务体系、发挥中医药在维护和促进人民健康中的独特作用、大力推动中药质量提升和产业高质量发展、加强中医药人才队伍建设、促进中医药传承与开放创新发展、改革完善中医药管理体制机制等六个方面提出了具体意见,为新时代传承创新发展中医药事业指明方向。

"十四五"时期将坚持以传承精华、守正创新为主线,坚持新发展理念,树立新发展格局,以创新促进中医药高质量发展。研究实施科技创新工程,支持企业、医疗机构、高等学校、科研机构等协同创新,以产业链、服务链布局创新链,完善中医药产学研一体化创新模式。突出中医药特点和发展需求,建立科技主管部门与中医药主管部门协同联动的中医药科研规划和管理机制。

三、科研院所和事业单位建设

(一)科研院所和事业单位建设

在国家政策和资金支持下,围绕国家战略需求及中医药重大科学问题,我国拟在中医药重点领域建设国家重点实验室,建立一批国家临床医学研究中心、国家工程研究中心和技术创新中心。截至2019年,已建立了40个国家中医临床研究基地、145个国家中医药管理局重点研究室、4个国家工程技术研究中心等中医药研究平台和基地。2021年7月,国家发展改革委等四部门印发的《"十四五"优质高效医疗卫生服务体系建设实施方案》提出,到2025年,建设30个左右国家中医药传承创新中心,重点提升中医药基础研究、优势病种诊疗、高层次人才培养、中医药装备和中药新药研发、科技成果转化等能力。

例如在《中共中央 国务院关于促进中医药传承创新发展的意见》中提到加强中医药服务机构建设,要发挥中医药整体医学和健康医学优势,建成以国家中医医学中心、区域中医医疗中心为龙头,各级各类中医医疗机构和其他医疗机构中医科室为骨干,基层医疗卫生机构为基础,融预防保健、疾病治疗和康复于一体的智能现代化中医药服务体系,提供覆盖全民和全生命周期的中医药服务。遵循中医药发展规律,人工智能赋能中医发展,完善中医医院设置和建设标准,强化中医服务功能,建立健全体现中医药特点的现代医院管理制度。

(二)加强中医药科研成果转化平台建设

围绕中医理论、中药资源、中药创新、中医药疗效评价等重点领域建设国家重点实验室,聚焦中医优势病种和特色疗法等建设中医类国家临床医学研究中心。同时,注重科研成果的转化,2000 年以来,中医药行业共获得国家科技奖励 110 余项。党的十八大以来,中医药行业共获得国家科技奖励 50 余项,其中,屠呦呦获得 2016 年国家最高科学技术奖,取得了显著的社会效益和经济效益。

2020 年 8 月,中华中医药学会中医药科技成果转化平台成立大会在北京举行,这也是首个以医疗机构为主体的全国性中医药科技成果转化平台,来自全国的 60 余位临床医院的行业专家和企业代表出席了成立大会。该平台由北京中医药大学东直门医院作为牵头单位,联合全国首批 14 家医疗机构和科研院所,依托中华中医药学会组成。平台将进一步充分发挥各方面资源优势,优化中医药科技创新和成果转化机制,以破除制约中医药科技创新和成果转化的障碍,对推动中医药科技成果转化具有重要意义。

四、人才培养

在新形势下,医学与工科的交叉融合发展已经形成势不可挡的趋势。在新工科建设的背景下,进一步促进"医工交叉"发展、实现复合型人才的培养,是一个备受关注的议题。现代学科之间相互交叉的科研、应用前景以及市场需求的不断增加,促使医学与工学之间相辅相成、共同发展。

(一) 改革人才培养模式

为了进一步适应人工智能、智能制造等新领域的科技革命与产业变化,中医药行业急需培养智能医学人才,这类具有新型工科知识和医学知识的"医工交叉"复合型人才的培养质量将关系到未来我国在医学高科技领域主导位置的确立。现有阶段应围绕中医药研究与工科的交叉学习,高校之间开设相互培养课程,强化中医思维培养,改革中医药院校教育,调整优化学科专业结构,强化中医药专业主体地位,加大高校间共建中医药院校投入力度。

同时,高校的就业指导工作组应不断创新就业指导工作方式,以适应就业环境和形势的新变化。将职业发展规划、职业素养培养、岗位能力提升融入"医工交叉"人才培养全过程,积极拓展升学就业渠道,实现精准化就业指导,真正使新工科发展的成果运用到中医学领域。

(二) 优化人才成长途径

在中医药振兴发展迎来天时地利人和的大好时机背景下,党中央、国务院对中医药事业发展高度重视,要求切实把中医药继承好、发展好、利用好。面对新的形势任务,亟须建立符合中医药医疗、科研、教育、产业、文化及对外交流合作全面协调发展的中医药人才队伍,培养一批中医药高层次人才。

正如中医药传承与创新"百千万"人才工程:①选拔 100 名"岐黄学者",造就一批在中医、中药、民族医药、中西医结合等领域具有突出的学术经验传承或科技创新能力,并作出重要业绩,对推动中医药发展发挥引领和带动作用的中医药领军人才;选拔 10 名左右具有国际视野、世界学术影响力和卓越贡献的"中医药首席科学家"。②培养 1 000 名在中医、中药、民族医药、中西医结合等领域具有较强的学术经验传承或科技创新能力,并取得突出成绩、在全国有较大学术影响力的中医药优秀人才。③培养 10 000 名在中医、中药、民族医药、中西医结合等领域具有较好的学术经验传承或科技创新能力,并做出一定成绩的中医药骨干人才。

(三) 建设中医药传承与创新人才培养平台

以中医医疗机构、高等院校、科研院所为依托,建设国家中医药人才培训中心、名老中医药专家及学术流派传承工作室、国家中医药高层次人才培养基地,形成一批中医药传承与创新人才培养平台。

从 2002 年起,教育部和国家中医药管理局决定在理、工、文、哲、史等五个门类 49 个非医学专业本科毕业生中招收攻读中医学硕博连读研究生,简称为"非医攻博",实行"五年一贯、硕博连读、整体优化、后期分化、分段培养",形成优胜劣汰的培养新机制,发挥院院合一优势,依托临床医学院科学管理。围绕非医攻博教育改革创新,形成了多层次的研究课题,培养了大量复合型人才。

(四)健全人才评价激励机制

在 2016 年 5 月召开的"科技三会"上,习近平总书记强调:"要改革科技评价制度,建立以科技创新质量、贡献、绩效为导向的分类评价体系,正确评价科技创新成果的科学价值、技术价值、经济价值、社会价值、文化价值。"成为科技人才评价制度优化的思想指南。因此,科研院所和高校人才考核评价制度,应以创新能力、质量、贡献等为重点,建立符合科研人才成长规律、尊重和体现人才价值的评价体系。例如在《中医药人才发展"十三五"规划》中所提到的强化中医药人才激励机制,就要着力形成尊重和实现人才价值导向,健全"国医大师"、全国名中医、省(市)级"名中医"评选表彰制度,探索建立基层"名中医"评选表彰制度,建立符合中医药行业特点、不同层级衔接、政府表彰和社会褒奖相结合的激励机制和岗位薪酬制度。

(五)支持与保障措施

加大经费投入,保证对中医药现代化的专项经费支持、创新支持,优化投入的结构。随着新支持方式的产生,同时制定相应的经费监督管理、人才选拔培养、考核评价、人才激励、经费使用等方面配套政策措施。

第三节 产 业 布 局

中医药是我国重要的卫生资源、优秀的文化资源、有潜力的经济资源、具有原创优势的科技资源。近年来，国家出台了一系列政策大力发展中医药产业，提高中医药服务能力，推进中医药继承创新。

一、政策支持

1978年，中共中央转发卫生部《关于认真贯彻党的中医政策，解决中医队伍后继乏人问题的报告》，并在人、财、物等方面给予大力支持，有力地推动了中医药事业发展。1986年，国务院成立相对独立的中医药管理部门，各省、自治区、直辖市也相继成立中医药管理机构，为中医药发展提供了组织保障。2003年，国务院颁布实施《中华人民共和国中医药条例》；2009年，国务院颁布实施《国务院关于扶持和促进中医药事业发展的若干意见》，逐步形成了相对完善的中医药政策体系。

中国共产党第十八次全国代表大会以来，党和政府把发展中医药摆上更加重要的位置，作出了一系列重大决策部署。2015年，国务院常务会议通过《中医药法（草案）》，并提请全国人大常委会审议，为中医药事业发展提供良好的政策环境和法制保障。2016年，中共中央、国务院印发《"健康中国2030"规划纲要》，作为今后15年推进健康中国建设的行动纲领，提出了一系列振兴中医药发展、服务健康中国建设的任务和举措。2017年，国务院印发《中医药发展战略规划纲要（2016—2030年）》，对新时期推进中医药事业发展作出系统部署。这些决策部署，描绘了全面振兴中医药、加快医药卫生体制改革、构建中国特色医药卫生体系、推进健康中国建设的宏伟蓝图，中医药事业进入新的历史发展时期。

二、行业现状

（一）智能医学企业现状分析

随着人工智能政策不断落地、技术应用商业化进程加快，企业纷纷加快布局。目前我国人工智能企业主要分布在安防、语音交互和医疗行业。《中国新一代人工智能发展报告2020》显示，中国企业在人工智能领域技术创新中的创新主体作用正在日益强化，各大人工智能骨干企业成为人工智能技术研发投入的重要来源,在人工智能基础研究和前沿技术成果方面做出越来越多的贡献,并深度参与产学研协同 AI 人才培养,学术界和产业界共同驱动人工智能创新发展。

从 2017 年开始,国家就已经着手人工智能医疗器械监管方面的研究。2019 年,国家药品监督管理局发布了《深度学习辅助决策医疗器械软件审评要点》,给市场带来了曙光。2020 年 1 月 15 日,国家药品监督管理局发出了第一张人工智能器械注册证,这也标志着医疗人工智能的商业化进程进入了新阶段。目前智能医学产业发展环节主要包括基础层、技术层和应用层(表 6-2)。

表 6-2　智能医学产业发展环节

产业层级	主要领域	企业类型	行业壁垒
基础层	芯片研发及制造、硬件设备	硬件设备供应商、数字平台服务商	研发投入大
技术层	语音识别、图像识别、机器学习	技术服务商	技术难度较高、研发投入大
应用层	药物研发、医学影像、可穿戴设备等	医疗设备制造商、医疗系统服务商	技术难度相对较低

1. 基础层　主要为智能医学的发展提供基础设备,实现对顶层的算力支持,即海量数据处理和储存设备,企业类型主要为设备供应商和数据平台服务商,腾讯、百度、阿里等互联网巨头多在基础层发挥其技术研发优势,通过自主研发产品和并购等方式参与人工智能医疗的发展。

2. 技术层　主要为智能医学提供认知、感知、机器学习等方面的技术服务,即对语音、图像等信息的识别和处理,通过计算机对数据进行分析和预测,企业类型主要为专门的语音或图像人工智能技术服务商,以及人工智能技术公司,如科大讯飞、依图科技等企业利用人工智能技术优势,深入医疗细分场景,辅助医生诊断、进行健康管理。

3. 应用层　人工智能在医疗领域的具体应用,例如药物研发、智能诊疗、医疗机器人等,应用层企业的服务领域更加细致,针对具体化的场景提供解决方案。

基础层和技术层技术壁垒较高，前期技术研发资金需求量大，且需要具备一定的技术基础，因此该领域一般由研发能力和资金实力较强的大公司为主；应用层的技术壁垒相对较低，且创收能力强，因此应用层面的企业数量最多，中小型企业或创业公司通常聚焦在应用层面。

（二）中医智能产业发展分析

在过去几年间，我国中医药大健康产业的市场规模持续上升，保持两位数的高速增长。至2020年，我国中医药大健康产业将突破3万亿，年均复合增长率将保持在20%。由此可见，未来我国中药行业具有强大的潜在发展空间。

根据《中医药发展"十三五"规划》中制定的中医药行业发展目标：到2020年，中药工业规模以上企业主营业务收入15 823亿元，年复合增速15%，中药工业规模以上企业主营业务收入占医药工业规模以上企业实现主营业务收入比重从29.26%上升到33.26%。随着中医药产业的巨大市场空间进一步激发，相关企业也将迎来更大发展机遇。

1. "中医药 + 互联网"模式　新时代、新形势下人们对健康的需求不断变化，互联网、大数据、人工智能等新技术不断涌现，改变了人们的生活方式，为医疗服务提升优化释放了巨大空间。从目前发展来看，"中医药 + 互联网"主要有几种模式：中医O2O（online to offline）、网上医生在线问诊、中医智能化设备等。随着5G的快速发展，中医药行业市场潜力巨大。

2. 智能辅助诊疗系统　辅助诊疗系统是人工智能在医疗领域的最大应用场景，在中医领域亦然。目前，部分企业研发的中医智慧化诊疗系统已经初具临床应用价值。例如运用"中医辨证论治系统"结合互联网、人工智能技术，搭建的悬壶台——"中医健康信息云平台"，提供中医电子病历、辅助开方、心脑血管疾病、中医药知识库、中医治未病、集成HIS系统串联服务。该平台已接入320多家医疗机构，多家区域医疗平台，累计处方量达2 200万余张。又如MyEyeD-10白睛无影成像健康智能分析系统（又称目诊仪），是以中医目诊实践和西医球结膜微循环理论为基础，结合临床大数据，利用人工智能技术和无影成像光学技术，对眼象进行高清采集、特征提取和综合分析，能从中医体质倾向、中医证候、易发病症风险三个角度对健康状态做出综合分析，目前基于人工智能的眼象辅助诊断多囊卵巢综合征研究的准确率达到了 95.82%。

3. 中医可穿戴设备　智能可穿戴设备成为 21 世纪科技产品的先锋，其与中医药结合将有力地推动中医药现代化的发展。医院高精尖的大型设备，已经不能很好地满足患者的需求，尤其是中医关注人体的功能状态和未来的发展，小型可穿戴的设备起到了重要意义。2016 年年初，国务院印发的《中医药发展战略规划纲要（2016—2030 年）》在推进中医药创新部分明确提出，综合运用现代科技手段，开发一批基于中医理论的诊疗仪器与设备，其中可穿戴设备越来越受到中医药产业关注。中医药将与可穿戴设备紧密结合，为中医药现代化发展增添新的动力。目前以中医"治未病"思想为基础研发的设备有可穿戴式智能脉诊手表、可穿戴疾病预警背心、中医人体经络诊疗可穿戴系统等，但目前均处于起步阶段，该行业未来将有巨大的发展空间。

4. 人工智能技术辅助中医药教育　将人工智能应用于中医药的学校教育以及毕业后教育和培训中，优化传统的中医药教育教学过程，能有效地提高教育教学效果、效率及效益。大数据技术促进传统中医药典籍电子化，如现有的中医古籍数据库，有助于充分挖掘历代中医药知识，使学生获得最适合其需求的学习资源，激发学生学习潜能，培养学生临床思维，提高学习的主动性和自觉性。

## 第七章

智能中医学的未来

中医药是中华民族的瑰宝,在疾病防治及保健领域有着独特优势,尤其是新冠疫情以来,在抗疫过程发挥了举足轻重的作用。党和政府历来高度重视中医药的传承和发展,习近平总书记指出:"要做好中医药守正创新、传承发展工作,使传统中医药发扬光大。"随着大数据和人工智能技术的日益广泛应用,智能化将成为未来中医药传承创新的必然趋势。

人工智能赋能中医的发展同样可归结为"计算智能—感知智能—认知智能"三个阶段。随着人工智能技术的进步呈螺旋式上升发展,目前,中医在智能化方面取得了一些新进展,但仍然面临着巨大的挑战。智能中医学科前景光明,值得期待,但机遇与挑战并存。本章在前述章节的基础上,通过以下几个方面对智能中医学的未来前景进行分析和展望。

一、智能中医标准化体系的建设

(一)中医诊疗标准和指南规范的建立

中医诊疗信息具有复杂多维性,目前,基于传统简单数据分析技术的中医标准化工作,已完成对部分中医疾病病名、证候等的标准构建,但离中医诊疗信息的标准化还有较大差距。通过建立四诊信息的采集标准、诊疗过程的实施标准和通用性平台的搭建标准等系列标准,用于智能诊疗的症状、体征、检测指标等输入数据和疾病种属、证候类型、诊疗方案等输出数据的采集和存储,都应遵循统一、规范的标定规则和体系。其中,对于智能中医学影像的处理规范和病历文本智能处理规范，将对智能中医标准体系的建设起到关键支撑作用。在此基础上，形成了智能中医指南规范，为临床诊疗决策提供依据，用于指导临床实践。系列标准和指南规范的建立，为搭建基础共性数据库和通用诊疗平台做铺垫，实现中医信息采集的标准化和诊疗过程的规范化，从而获得更高质量的证据。

（二）基础共性数据库和通用诊疗平台的构建

四诊信息的采集一直以来都采用临床医生的自主观察、询问与感触等传统方式进行，所获取的信息具有不可避免的开放性、主观性与模糊性等特点，在数据的纯净性、可重复性及稳定性方面存在诸多问题，目前仍难以实现具有临床意义的数字化，是制约智能中医发展的又一严重阻碍。

八纲辨证、脏腑辨证、六经辨证、卫气营血辨证、三焦辨证、病因辨证等组成的中医辨证体系，蕴含着临床医生难以描述的隐性知识。由于不同学派认识的差异，形成了不同的疾病和证候分类体系，对同一案例可能存在不一致的辨证论治思路，缺乏且难以形成客观指标和统一标准，临床诊疗过程和疗效难以重复。

针对目前现有的中医数据库信息零散、可重复性差等问题，应用大数据挖掘和人工智能技术，在统一标准化术语和规范诊疗信息基础上，通过将众多中医古籍和临床诊疗信息数字化处理，研发适用于"望、闻、问、切"四诊信息合参的智能中医设备，促进中医诊疗信息的客观和规范采集、传输和存储，建立通用性的共性数据库，搭建标准化的诊疗平台，从而实现古籍信息、诊疗数据采集的标准化和诊疗过程的规范化，为实现中医的智能化奠定坚实的基础。

二、精密测量方法和支撑技术

（一）方法学体系的构建

整体观念和辨证论治是中医的核心内涵，在"整体观"基本理论指导下，中医学形成了包括辨病论治、辨证论治、审因论治及审机论治在内的临床诊疗思维体系，其中蕴含着中医学整体观念、意象思维与定性分析的特殊性,生硬地套入标准化的框架会导致中医诊疗思维的僵化,失去其灵活性与思辨性,因此也是最难被数字化、智能化的问题。中医诊疗具有高度的个体化特征,如何将中医个体化证据和循证医学所需要的群体证据相结合,形成智能化所需要的规范化信息。通过建立符合中医特点的循证方法学体系,科学精准测量中医四诊信息,是实现中医智能化的关键。

(二)精密测量工具

智能中医的形成和发展,正如同人工智能的发展,需要经历感知智能、认知智能和决策智能三个阶段,感知智能的发展离不开精密测量的工具,在柔性电子、石墨烯、生物传感、计算机视觉等技术支持下,脉诊仪、舌诊仪、目诊仪等系列智能感知设备的成功研发,部分实现了中医诊疗信息的精准测量。

未来,通过声学、材料、物理、化学、光学等分析测量仪器的研制,集成创新,实现中医四诊信息的一体化测量,从而真正实现整体精准测量。

三、智能中医诊疗系统的研制

(一)中医辅助诊疗决策系统

中医的医疗体系主要建立在"望、闻、问、切"四诊信息合参的基础上,数据筑基,计算智能是人工智能医疗发展的初期阶段,通过计算机获取大量医疗数据资源并进行整合、处理、分析,实现对医疗行业的算力支持,为精准医疗、智能医疗提供保障。随着智能中医系列标准和指南的发布,基础共性数据库的普及和通用诊疗平台的推广,再加上符合中医特点的方法学体系的构建和精密测量工具的研发,初步形成智能中医医疗体系的基本框架。

今后,通过人工智能赋能中医,融合辨证施治的诊疗信息,从经过信息化和标准化处理的临床数据库中,挖掘诊疗规律、通过深度学习等人工智能技术训练智能中医诊疗模型,结合临床知名专家的诊疗经验,通过系列智能诊疗设备的研发并实现统一化和系统化,有望达到与临床知名专家高度匹配的诊疗效果,进而辅助临床决策。

（二）智能中医应用场景深度融合

智能中医由感知智能阶段发展到认知智能、决策智能阶段，与应用场景的深度融合将成为必然。感知智能阶段机器可将接收到的图像、声音、文字等转化为数字形式进行记忆和学习，并依据相关算法进行推理和决策，实现人机交互。这个阶段，计算机模拟视觉、语音和声音识别等技术将广泛应用于智能中医的辅助诊疗全过程。在此基础上，通过机器自我学习进行有目的的推理，优化决策系统，实现人机互动，辅助或者部分替代医生决策。在决策智能阶段，中医智能辅助诊疗系统将化身为经验丰富的临床医生被社会广泛应用，在预诊、分诊、问诊和治疗等环节辅助临床医生快速、准确地诊断和决策，助力提升中医诊疗数字化水平和服务能力。

四、智能中医学的学科发展

（一）智能中医学的形成和发展

《国家中长期科学和技术发展规划纲要（2006—2020 年）》强调："加强基础科学和前沿技术研究，特别是交叉学科的研究。"学科交叉融合是科学技术发展的必然趋势和主流方向。智能中医学的学科形成和发展正是顺应国家科技发展战略规划的大势所趋。学科间的交叉融合是智能中医学科建设及发展的热点和必然趋势，智能中医促使学科间交叉，融合多学科资源，打破传统中医固有的思维瓶颈，既强调整体，更重视整合。随着智能中医标准化体系的优化、智能中医诊疗系统的形成和完善、智能中医学理论框架的初步形成，未来，智能中医学作为一门独立学科必将在中医药守正创新的过程中大放异彩。

在实践过程中，智能中医学科应有更加明确的研究方向。具体为：中医诊疗标准化体系的建立，精密测量仪器设备的研发，通用型诊疗平台的广泛应用都是智能中医学科发展和成熟的标志。此外，应充分考虑智能中医在实践过程中可能引发伦理和数据安全等问题。

（二）智能中医人才梯队的培养

随着《中医药发展战略规划纲要（2016—2030 年）》《健康中国 2030 规

划纲要》《医药工业发展规划指南》等文件相继出台,高层次复合型人才梯队建设成为智能中医学科发展的重中之重。特别是 2019 年《中共中央 国务院关于促进中医药传承创新发展的意见》指出,以信息化支撑中医服务体系建设,将智能中医学作为推动中医药学科发展的国家战略,而人才是学科形成和发展的核心要素。

通过各相关学科人才的交流、互动和整合,逐步形成医学、中医学、计算科学、信息科学、材料学等具有多学科背景的复合型人才梯队,为智能中医学的形成和发展培养后备领军人才,极大推动中医药现代化的发展。

习近平总书记在党的十九大报告中强调:"人民健康是民族昌盛和国家富强的重要标志。要完善国民健康政策,为人民群众提供全方位全周期健康服务。"未来,在大数据、云计算、人工智能等关键技术的引领下,将智能中医防病治病的理念充分融入到人民群众的全生命周期健康管理中,通过中医智能化进一步提升中医服务能力和水平,增强中医药的国际学术影响力,从而真正实现中医药的现代化和国际化。

主要参考文献

［1］严世芸.中医学术发展史［M］.上海：上海中医药大学出版社，2004.

［2］郑洪新.中医基础理论［M］.北京：中国中医药出版社，2016.

［3］李灿东.中医诊断学［M］.北京：中国中医药出版社，2016.

［4］李冀,连建伟.方剂学［M］.北京：中国中医药出版社，2016.

［5］钟赣生.中药学［M］.北京：中国中医药出版社，2016.

［6］宣思宇,田侃,杨泽华,等.健康中国视域下人工智能在中医药领域应用存在
的问题及建议［J］.医学争鸣，2019，10（6）：62-65.

［7］赵宇平,李楠,闫朋宣,等.中医药人工智能现状研究及发展思考［J］.中国中
西医结合杂志，2020，40（6）：746-749.

［8］钱学森.创建系统学［M］.太原：山西科学技术出版社，2001.

［9］戴汝为,李耀东.基于综合集成的研讨厅体系与系统复杂性［J］.复杂系统与
复杂性科学，2004（4）：4-27.

［10］方滨兴.人工智能安全［M］.北京：电子工业出版社，2020.

［11］NEUGEBAUER A,HARTMANN R W,KLEIN C D. Prediction of protein-protein
interaction inhibitors by chemoinformatics and machine learning methods ［J］. J
Med Chem,2007,50（19）:4665-4668.

［12］黄欣荣,钟平玉,马纲.人工智能与中医智能化［J］.中医杂志，2017，58（24）：
2076-2079，2106.

［13］陈菊,严小英,裴敬,等.中医临床辨证论治辅助诊疗系统［J］.世界科学技术-

中医药现代化,2015,17(12):2436-2442.

[14] 刘爱军,王韬.电子病历应用中常见问题与对策[J].中国病案,2020,21(10):51-52.

[15] 蓝旭,赵俊男,张颖,等.隐性知识在中医药学术传承中的应用现状与思考[J].世界科学技术-中医药现代化,2019,21(3):361-365.

[16] TOPOL E J. Welcoming new guidelines for AI clinical research [J].Nat Med,2020,26(9):1318-1320.

[17] NAGENDRAN M,CHEN Y,LOVEJOY CA,et al. Artificial intelligence versus clinicians:systematic review of design,reporting standards,and claims of deep learning studies [J].BMJ,2020,368:m689.

[18] LIU X,FAES L,KALE AU,et al. A comparison of deep learning performance against health-care professionals in detecting diseases from medical imaging:a systematic review and meta-analysis [J]. Lancet Digit Heal,2019,1(6):e271-e297.

[19] TIAN G,ZHAO C,ZHANG X,et al. Evidence-based traditional Chinese medicine research:Two decades of development,its impact,and breakthrough [J]. J Evid Based Med,2021,14(1):65-74.

[20] 李心怡,代倩倩,陈荷清,等.医患共建平行病历在针刺治疗偏头痛临床研究中的构建及应用[J].世界科学技术-中医药现代化,2020,22(1):23-29.

[21] 曹煜隆,单娇,龚志忠,等.个体预后与诊断预测模型研究报告规范——TRIPOD声明解读[J].中国循证医学杂志,2020,20(4):492-496.

[22] 陈香萍,张奕,庄一渝,等.PROBAST:诊断或预后多因素预测模型研究偏倚风险的评估工具[J].中国循证医学杂志,2020,20(6):737-744.

[23] 刘通,杨洋."精准疼痛医学"成功案例——以基因分析和功能鉴定为指导针对遗传性红斑肢痛症家族患者的药物治疗[J].中国疼痛医学杂志,2016,22(12):886-888.

[24] KALTENHAUSER A,SCHACHT I. Quiri:chronic pain assessment for patients and physicians [C].Proceedings of the 20th International Conference on Human-

Computer Interaction with Mobile Devices and Services Adjunct. ACM,2018:371-378.

[25] SINGH S,MELNIK R. Radiofrequency Ablation for Treating Chronic Pain of Bones:Effects of Nerve Locations [C].International Work-Conference on Bioinformatics and Biomedical Engineering. Springer,Cham,2019:418-429.

[26] ADAMS P,MURNANE E L,ELFENBEIN M,et al. Supporting the Self-Management of Chronic Pain Conditions with Tailored Momentary Self-Assessments [C]. Chi Conference on Human Factors in Computing Systems. ACM,2017.

[27] MILITELLO L G,ANDERS S,DOWNS S M,et al. Understanding how primary care clinicians make sense of chronic pain [J]. Cognition,Technology & Work, 2018,20(4):575-584.

[28] SINGH S,MELNIK R. Computational Analysis of Pulsed Radiofrequency Ablation in Treating Chronic Pain [C]. International Conference on Computational Science. Springer,Cham,2019:436-450.

[29] TONG X,GROMALA D,CHOO A,et al. The virtual meditative walk:virtual reality therapy for chronic pain management [C]. Proceedings of the 33rd Annual ACM Conference on Human Factors in Computing Systems. ACM,2015:521-524.

[30] PLIAKOS I,KEFALIAKOS A,DIOMIDOUS M. mHealth in Chronic Pain Assessment:Present and Future [J]. Studies in Health Technology & Informatics,2016,226:260.

[31] CAZA-SZOKA M,MASSICOTTE D,NOUGAROU F,et al. Surrogate analysis of fractal dimensions from SEMG sensor array as a predictor of chronic low back pain [C]. 2016 38th Annual International Conference of the IEEE Engineering in Medicine and Biology Society(EMBC). IEEE,2016.

[32] KAFRI A S A,SUDIRMAN S,HUSSAIN A J,et al. A Framework on a Computer Assisted and Systematic Methodology for Detection of Chronic Lower Back Pain Using Artificial Intelligence and Computer Graphics Technologies [C].

International Conference on Intelligent Computing. Springer,Cham,2016.

[33] LIU S H,TYAN C C. Quantitative analysis of sensor for pressure waveform measurement [J]. BioMedical Engineering OnLine,2010,9(1):6.

[34] CHOU H C,LIN K J. Development a polymer-based electronic pulse diagnosis instrument for measuring and analyzing pulse wave velocity [J]. Technology and Health Care,2015(10):1-13.

[35] LIN D,ZHANG A,GU J,et al. Detection of multipoint pulse waves and dynamic 3D pulse shape of the radial artery based on binocular vision theory [J]. Computer Methods & Programs in Biomedicine,2018,155:61-73.

[36] SHU J J,SUN Y. Developing Classification Indices for Chinese Pulse Diagnosis [J]. Complementary Therapies in Medicine,2007,15(3):190-198.

[37] 赵宇平,李楠,闫朋宣,等.中医药人工智能现状研究及发展思考[J].中国中西医结合杂志,2020,40(6):746-749.

[38] 刘军,韩燕鸿,潘建科,等.人工智能在中医骨伤科领域应用的现状与前景[J].中华中医药杂志,2019,34(8):3608-3612.

[39] 杨蕴,钟薏,于观贞,等.人工智能促进中医药传承发展的机遇与挑战[J].北京中医药,2019,38(8):835-838.